高等职业教育烹饪工艺与营养专业教材

中国饮食
保健学

Zhongguo Yinshi
Baojianxue

何　宏◎编著

中国轻工业出版社

图书在版编目（CIP）数据

中国饮食保健学 / 何宏编著. — 北京：中国轻工业出版社，2023.2

高等职业教育烹饪工艺与营养专业教材

ISBN 978-7-5184-3796-2

Ⅰ. ①中… Ⅱ. ①何… Ⅲ. ①食物养生—高等职业教育—教材 ②食物疗法—高等职业教育—教材 Ⅳ. ①R247.1

中国版本图书馆CIP数据核字（2021）第267637号

责任编辑：贺晓琴　　　　责任终审：高惠京　　整体设计：锋尚设计
策划编辑：史祖福　贺晓琴　责任校对：朱燕春　　责任监印：张　可

出版发行：中国轻工业出版社（北京东长安街6号，邮编：100740）

印　　刷：三河市万龙印装有限公司

经　　销：各地新华书店

版　　次：2023年2月第1版第1次印刷

开　　本：787×1092　1/16　印张：15.75

字　　数：362千字

书　　号：ISBN 978-7-5184-3796-2　定价：49.00元

邮购电话：010-65241695

发行电话：010-85119835　传真：85113293

网　　址：http://www.chlip.com.cn

Email：club@chlip.com.cn

如发现图书残缺请与我社邮购联系调换

210695J2X101ZBW

前言

"烹饪工艺与营养"专业的课程中，有一门就是营养类课程。除西方营养学外，中国饮食保健学也应是学生学习的重点。目前，全国有二十多所高校开设"烹饪与营养教育"本科专业，超过百所高职学校开设"烹饪工艺与营养""营养配餐"专业，大部分都把"中国饮食保健学"作为必修课程。

人民健康是民族昌盛和国家强盛的重要标志。推进健康中国建设，是全面建成小康社会，基本实现社会主义现代化的重要基础，是全面提升中华民族健康素质、实现人民健康与经济社会协调发展的国家战略，是积极参与全球健康治理、履行 2030 年可持续发展议程国际承诺的重大举措。国务院办公厅公布了《健康中国行动（2019—2030 年）》，中国饮食保健学为健康中国行动的先进理念提供了中国智慧。

本教材是理论教材，在编写中本着和专业知识结合的思路，如在体质判定中，让学生学会如何判断体质。在各类食物介绍中，着重食物应用的方法。

本教材主要特色如下。

（1）内容新颖，古今结合。内容上以体质为突破口，食物针对体质而设定，逻辑性强。古代饮食营养理论用今天的观点解读，注重古今知识的有机结合。

（2）理论先进，观点前沿。本教材在吸收最新中医理论的基础上，介绍了最新的中医营养学的理论与实践。比如人体体质的分类和判定中，就采用 2009 年 4 月发布的中华中医药学会《ZYYXH/T157—2009 中医体质分类与判定》标准。

（3）注重方法，便于自学。在第四章介绍了中医学的基本理论，尽可能用学生能理解的语言，而不是完全"用中医解释中医"，通俗易懂。分论部分的内容系统性强，简明实用，突出实用性。

中国饮食保健是中华优秀传统文化的一部分，源远流长、博大精深，是中华文明的智慧结晶，是中国人民在长期生产生活中积累的宇宙观、天下观、社会观、道德观的重要体现。我们力争让中国饮食保健这一中华优秀传统文化得到创造性转化、创新性发展。但由于编者能力有限，存在很多谬误，敬请使用教材的读者批评指正。

何宏于杭州钱江蓝湾

2022 年 12 月

目录

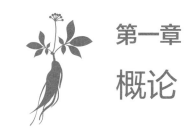

第一章
概论

第一节　中国饮食保健学的概念和内容

　　中国饮食保健学是中国传统文化中的珍贵遗产之一。中国饮食保健学是在中国传统中医理论指导下，应用食物来保健强身、预防疾病的一门学科。

　　中国饮食保健学产生于中国古代，以中国传统医学中医学理论为指导，以数千年的实践经验和理论认识为基础，是具有中国特色的营养保健学。中国饮食保健学充分反映我国优秀传统文化的特点，极大地丰富了人类营养科学的内容和理论学说，是世界营养科学宝库的组成部分。随着中华民族伟大复兴的目标逐步实现，中国饮食保健学在国际上的影响也日益扩大。

　　在新时代，促进中医药传承创新发展在饮食保健上有着明显的优势。深入开展健康中国行动和爱国卫生运动，倡导文明健康生活方式，中国饮食保健学都能发挥中国智慧。

一、饮食保健的概念

　　保健是指保持和增进人们的心理健康和身体健康而采取的有效措施，包括预防由工作、生活、环境等引起的各种精神病或由精神因素引起的各种躯体疾病的发生。美国行为学家弗雷德里克·赫兹伯格（1923—2000年）的双因素理论认为，个体的工作受两类因素的影响，一是能使人感到满意的因素，它能影响人的工作积极性，并能激发个体做出最好成绩；二是保健因素，也称"维护因素"，指只能防止人产生不满的因素，它不起激励作用，是维护人的心理健全和不受挫折的必要条件，具有预防性，能保持人的积极性和维持工作现状。心理保健不是我们所论述的内容，我们侧重在身体保健，但赫兹伯格的双因素理论依然可以应用到身体健康领域。保健虽不能直接提高个体的健康水平，但能预防个体不健康行为的发生。我们可以这样认为，个体的先天条件以及所处的环境等不可控因素，是一种"激励"因素；而可控的心理、饮食、锻炼等是"保健"因素。

　　保健的方法有心理保健、医疗保健、运动保健、饮食保健等。饮食保健是通过食物的调配来促进身体健康的保健方法。

　　健康的饮食能让身体处于健康状态而少生病。民间俗语"病从口入"，是说绝大多数的疾病都和不良的饮食习惯有关。比如摄入的盐过多，得高血压的概率就会增加；吃"糖"太多，又不能平衡代谢，人就会得糖尿病；油脂吃得太多，就易得高脂血症。而这些疾病还会引发很多其他的疾病，比如心脑血管疾病等。但如果平时在饮食上多加注意，多吃些搭配健康的饮食，就会降低得这些病的风险，或是推迟得病的年龄。

健康的饮食还能让人体的衰老速度减缓。人的衰老是一个自然规律，每个人都无法逃脱，但是速度有快有慢。如果在平常不注意保养，饮食上不多加注意，那人衰老的速度就快；但相反，如果平时多吃些搭配合理的饮食，少油少盐，口味清淡一些，多吃蔬菜水果和粗粮，人衰老的速度就会减慢。

二、中国饮食保健学的内容

中国饮食保健学的内容，从历代有关文献记载和临床实际情况分析，基本包括四个方面，即饮食养生、饮食治疗、饮食节制和饮食宜忌。前两者是指饮食在生活与临床中的应用范围，后两者是指在生活与临床中应用饮食的方式方法。四者密切相关，不可分离孤立。

（一）饮食养生

饮食养生，习称"食养""食补"，是泛指利用饮食来达到营养机体、保持健康或增进健康的活动。《黄帝内经·素问·五常政大论篇》所说的"谷肉果菜，食养尽之"，是"食养"概念较早的记载。

食养的内容按历代中医中药有关文献统计，常用的近百种食物的补益养生作用，计有聪耳、明目、乌发、生发、增力、益智、安神、健肤、美容、轻身、固齿、肥人、强筋、壮阳、种子（助孕）、益寿等20余种。这些作用在提高人体健康素质和预防保健方面有着重要意义，构成了中医养生学的一个组成部分。

（二）饮食治疗

饮食治疗，习称"食疗""食治"，是泛指利用饮食来治疗或辅助治疗疾病的活动。中医饮食疗法的理论和实际应用方法十分丰富，是中医天然疗法的一个重要方面。早在1400多年前，《千金要方》一书就辟有《食治篇》。之后有《食疗本草》等饮食疗法专著相继问世。

饮食疗法的作用和药物疗法基本一致，主要体现在祛邪与扶正两方面。正如孙思邈在《千金要方·食治篇》中所说："食能祛邪而安脏腑，悦神，爽志，以资气血。"他同时还指出药疗与食疗的不同之处："药性刚烈，犹若御兵""若能用食平疴，适性遣疾者，可谓良工。"他并引用扁鹊语："为医者当须先洞晓病源，知其所犯，以食治之，食疗不愈，然后命药。"

食疗内容广泛渗透在中国传统医学各学科之中。食疗方法和食疗方剂丰富多彩，为中医治疗学增添了内容和特色。近年来，中国传统食疗的不少成果也逐渐被现代科学所证实，被众多的当代医学工作者所接受。如临床应用芹菜防治高血压病；应用燕麦防治高脂血症；应用红枣防治贫血症；应用木耳防治眼底动脉出血症，以及用百合、马齿苋、苦瓜等防治病毒和细菌性感染疾患等，取得了一定的成效。

（三）饮食节制

饮食节制，习称"食节""食用"，是泛指饮食的方法、方式，包括饮食的合理习俗、饮食卫生制度等。《黄帝内经·素问·生气通天论篇》所说的"食饮有节，谨和五味"是有关提倡"食节"的较早记载。

中国饮食保健学的食节内容极为丰富，它体现了中华民族的饮食文明和古代卫生学水平，是中国饮食文化和医药文化的结晶。如中医所提倡的全面膳食，而不偏食；不暴食暴饮，食量有限度；讲究食物卫生清洁；食前食后要有良好的卫生习惯；进茶、进酒要适量，把茶活动、酒活动纳入饮食文化范围之中，以达到情志养生的效果。食节内容除在医药著作中有所记载外，尚记载于养生学、居家、民俗、民情等学科之中。

（四）饮食宜忌

中国传统饮食宜忌内容，言"忌"较多，"宜"为常而在不言之中。对饮食禁忌方面，习称"食忌"或"食禁"。

任何事物都有正反两面。中国饮食保健学认为，食物的应用也有宜与忌（禁）两个方面。在食忌方面，中国饮食保健学认为常人或病人的饮食内容不应该也不可能是一个固定的模式。这里有因人、因地、因时、因病而有所不同的问题。饮食的宜与忌的实质是强调饮食的针对性。得当则为宜，失当则为忌，因此，要求在生活和临床中能做到"审因用膳"。古人的饮食营养观念是建立在得当与否方面。正如汉代医家张仲景在《金匮要略》中所说的那样："所食之味，有与病相宜，有与身为害。若得宜则益体，害则成疾。"后世医家对此观点极为拥护，甚至有所发挥。如孙思邈说："安生之本，必资于食。不知食宜者，不足以存生也。"因此，中国饮食保健理论认为，在生活和临床中品评饮食的营养价值，不论是用于食补还是食疗，都不应以珍、奇、名、贵为判断标准，而应着眼于其使用是否得当。应注意饮食的宜与忌。

在中国饮食保健学中，饮食禁忌内容在生活和临床应用方面有一些具体要求，饮食根据季节、体质、地域不同等在应用方面有禁忌，如食物与食物，食物与药物之间的配伍禁忌；饮食调配制备方面也有禁忌，以及患病期间的饮食禁忌等。这些内容丰富了中国饮食保健学，具有一定科学意义。

第二节　中国饮食保健学的基本观点

中国饮食保健学和中医学科一样，它的发生与发展，因受历史条件的影响，其理论与中国古代朴素的哲学理论紧密地结合在一起。其特点体现于宏观与整体观方面。

一、天人相应整体营养观

中国传统哲学认为，人处在天地之间，生活于自然环境之中，是自然界的一部分。因此，人和自然具有相通相应的关系，共同受阴阳法则的制约，并遵循同样的运动变化规律。

这种人和自然息息相关的理念也体现在饮食营养方面。早在2000多年前，古代医者就认识到饮食的性质对机体的生理和病理方面的影响。例如，《黄帝内经·素问·宣明五气篇》所载的"五味所入"和《黄帝内经·素问·阴阳应象大论篇》所指出的"五味所生"等皆说明作为自然界产物的"味"对机体脏腑的特定联系和选择作用。除此，食物对脏腑尚有"所克""所制""所化"等作用。

中国饮食保健学也常根据天人合一的整体保健观运用食物来达到补虚、泻实，调整阴阳的目的。自古以来，以养生益寿、防治疾病的古代道、佛、儒、医、武各家学说，无不用人体内部与自然界的协调统一的理论来阐述人体的生、老、病、死规律，同时也无不应用天人相应的法则来制订各种休逸劳作、饮食起居措施。对须臾不可离的饮食内容，以及进食方式方法提倡既要注意全面膳食"合而服之"，同时又主张因时、因地、因人、因病之不同，饮食内容也应有所变化，做到"审因用膳"和"辨证用膳"。

二、调理阴阳营养观

分析历代食养与食疗著作不难看出，掌握阴阳变化规律，围绕调理阴阳进行食事活动，使机体保持"阴平阳秘"，乃是饮食保健学理论核心所在。正如《黄帝内经·素问·至真要大论篇》所说："谨察阴阳之所在，以平为期。"

中国饮食保健学认为，机体失健或罹患疾病，究其原因，无一不是阴阳失调之故。如阴阳之偏盛，或阴阳之偏衰。因此，饮食养生，和药物疗法、针灸、气功、按摩、导引等一样，无一不是在调理阴阳这一基本原则指导下确立的。《黄帝内经·素问·骨空论篇》说："调其阴阳，不足则补，有余则泻。"传统饮食养生与治疗可概括为补虚与泻实两大方面。例如益气、养血、滋阴、助阳、填精、生津诸方面可视为补虚；而解表、清热、利水、泻下、祛寒、祛风、燥湿等方面则可视为泻实。或补或泻，无一不是在调整阴阳，以平为期。

对饮食的宜与忌，饮食保健学也是以阴阳平衡作为出发点的，有利于阴平阳秘则为宜，反之为忌。例如痰湿质人应忌食油腻；木火质人应忌食辛辣；对阴不足而阳有余的老年人，则应忌食大热峻补之品；对发育中的儿童，如无特殊原因也不宜过分进补；对某些患者，如皮肤病、哮喘病人应忌食虾、蟹等海产品发物；对胃寒患者忌食生冷食物等。其实质均从防止造成"实其实""虚其虚"而导致阴阳失调的弊病为目的。总之，在健康者或患者饮食调理方面要体现"虚则补之""实则泻之""寒者热之""热者寒之"等原则。做到如《黄帝内经·素问·上古天真论篇》所说的："其知道者，法于阴阳，和于术数，食饮有节。"

另外，在食物搭配和饮食调剂制备方面，饮食保健学也是注重调和阴阳的，使所用膳食无偏寒、偏热、偏升、偏降等缺陷。例如烹调鱼、虾、蟹等寒性食物时总要佐以姜、葱、酒、醋类温性的调料，以防止本菜肴性偏寒凉，食后有损脾胃而引起脘腹不舒之弊。又如食用韭菜助阳类菜肴常配以蛋类滋阴之品，也是为了达到阴阳互补之目的。

三、食药一体营养观

中国饮食保健学历史表明，食物与药物同一来源，二者皆属于天然产品。食物与药物的性能相通，具有同一的形、色、气、味、质等特性。因此，中医单纯使用食物或药物，或食物与药物相结合来进行营养保健或治疗康复的情况是极其普遍的。

食与药同用，除基于二者系同一来源的原因外，主要基于食物和药物的应用皆由同一理论指导，也就是食药同理。正如《寿亲养老新书》所说："水陆之物为饮食者不管千百品，其五气五味冷热补泻之性，亦皆禀于阴阳五行，与药无殊……人若知其食性，调而用之，则倍胜于药也……善治药者不如善治食。"数千年来，在中国饮食保健学发生与发展过程中，食药同源、食药同理、食药同用已经成为不可否认的现实，成为中国饮食保健学的一大特点。

同属天然产物的中药和食物，某些气质，特别是补益或调整人体的阴阳气血之功能本来相通，有着水乳交融、密不可分的关系。从众多的本草、方剂典籍中不难发现食药同用的例证。古代医者博采禽、畜、蛋、蔬，如乌鸡、羊肉、驴皮、猪肤、鸟卵、葱、姜、枣等为补益阴、阳、气、血之用，或调补胃气之用，以达到防治疾病之功效。而从大量古代食谱、菜谱、茶谱中又不难发现其中也有不少药物，如枸杞、淮山、黄芪、茯苓、丁香、豆蔻、桂皮之类，从而提高食品保健强身和防治疾病的功效。今日中华民族的传统保健食品在海内外得到不断发展，受到广大民众之欢迎，便是证明。

四、全面膳食与审因用膳相结合营养观

数千年来的饮食文化历史表明，中华民族的饮食习惯从整体来看，是在素食的基础之上，力求荤素搭配、全面膳食的。其营养观正如《黄帝内经·素问·五常政大论篇》所说的："谷肉果菜，食养尽之"和《黄帝内经·素问·脏气法时论篇》所说的"五谷为养，五果为助，五畜为益，五菜为充，气味合而服之，以补精益气。"

所谓全面膳食，就是要求长期或经常地在饮食内容上应尽可能做到多样化，要讲究荤素食、主副食、正餐和零散小吃，以及食与饮等之间的合理搭配。对常人来讲，不主张偏食，更不提倡过量与废食。对一味追求山珍海味、鸡鸭鱼肉、美酒名茶、大吃大喝，或过分茹苦清素，乃至为追求体型苗条而厌食、长期减食或辟谷绝食等做法，都是饮食保健学所反对的。但另一方面，对特殊人与患者，也不主张采用与常人一样的饮食模式。可根据其不同的体质、职业、信仰与病情，做到审因用膳和辨证用膳，做到饮食内容的合情、合理。

第三节　中国饮食保健学与西方营养学

中国饮食保健学与西方营养学都是以研究与增进人体健康为主要内容和目的的学科，但受各自文化背景的影响，分属两个不同的医学范畴——中国传统医学和西方医学，各自具有独自的理论体系。

一、中国饮食保健学与西方营养学的关系

中国饮食保健学受中国传统文化的影响，与我国的人文地理和传统医学有着密切的内在联系，属于东方的传统科学范围。它以中国传统医学理论为指导，从宏观出发，从整体着眼，以实践为基础，以人为本，注重饮食保健的个体针对性，强调无病强身，既病首重食疗，具有独特的东方色彩和民族风格，是我国优秀传统文化的重要组成部分，也是具有中国特色的营养学科。它较之于西方近代营养学，内涵更为广泛，应用性和实践性更强，是我国对世界营养科学的一大贡献。另一方面，中国饮食保健学在其发展过程中，由于受到历史条件的限制，在定量研究、确立量化指标和实验研究方面还有待于今后的努力。

西方营养学受西方文化的影响，以西方医学理论为指导，从微观着眼，以实验研究为基础，以营养素为本，注重不同群体营养素的供给量，强调营养素对人体健康和疾病治疗的作用，在世界上具有广泛的影响。同样，西方营养学也存在着局限性的不足。

中国饮食保健学与西方近代营养学除了在医学模式等方面存在着显著差异外，在医学观、方法论等方面也有着明显的不同，各自具有长处与不足。由于东西方人的身体素质与人文观念不同，中国饮食保健学的理论更适合中国的国情。今后，随着两个学科研究的不断深入，传统医学与西方医学会相互结合、取长补短，进而建立一个全新的饮食营养保健学科。这也是未来努力的方向。

二、中国饮食保健学有"精微"的概念

古代中国对饮食保健的认识，是在中医理论指导下的、带有中医特色，同时又是涉及面极为广泛的一种宏观的认识。

人类赖以生存的物质来源于大自然，人体必须摄取食物才能获得营养以维持生命，对此，中国饮食保健学是早有认识的。如在《黄帝内经·素问·六节脏象论篇》中提到："天食人以五气，地食人以五味……五味入口，藏于肠胃，味有所藏，以养五气，气和而生，津液相成，神乃自生。"这里指出，人体五脏之气，气血津液的生成，神气的健旺，全赖天地间五气、五味之供奉，而五味的来源就是广泛存在于自然界的食物，从营养来源于食物的摄取这一点来说，中医和西医的认识是完全一致的。

然而，在对待食物保健成分的分析上就有很大差别了。西方营养学重点是着眼于对各类食物营养价值的分析，研究食物所含的"营养素"，以及各种"营养素"的来源、功能、供

给量等方面的问题，就连食物的消化吸收过程，也围绕着对各种"营养素"来分析。如蛋白质的消化，糖类的消化，脂肪、磷脂、胆固醇的消化等，还要研究胃肠道中酶的作用、分泌的调节、消化液的量与成分，研究已消化食物的分解产物纳入血液的过程等，极微、极细。而中国饮食保健学则由于历史条件的限制，未能从"营养素"方面来分析食物的营养保健价值，以及食物在人体的消化吸收过程，但对于食物的营养保健作用，食物在人体内的消化吸收，按照中医学的理论，其认识也是很深刻的。它认识到每一种食物中都含有"精微"物质，这就是中医所说的"后天之精"，即"水谷之精"。祖国医学对"后天之精"极为重视，对于它们的来源、生成、作用，以及在人体内的输布过程都有深刻的论述。例如《黄帝内经·素问·经脉别论篇》中有这样两段内容：一段是"食气入胃，散精于肝，淫气于筋；食气入胃，浊气归心，淫精于脉。脉气流经，经气归于肺；肺朝百脉，输精于皮毛；毛脉合精，行气于腑；腑精神明，留于四脏，气归于权衡；权衡以平，气口成寸，以决死生。"又一段是："饮入于胃，游溢精气，上输于脾；脾气散精，上归于肺；通调水道，下输膀胱；水精四布，五经并行，合于四时五脏。阴阳揆度，以为常也。"以上两段，一段是讲谷食的消化吸收，一段是讲水液的消化吸收，在这里对于谷食与水液在人体内的运化过程为什么分着写，暂且不论，但有一点值得重视的是，无论言"食"还是言"水"，都以"精""气"二字概括之，如言"食气入胃"，此处"食气"指的就是谷食之精气，是指谷食已化之精气，当然此处的"精微"尚在胃，是所吃食物中在胃中初步化生而成的精微物质，因此这一段文字接着就论述了诸如"散精""淫气""淫精""输精"以及"脉气""经气"等一系列问题。此处的"精"就是谷食之精，是入胃的"食气"在人体内进一步化生的精微物质；此处的"气"，其所指也是谷食之精气。《素问经注节解》的作者姚止庵说："此言食之养人，其气流行于脏腑，变化精微而成脉也"，"成脉"指的就是谷食之物通过在体内的"散精""淫气""淫精""输精"的过程，最终"化血"而营运周身。可见中医学对食物中所含的精微是有认识的，论述食物如此，论述水液也如此，所言仍是饮入于胃后，"游溢精气""脾气散精""水精四布"等一系列问题，这里的"精气""散精""水精"指的则是水液中的精微物质。可见，《黄帝内经》中的这两段重要文字，论述的是谷食、水液之精气在人体内的转输过程。它清楚地指出，食物中存在着"精微"物质，无论是粮食，还是肉类、各种干鲜果品、各种蔬菜等都含有"精微"，人们通过摄取各种食物，从而获得"精微"，这就是养育人体的后天水谷之精。

三、中国饮食保健学又有"气"的概念

人们从自然界摄取各种食物，以多种不同的方式用各种不同的食物构成营养保健作用，也就是中国饮食保健学所讲的"化生精微"，其目的是什么呢？这就是关于"营养保健目的"的问题。

在关于营养保健目的的认识和所要研究的问题上，中国饮食保健学和西方营养学也是有很大差别的，西方营养学要研究能量的获得，研究机体的机械功、渗透功、化学功的各种功

的能量供给，还要研究机体的组分以及生物活性物质的合成与补充，而中国饮食保健学则将这一系列问题简括为"气"，研究"气"的来源、生成、作用，研究"气"的生理、病理等。

"气"在中国饮食保健学中有两方面的含义：一是指流通着的微小而难见的物质，二是指机体各部分组织器官的活动能力。这就是说，"气"虽只一字，它既是物质，又是功能。就"气"的来源讲，有禀受于父母的，称为"先天之气"；还有得之于呼吸、饮食的，称为"后天之气"。"气"在人体内，由于位置的不同、作用的不同，又分成禀受于先天，充养于后天，发源于肾，通达全身，起推动作用，成为人体生化动力之源泉的"气"，此气名"原气"；除此还有"宗气"，"宗气"积于胸中，由饮食化生的水谷之精气与大自然之清气相合而成，它的作用一是上走呼吸之道，以司呼吸，一是贯心脉以行血气。"原气"虽禀受于先天，但必须赖后天水谷之精的荣养而不断滋生。"宗气"则更是源于水谷，宗气藏于胸中上气海，原气藏于丹田下气海，二者互相联系、密切结合，运于经脉之中，充养于身，成为生命的推动力。再有就是"营""卫"二气。"营气"运于脉中，它生于水谷，源于脾胃，有化生血液营养周身的功用。"卫气"同样是生于水谷，源于脾胃，但它不受脉道的约束，而行于脉外，人的生命活动，就是能量不断消耗，又得到不断补充的结果。这就是中国饮食保健学所讲的"气"的不断消耗与补充的结果。而饮食物正是"气"所发挥作用的物质基础，一旦饮食物供应不足，"气"就要耗散、削弱，正如《黄帝内经·灵枢·五味》中的一段记载所说的："天地之精气，其大数常出三入一，故谷不入，半日则气衰，一日则气少矣。"天之精气指自然界之大气，地之精气指的就是水谷之精气，天地之气不断供养人体，决定着人身之"气"的盛衰，可见食物与人的生命的密切关系。

总之，中国饮食保健学在对待食物营养的认识上，与西方营养学是不一样的，中国饮食保健学关于食物营养研究的是食物精微的生化问题，是体内精、气、血、津液的化生、转输、作用的生理与病理，它以中医学基础理论为指导，带有鲜明的中医特色。

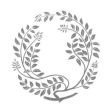

第二章
中国饮食保健学发展简史

　　饮食营养保健活动源远流长，自古即有。中国饮食保健学在传统医学发展史中，有着重要的位置。古代虽无"饮食保健学"之称，但具有中医特色的，对于"饮食保健"的研究与实践是实际存在的，有关的著作也很多。本章即通过历代丰富的文献介绍，概要叙述中国饮食保健学的发展及成就，从而为探讨中国饮食保健学的特点和规律，为今后对于中国饮食保健学的研究、应用与发展提供一些历史的根据。

第一节　饮食保健学的萌芽：先秦时期

　　从祖国医学发展的全部历史来看，特别是本草学的发展，充分说明"饮食保健学"在我国形成较早。早在上古时代，原始人群在共同狩猎、共同采集寻找食物的过程中，由于饥不择食，而遇毒发生疾病，久而久之，经过不断地品尝摸索，逐渐分清食物和药物的区别。同时也逐步发现了既可为食、又能疗病的药用食物。上古时代食物的最大作用可能就是"疗饥"。先秦时期也可以看成中国饮食保健学的萌芽时期。

一、神农尝百草

　　《淮南子·修务训》记有古代传说中"神农尝百草"的故事："古者，民茹草饮水，采树木之实，食蠃蚘之肉，时多疾病毒伤之害。于是神农乃始教民播植五谷，相土地之宜，燥湿、肥烧、高下，尝百草之滋味，水泉之甘苦，令民知所避就。当此之时，一日而遇七十毒"。这个故事虽为传说，但它说明"一日而遇七十毒"是在"神农教民播植五谷"的过程中出现的，这就是说神农尝百草，绝非专指寻找药物，实际上是在寻找食物，是在分辨何种草木可为食料以充饥。可见我们的祖先是在劳动、生产、生活的实践中，是在寻找食物的过程中，发现了植物和一些鸟、兽、鱼、虫的治疗作用的。这就是中国医学史上"医食同源"的传说，中药的起源即始于此，其中对药用食物的认识也由此开始。

二、酒和汤液的发明

在中国医学发展史中，论及早期医药卫生活动时，还谈到酒的酿造以及汤液的发明。据考古发现，在龙山文化遗址发掘的陶器中，以及商代遗址发掘出来的青铜器中，有不少是酒器。同时甲骨文记载了禾、麦、黍、稷、稻等农作物，这都说明，由于农业的发展，农产品的增多，促使谷物酿酒的形成与发展，至商代已产生一定规模的酿造业。另外甲骨文中像"鬯其酒"的字样，根据汉代班固的解释："鬯者，以百草之香，郁金合而酿之成为鬯"，这里指的就是芳香的药酒。在《黄帝内经·素问·汤液醪醴论篇》中也提到古人制作汤液醪醴的方法："必以稻米，炊之稻薪，稻米者完，稻薪者坚"，同时明确提出了它的治疗作用，即"邪气时至，服之万全"。由此看到食物与酒，酒与医药的密切关系。

伊尹创始汤液的传说，是中国医药学起源的证明。传说伊尹是商汤时期的重臣。《吕氏春秋·本味篇》在伊尹和商汤的谈话中，就讲了许多烹调的问题，其中就有"阳朴之姜，招摇之桂"的字句，姜、桂是两用的东西，既是烹调时用以调味，又是辛温发散风寒、宣通阳气、温胃止呕的佳品。有一种说法，认为张仲景的"桂枝汤"就是汤液创始后的祖方。分析方中桂枝、芍药、甘草、生姜、大枣五味药中，有四味都是烹饪所用。这说明运用至今的药物剂型，其产生与饮食有着密切的关系，用汤液作为专门的药物治疗是在以汤液为食养、食疗的基础上发展起来的，说明作为饮食疗法，其起源极古。

三、周代食医

到了周代，周王室里出现了专门的"食医"。《周礼·天官》记载，"食医，掌和王之六食、六饮、六膳、百馐、百酱、八珍之齐。凡食齐视春时，羹齐视夏时，酱齐视秋时，饮齐视冬时。凡和，春多酸，夏多苦，秋多辛，冬多咸，调以滑甘。凡会膳食之宜，牛宜稌，羊宜黍，豕宜稷，犬宜粱，雁宜麦，鱼宜菰。凡君子之食，恒放焉。"从中可以看出，在当时的官方医政制度上，已设有专门的食医，与疾医（内科医生）、疡医（外科医生）、兽医一起构成了周代医政制度的四大分科，并排在诸医之首。其中食医是专事饮食养生保健的医生，专管调和食味，注重饮食搭配，预防疾病，确定四季饮食，被视为世界上最早的"营养师"而载入世界营养学发展史。食医作为一种专门职业的出现，不仅反映了当时饮食营养保健发展的水平，而且有利于饮食营养保健经验的积累，对推动中国饮食保健学的发展起到了非常重要的作用。

四、《黄帝内经》

在先秦大量实践的基础上，积累了丰富的药物知识及医疗经验，随着科学文化的不断发展，使得这些医学知识得以不断地总结、提高，在"百家争鸣"的春秋战国时期，在当时盛行的"阴阳五行"这种朴素唯物主义学说的影响下，对以前的医学进行了系统的总结，初步形成了中医学的理论体系，出现了多种医学著作。据《汉书·艺文志》所载书目计有：《黄帝内经》（图2-1）十八卷，《黄帝外经》三十七卷；《扁鹊内经》九卷，《扁鹊外经》十二卷；《白氏内经》三十八卷，《白氏外经》三十六卷；《旁篇》二十五卷。在这些书中，只有《黄帝内经》保存下来，成为我国流传至今的最早的一部古典医学巨著。这部书非出自一人之手，一般认为，它的核心部分是在战国时完成，这就是说作为中国饮食保健学的理论体系，在战国时基本形成。

三入一故穀不入半日則氣衰一日則氣少矣黃帝
曰穀之五味可得聞乎伯高曰請盡言之五穀秔音庚
米甘麻酸大豆鹹麥苦黃黍辛五果棗甘李酸栗鹹
杏苦桃辛五畜牛甘犬酸豬鹹羊苦雞辛五菜葵甘
韭酸藿鹹薤苦葱辛五色黃色宜甘青色宜酸黑色
宜鹹赤色宜苦白色宜辛凡此五者各有所宜五宜
所言五色者脾病者宜食秔米飯牛肉棗葵心病者
宜食麥羊肉杏薤腎病者宜食大豆黃卷豬肉栗藿
肝病者宜食麻犬肉李韭肺病者宜食黃黍雞肉桃
葱五禁肝病禁辛心病禁鹹脾病禁酸腎病禁甘肺
靈樞卷八 十三

图 2-1 黄帝内经

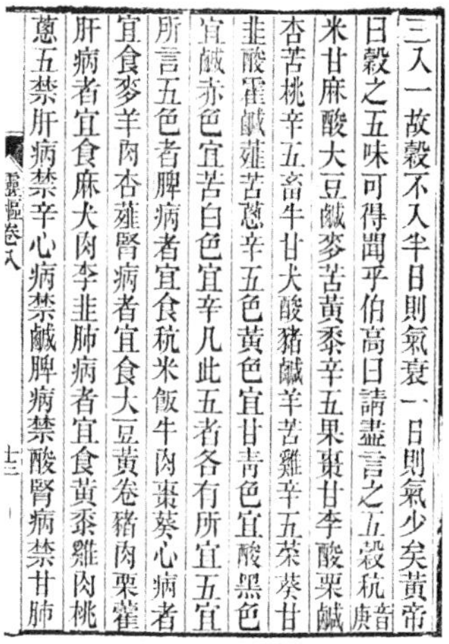

《黄帝内经》，简称《内经》，包括《素问》和《灵枢》两部分，每部各九卷、八十一篇，合计一百六十二篇，约成书于战国至秦汉时期，是我国现存最早的一部医学经典巨著，在中医学的发展史上占有十分重要的地位。它不仅奠定了中医学发展的理论基础，也奠定了中国饮食保健学发展的理论基础，在世界上享有很高的声誉。

《黄帝内经》对中国饮食保健学理论体系的贡献，归纳起来主要有以下几个方面。

（一）饮食搭配

在膳食结构上提出了“五谷为养，五果为助，五畜为益，五菜为充，气味合而服之，以补精益气”（《黄帝内经·素问·脏气法时论篇》），“谷肉果菜，食养尽之”（《黄帝内经·素问·五常政大论篇》）的平衡膳食模式。这种“谷养、果助、畜益、菜充”的膳食模式不仅是世界营养学史上最早根据食物的营养作用对食物进行的分类，是我国古代饮食保健学领域的一大发现，也是世界上最早而又最全面的膳食指南，即使是在今天，对于指导人们保持合理的平衡膳食仍然具有现实指导意义。

（二）饮食对五脏的影响

食物有不同的性味，味不同对五脏的影响也不一样。《黄帝内经·素问·宣明五气篇》有：“酸入肝，辛入肺，苦入心，咸入脾，甘入肾”，即“五味所入”。

《黄帝内经·素问·生气通天论篇》说“阴之所生，本在五味；阴之五宫，伤在五味。是故味过于酸，肝气以津，脾气乃绝；味过于咸，大骨气劳，短肌心气抑；味过于甘，心气喘满，色黑，肾气不衡；味过于苦，脾气不濡，胃气乃厚；味过于辛，筋脉沮弛，精神乃央。是故谨和五味，骨正筋柔，气血以流，腠理以密，如是则骨气以精。谨道如法，长有天命”，认为饮食五味可以养生，但饮食五味太过又会损伤人体，故应“谨和五味”，才能享有天赋的寿命。

（三）饮食作用

《黄帝内经·素问·五常政大论篇》曰：“大毒治病，十去其六；常毒治病，十去其七；小毒治病，十去其八；无毒治病，十去其九。谷肉果菜，食养尽之，无使过之，伤其正也。”指出使用药物不要太过，适量即可，应注意用谷肉果菜类食物来调养疾病。它强调了饮食是

人体养生之本，"人以水谷为本，故人绝水谷则死"（《黄帝内经·素问·平人气象论篇》）。

在疾病的恢复期，提出了"食复学说"。如《黄帝内经·素问·热论篇》说"病热少愈，食肉则复，多食则遗，此其禁也"，强调应重视急性热病恢复期的饮食调养。

（四）饮食宜忌

在食疗方面记载了利用食物治疗疾病的经验，《黄帝内经·灵枢·五味》中提到五脏病的"五宜说"：脾病者宜食甘味食物，心病者宜食苦味食物，肾病者宜食咸味食物，肝病者宜食酸味食物，肺病者宜食辛味食物。

饮食应顺应四时的养生原则，"春夏养阳，秋冬养阴"（《黄帝内经·素问·四气调神篇》）。

在饮食禁忌上，提出了"饮食禁忌学说"。如《黄帝内经·灵枢·五味》："肝病禁辛，心病禁咸，脾病禁酸，肾病禁甘，肺病禁苦"的"五味所禁"等。

一般饮食要注意的事项，如"勿饱食，勿食生物，欲令脾实，气无滞饱……食无太酸，无食一切生物，宜淡"等（《黄帝内经·素问·刺法论篇》）。又如《黄帝内经·素问·痹论篇》记载："饮食自倍，肠胃乃伤。"说明过多的饮食可以导致食积，使胃肠受伤而致病。

第二节　饮食保健学的起步：两汉魏晋南北朝时期

秦汉之际，方士蠹起，顺应统治阶级帝王们的愿望，寻求长生登仙之道。如秦时的安期生、汉时的李少君，至晋代的葛洪，他们对饮食营养保健、卫生、化学都有相当阐发，其中虽有不合理的成分，但对食治食养都有或多或少的贡献。魏晋南北朝时期，曾有《食经》等书，系统地阐述了食疗的功效。该书虽已失传，但对食疗的发展起到承前启后的作用。在《隋书·经籍志》上，所收载《食经》有刘休《食方》一卷、《太官食经》五卷、《太官食法》十二卷、《黄帝杂饮食忌》二卷、《崔氏食经》四卷、《膳羞养疗》二十卷、《马琬食经》三卷等，与饮食养生有关书名不下40余种，现已全部佚失。其中某些书的片段资料尚可从《医心方》（日本丹波康赖于公元984年著）中找到所引内容。西晋末年的大规模南迁，从此时起，我国的文化中心由黄河流域移往长江流域，饮食保健学也有了发展。若干由营养素缺乏所致的疾病，如对甲状腺肿、脚气病、夜盲症等都能认识，并用有关食物来进行治疗。两汉魏晋南北朝时期是中国饮食保健学的起步时期。

一、《神农本草经》

《神农本草经》是我国现存最早的本草学（药物学）著作。据考证，《神农本草经》的编辑成书约在汉代。全书分为三卷，共载药物365种，按药物功效的不同分为上、中、下三品，其中食物就有50种左右。其中属上品的计22种，如酸枣、橘柚、葡萄、瓜子、大枣、海蛤、鲤鱼胆等；属中品类计有食物19种，如干姜、海藻、酸酱、赤小豆、黍米、粟米、龙眼、蟹等；下品类有食物计9种，如洋桃、羊蹄、桃仁、杏仁等。它们既包括了米谷、菜蔬、虫鱼，也有禽类，谷、肉、果、菜尽全。这些食物至今仍在广泛食用。"食物药"在《神农本草经》中虽然总的数量不多，但占据着一定的位置，说明当时对于某些食物的药用价值已经肯定，是有关秦以前及两汉时期对于常见药用食物的总结。

此外，书中还概括地记述了药物的配伍关系、四气五味等药物学理论，对后世药物学有重要影响。

二、近年出土的书籍

（一）《五十二病方》

湖南长沙马王堆出土的《五十二病方》一书，以大量的食物入药，方载药品247种。其中谷类15种，菜类10种，果类5种，禽类6种，兽类23种，鱼类3种，共计62种，占全部药品数的1/4。且其中绝大部分是日常食品。其他如矿物药类中的食盐，人部药类中的乳汁，器物、物品类药中的蜜、猪脂、牛脂等又都是食物。而书中所载50余种病，半数左右疾病可以食治之，或以食养之。如载"以水一斗煮胶一升，米一升，熟而啜之"即以食疗癃闭；"煮鹿肉，野彘肉……"以食调养蚖疾（蛇咬伤）等，即是其例。

（二）武威《医简》

在甘肃武威市出土的《医简》，记载治疗时的饮食宜忌，和以食物为药引与赋形剂。服药的药引有酒饮、米汁饮、酢浆饮、豉汁饮、含咽汁、醇酒和饮等。泡制方法如用醇酒渍之等。如用白蜜、脂肪、乳汁、骆酥等作赋形剂，同时还指出服药时的禁忌。如忌鱼肉、荤菜、酒辛等。据考证《五十二病方》和《医简》都属于东汉时代作品。

三、《伤寒杂病论》

东汉杰出医家张仲景所撰《伤寒杂病论》成书于公元206年，现由《伤寒论》和《金匮要略》两部分组成。作为传统医学发展史上影响最大的经典著作之一，其伟大的贡献在于确立了辨证施治的原则，从而使中医学的基础理论与医疗实践紧密地结合起来，并一直指导着中医学的临证实践。辨证施治作为中医学的主要特点之一，也同样确立了饮食保健学辨体施膳的饮食养生原则和辨证施膳的饮食治疗原则，是辨证施治原则在饮食保健中的具体运用。在《伤寒杂病论》中采用不少食物用以治病，如书中提出的"猪肤汤""甘麦大枣汤"和"当归生姜羊肉汤"都是典型的食疗方。他虽以汤液为主治病，但非常重视"饮食"的作用，例如：服桂枝汤后啜热稀粥以助药力就是一例。

张仲景在"食疗"方面的论述，主要集中在《金匮要略方论》中，有《禽兽鱼虫禁忌并治》《果实菜谷禁忌并治》两个专篇，以讨论"食禁"问题为主，其论述极为详细。例如：对于肉类食品，他提到必须注意卫生，"凡肉及肝，落地不着尘土者，不可食之。猪肉落水浮者，不可食"，这是肉将腐败的一种现象。又说："肉中有朱点者，不可食之"，此又是畜病疫毒的征象。除此还提出："秽饭、馁肉、臭鱼、食之皆伤人"等十数条。在谈到其他有关饮食卫生时，还指出："果子落地经宿，虫蚊食之者，人大忌食之""生米停留多日，有损处，食之伤人""梅多食，坏人齿"等，内容丰富，是经验总结，颇为可信。在"食禁"的问题上，张仲景的观点是极为明确的，他指出："凡饮食滋味以养于生，食之有妨，反能为害"。

四、《肘后备急方》

东晋年间葛洪（284—364或343年）所著的《肘后备急方》中首次记载了用海藻酒治瘿瘤（即单纯性甲状腺肿），用猪胰治消渴病（糖尿病）等，这些方法对后世有所启发。《肘后备急方》在对饮食与疾病关系的认识上，以及食疗方法的应用方面，较前人有所深入。

如卷三有"治风毒脚弱痹满上气方第二十一"专篇。葛洪首先提出了对这种病的病因、发病、病症的科学认识，其次记述了若干以食为治的方药。他指出："脚气之病，先起岭南，稍来江东，得之无渐，或微觉疼痹，或两胫小满，或行起忽弱，或小腹不仁，或时冷时热，皆其候也"；又说："不即治，转上入腹，便发气，则杀人"。他明确提出本病多发于"岭南""江东"，即广东、长江以东一带。这些地方以食米为主，以精米为主食，而副食缺乏或单一时易缺乏维生素B_1。葛洪明确提出了若干种食物对本病的治疗效果，他提到可以"取好豉一升，……以好酒三斗，渍之，三宿可饮，随人多少，欲预防不必待时，便与酒煮豉服之……"。这里"豉"就是大豆所制，以酒浸泡后服用，或以酒煮食后服用皆可。此外葛洪还提出了独活酒方；酒煮大豆、小豆、胡麻，还可用牛乳、羊乳、鲫鱼等，从现代医学角度看，所用食物都含有大量维生素B_1，是治疗"脚气病"的有效方法。《肘后备急方》中还有其他一些有关食疗的内容，像用梨去核捣汁加其他药服用治嗽；以鳖甲炙后为散服，服后再喝蜜水以下乳；常吃小豆饭，饮小豆汁，吃鳢鱼治大腹水病；又可用小豆与白鸡，煮熟食滓、饮汁，或青雄鸭煮食饮汁也疗水病。

第三节　饮食保健学的兴起：隋唐时期

唐代是封建社会的鼎盛时期，经济繁荣，文化发达，饮食也有了很大发展，食疗经过前代的发展，到了唐朝集其大成，而出现了专著。比较著名的有孙思邈的《千金要方》、孟诜的《食疗本草》和昝殷的《食医心鉴》。唐代杨晔撰《膳夫经手录》，载有植物18种、鱼2种、兽2种、禽5种，除记其性味食法外，如记刺结绞汁饮治鼻衄等，特别对茶的不同产地、品种、特色描述甚详。南唐陈士良著《食性本草》，此书载食医诸方及五时调养脏腑之术，评者认为此书总集旧说，无甚新义。王焘的《外台秘要》载有多种食治疾病的方法。唐人对食物与药物的区分已有明确认识。"食疗"形成专科，有了蓬勃的发展。隋唐时期是中国饮食保健学的兴起时期。

一、《千金要方》

孙思邈（581—682年）所著的《千金要方》被后人称为我国最早的一部临证实用百科全书。作者认为"人命至重，有贵千金"，故取"千金"为书名。全书共三十卷，其中第二十六卷为"食治"专篇，是我国最早的"食治"专论。它对中医的贡献有三点，第一，是首设"食治"专篇，强调以食治病。认为"夫为医者，当须先洞晓病源，知其所犯，以食治之，食疗不愈，然后命药。"并认为"食能排邪而安脏腑，悦神爽志以资气血。若能用食平疴，释情遣疾者，可谓良工。"把食疗水平作为评估医生水平的重要条件。"食治"专卷的问世对其后食疗保健的发展产生了很大的影响。第二，汇集食疗食物162种，分"果实、菜蔬、谷米、鸟兽虫鱼"四类，阐明其性味和作用。第三，是对营养缺乏性疾病防治的突出成就。如瘿病（甲状腺肿大），认为是与人们久居山区，长期饮用水质不良的水有关，劝告人们不要久居这些地方，并用海带、海藻、羊靥（羊的甲状腺）等治疗瘿病。又如雀盲（夜盲症），选用猪肝（含维生素A）进行治疗等，这也是"以脏补脏"或"脏器疗法"的典范。不仅如此，还非常重视疾病的预防，指出"上医医未病之病，下医医已病之病""消未起之患，治未病之病，医之于无事之前"，发扬了中医学"治未病"的预防医学思想。因此，它对饮食养生也非常重视，认为"安身之本，必资于食，不知食宜者，不足以存生也"。又如"每食必忌于杂，杂者或有所犯"等。强调饮食有节，五味贵和，五味不可偏胜等。其他如老年养生、妇幼养生、四时养生等，也多有论述。

二、《食疗本草》

唐显庆时（659年），孟诜所著《食疗本草》问世，他搜集民间所传，医家所创，加以己见，集食物药于一书，成了我国第一本饮食保健学的专著。《食疗本草》原书早已遗失，所幸其内容散见于《证类本草》《医心方》和敦煌残卷（图2-2）等书中，后由今人辑录复原才得以恢复原貌，发挥其应有的作用。

分析《食疗本草》的内容，可知该书也是以食物为单元，其内容既有本草治疗类的"食宜"内容（药性、功效、主治、反畏等），也有食经类的"食忌"内容（食物本身以及配合使用的禁忌），同时还有大量的食疗方剂，讲述了食疗的具体运用方法和

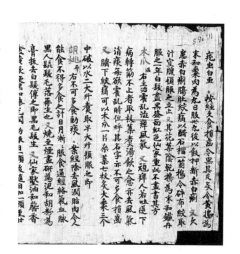

图 2-2　敦煌残卷《食疗本草》

预期效果。其中固然也有取自前代本草的内容，但大多数是围绕各物食疗的主题组织起来的材料。如果把食物的宜忌作为"体"，那么由这些食物为主组成的食疗方剂则是"用"。将食疗的体、用结合，就形成了该书迥然不同于前人著作的一大特色。在这一点上，孟诜青出

于蓝而胜于蓝，《食疗本草》比《千金要方·食治》又前进了一步。

现存的佚文表明，如果从该书记载的食物种类来看，实际上已经达到了260余种。这是由于原书一条条文可能包含几种食物的缘故。与现知唐代及其以前的同类文献相比，以《食疗本草》收载的食疗物最多，《食疗本草》是唐代食疗物品种最丰富的一部著作。它收录了当时常食的瓜果、菜蔬、米谷、鸟兽、虫鱼以及某些加工制品。尤其值得一提的是，该书首次记载了不少当时本草文献所未曾记载的食物。例如鱼类有鳜鱼、鲈鱼、石首鱼（黄花鱼）等，菜类有蕹菜（空心菜）、菠薐（菠菜）、莙荙、白苣（莴苣）、胡荽等。

《食疗本草》的另一个突出的特色，是注意反映当时的食疗经验和作者自家的食疗心得和见解，而不是单纯辑录前人著作。唐代盛行的动物脏器疗法在该书中得到了再次的弘扬。例如用羊肝、兔肝明目，猪肾补益人肾之虚等。藻菌类食品的治疗作用得到了空前的重视。除了记载昆布、海藻、紫菜、菱首、菌子、木耳之外，该书还首次记载了船底苔、干苔等藻类植物的食用和药用价值。在实践经验的基础上，该书提出了"但是海族之流，皆下丹石"的论断。这实际上是指出了海水藻类都具有某种抗丹石毒性的功能。现代研究表明，海水藻类含有大量的碳水化合物、蛋白质和脂肪，多种维生素，多种盐类和微量元素（尤以碘的含量最为丰富）。在肉食、米食中加入这些藻体，有助于消化。

《食疗本草》还记载了许多来自实际经验的食忌内容。关于妊娠和小儿饮食禁忌，也是该书的一个重点内容。如："凡产后诸忌，生冷物不食""小儿不得与炒豆食之。若食了，忽食猪肉，必壅气致死"等。此外，对影响小儿发育的饮食物也逐一予以指正。这些来自民间医药实践的食疗禁忌，一直受到后世医家和百姓的重视。

三、《食医心鉴》

唐代昝殷著《食医心鉴》，此书约成于公元853年，《宋史·艺文志》著录作二卷，今已佚失。现本为日本人从《高丽医方类聚》中采辑而成。《食医心鉴》系食疗专著，以食治方为主，集方二百九十，一病数方，方症相应，简单明了。另，每病必有所论，虽不长，极有见地：如：糖尿病"愈不愈属在病者，若能如方节慎，旬月而疗，不自爱惜，死不旋踵。方虽有效，其如不慎者，何其所慎者有三，一酒，二房室，三咸面食。能慎此者，虽不服，自可无他。不防此者纵金丹不救，良可悲夫，宜深思之。"书中有许多以药物为主加工制作成粥等形式的方剂，严格讲这一类药方已经超出饮食保健学的研究领域，属于医疗范畴了。

第四节　饮食保健学的兴盛：宋元明时期

宋代用饮食防治疾病已经很普遍了，且有进一步的发展。如《太平圣惠方》是宋代官方修制的大型方书之一，由宋朝廷任命医官王怀隐组织人员编制，历经十年而成。全书共100

卷，记载了28种疾病的食治方法。《圣济总录》专设食治一门，共有30条，详述各病的食治方法。娄居中的《食治通说》著录于陈振孙的《直斋书录解题》中，其论点为"食治则身治"，指食疗为"上工医未病一术。"金元时期医家李杲（1180—1251年）极力提倡营养疗法的重要，主张用甘温一类药如人参、黄芪等补养脾胃，培养元气，著有《脾胃论》一书。金人张从正（1156—1228年）著《儒门事亲》，主张食养补虚："养生当论食补""精血不足当补之以食"。元代贾铭著《饮食须知》一书，共8卷，正如作者卷首所述："历观诸家本草疏注，各物皆损益相半，令人莫可适从。药专选其反忌，汇成一编，俾尊生者，日用饮食中，便于检点耳。"此外元代吴瑞著有《日用本草》，也是我国饮食保健学的名著。

这一时期饮食保健学的代表著作是《饮膳正要》和本草学巨著《本草纲目》。宋元明时期是中国饮食保健学的兴盛时期。

一、《寿亲养老新书》

《寿亲养老新书》是我国现存较早的一部老年养生学专著，主要论述老年养生及防病治病的理论和方法，问世后为历代医家、养生家所重视，流传较广。

《寿亲养老新书》共四卷，刊于1307年。第一卷为北宋陈直撰，本名《养老奉亲书》。第二卷至第四卷是元代邹铉所续增，与陈直书合为一编，更题今名。第一卷广泛搜集老人"食治之方，医药之法，摄养之道"，论述老人养生保健的理论和方法，内容涵盖饮食调治、形证脉候、医药扶持、四时养老、食治养老、行住坐卧、宴处起居等。邹铉续增三卷，充实了陈直论述，增补了六字气诀气功养生法、食后将息法、养性、种植、药酒养生等内容。

《养老奉亲书》也是一本老年饮食保健学著作，记有食疗方剂162首，对老人的食治贡献甚大。该书崇尚饮食调养，卷一"饮食调治篇"曰："主身者神，养神者精，益精者气，资气者食。食者，生民之天，活人之本也。"认为人的生命活动全靠精、气、神三者来维持，而精、气、神又必须依靠后天饮食来滋养。饮食乃"生民之天"，是维持人们生活和生存的根本。老年之人，真气虚耗，五脏衰弱，全仰后天饮食以滋气血。所以"凡老人有患，宜先以食治，食治未愈，然后命药，此养老之大法也。是以善治病者，不如善慎疾；善治药者，不如善治食。"提出了食疗胜于药治，防病重于治病的保健理念。特别值得一提的是，书中着重介绍了牛乳的保健作用："牛乳最宜老人，平补血脉，益心，长肌肉，令人身体康强润泽，面目光悦，其志不衰。故为人子者，常须供之以为常食。或为乳饼等，恒使恣意，充足为度。此物胜肉远矣"。以现代知识来衡量，该书对牛乳的这种认识，确实难能可贵。

二、《饮膳正要》

《饮膳正要》（图2-3），元代蒙古族饮膳太医忽思慧所著。饮膳太医专门管理封建统治者的饮食营养保健，忽思慧在宫廷专司"补养调护之术，饮食百味之宜"，研究饮食营养保健，由此积累了丰富的饮食保健实践经验，条件极为优越，再加参阅历代有关文献资料，著成此书，获得了极大成就。《饮膳正要》是中国饮食保健学研究的里程碑，是我国古代第一部真正意义上的传统保健学专著，也是中国古代饮食保健学最重要的著作。

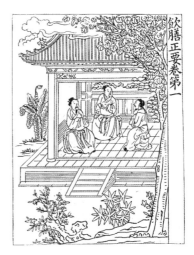

图2-3 饮膳正要

《饮膳正要》共三卷，内容丰富，主要内容为食疗食谱、饮食制作、饮食宜忌、食疗食物等；全书并附有插图20多幅，图文并茂，也是该书的特色之一。由于该书特殊的科学价值，因此在国际上产生了一定的影响，如英国科技史专家李约瑟就曾给予该书较高的评价。

该书对中国饮食保健学的贡献主要表现在以下几个方面。

（一）实用性强

书中记载了各种食物，在第三卷按米谷品、兽品、禽品、鱼品、果品、菜品以及料物共七类分列，收载了常用食物计203种。在这些食物中，除少数是蒙古族人常吃的食物外，其余都为平时所常用。特别是在这部书中，所载果品、菜品种类较多，如桃、梨、柿子、木瓜、葡萄、胡桃、枣等，还有各种菜，如蔓菁、芜荽、芥、葱、蒜、冬瓜、黄瓜、萝卜、胡萝卜等，这些都是人们维持一般健康状况所应注意选择食用的，更是患者应注意选择食用的。《饮膳正要》对于这些极易得到的普通食物，整理、归纳，阐明了每一种食物的性、味、有毒无毒，以及效用，有相当的实用价值。

（二）讲求配膳

《饮膳正要》还非常讲求配膳。书的第一卷、第二卷，注重食疗食谱的烹饪加工，详述烹调细则，以及各种烧饼、包子、馒头、粥、面等膳食等制作，皆为寻常食谱，既美味可口，又能养生疗病，因此，它又是一部有价值的保健食谱。在第二卷"诸般汤煎""食疗诸病"，不少具有实际意义，例如木瓜煎、香圆煎、金橘煎、樱桃煎、桃煎、枸杞茶、清茶、荔枝膏、桂沉浆等，都是用常食瓜果等制作的，是极好的辅助食品。

（三）饮食禁忌

《饮膳正要》中阐述了若干关于"养生避忌""妊娠食忌""乳母食忌""饮酒避忌""四时所宜""五味偏走"等专题，还阐述了"服药食忌""食物利害""食物相反"的问题，特别还提出了"食物中毒"专题，颇有见地，这也是现代饮食营养学极为重视的问题。在饮食禁忌上，强调妊娠食忌、乳母食忌、饮酒避忌等。如对孕妇、乳母的禁忌论述："可者行之，不可者忌之，如妊妇不慎行，乳母不忌口，则子受患，若贪爽口而忘避忌，则疾病潜生而中，不悟百年之身，而忘于一时之味，其可惜哉"。对蒙古族爱喝酒的习俗，提出人"醉饮过度丧生之源"等。

（四）饮食卫生

《饮膳正要》作为一部较完整的营养保健学专著，其特点还在于它提出了许多关于饮食营养保健与健康的关系、饮食卫生习惯等重要观点以及具体措施，如"善养性者，先饥而食，食勿令饱；先渴而饮，饮勿令过。食欲数而少，不欲顿而多"等；又如"饮食百味要其精粹，审其有补益助养之宜，新陈之宜，温凉寒热之性，五味偏走之病。若滋味偏嗜，新陈不择，制造失度，俱皆致疾"；还提到"夜不可多食""凡食讫温水漱口，令无齿疾口臭""凡清淡盐刷牙，平日无齿病"，这些都具有科学性，是极好的经验总结。

（五）民族风格

记述了少数民族的食品，丰富了食药资源。在这些食物中，有一些是蒙古族常吃的食物，如：果品中的八檐仁、必思答；料物中的马思答吉、咱夫兰、哈昔泥、回回青等。在卷一的"聚珍异馔"部分，突出地反映了蒙古族的饮食及饮食习惯，所用膳食绝大多数都没离开羊肉、羊内脏、羊头、羊蹄等。

三、《救荒本草》

《救荒本草》是我国乃至世界上最早描述、研究野生食用植物的著作。撰者为明代皇帝朱元璋的第五子周王朱橚（1361—1425年）。初刻于永乐四年（1406年）。全书分上、下两卷，记载了在灾荒时可利用的野生植物414种，其中出自历代本草著作中的有138种，新增加的有276种。《救荒本草》作为一部开拓之作，已从传统本草学中分化出来，成为一种记载食用野生植物的专书，同时也是我国本草学从药物学向应用植物学发展的一个重要标志。其在我国植物学发展史上具有重要学术价值，而且在济世救民方面也存在重大现实意义，甚至在今日植物资源开发方面仍发挥一定作用。故该书问世后，受到世界植物学家和科学史家的高度赞赏。《救荒本草》作为在中国古代植物学著作中具有里程碑意义的一部古籍，由于其通俗性、实用性和科学性，明代以来被多次刊刻或缩写，并先后传入日、英等国家，为他们翻刻或翻译，广为流传。虽然这本书主要讨论的是可供食用的野生植物，未涉及这些植物的食疗内容，但却收录了一般食物本草学著作中所未收载的野菜，这对于扩大食物资源、促进食疗本草学的发展起到重要的作用。

受其影响，明代出现了一批食物本草学的著作：卢和的《食物本草》，汪颖的《食物本草》，王磐的《野菜谱》，宁源的《食鉴本草》，周履清的《茹草编》，鲍山的《野菜博录》，姚可成的《食物本草》和《救荒野谱》，吴禄的《食品集》等。

四、《食物本草》

《食物本草》共二十二卷，原题元代李杲编辑，明代李时珍参订。据现代学者考证，比较倾向于纯属托名，明末姚可成应是该书的编辑者。

明代冠以"食物本草"之名的著作较多，内容相近，似有承沿因袭之嫌，实质上皆系一脉相承。本书是在诸食物本草之基础上予以修订增辑，蔚为大观。全书分水、谷、菜、果、鳞、介、蛇虫、禽、兽、味、草、木、火、金、玉石、土共十六部，共收载食疗食物1689种，是我国现存部头最大、内容最全面的食物本草学著作。水部载各类天水、地水、名水、毒水、名泉等740余处，谷部117味，菜部132味，果部120味，鳞部113味，介部45味，蛇虫部22味，禽部77味，兽部61味，味部72味，草部152味，木部42味，火部10味，金部10味，玉石部23味，土部5味。末卷为"摄生诸要"，详述饮食调理事宜及治蛊论方。本书除收集了调理、补养、食饵诸方面的文献资料外，更记录了大量可供食用、救荒、治病却疾的野菜、野草。

《食物本草》详细介绍了食物的产地、性能、种类、食疗作用、用法等。内容充裕翔实，阐述详尽，切合实用，其重要性实冠历代食物本草之首。尤其还广罗精撷了大量的水文资料，详细记载了各种水的药效，内容远较其他本草著作丰赡，是本书异于他书的精华部分，也是本书的主要特色之一。

五、《本草纲目》

明代著名医学家李时珍（1518—1593年），在亲身进行大量医疗、采药等实践活动的基础上，又参阅了近800余种经史、方书、药书，历时30年，前后三易其稿，终于于明万历六年（1578年）写成了《本草纲目》这部伟大的药学著作。《本草纲目》总结了明以前的药物学成就，是中国最重要的本草学著作。《本草纲目》（图2-4）全书共52卷，所收载的药物达1892种，同时还有药图1000余幅。《本草纲目》收载了药物的多种名称，既有正名，也有异名。对于每一种药都详细阐明其性、味、主治、产地、鉴别，同时还有"发明"一项，综合历代医家以及自己的认识，每药最后还有附方，全书共收方子10000余。

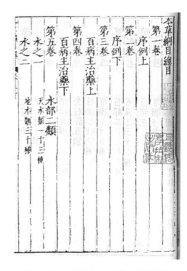

图2-4 明初刻本《本草纲目》

《本草纲目》的贡献特别是在药物的分类上，比《神农本草经》《本草经集注》《新修本草》《证类本草》都前进了一大步。该书将所有药物分为16部，即水、火、土、金石、草、谷、菜、果、木、服器、虫、鳞、介、畜、禽、人。除此，还列62类，即在各部中又分若干类，如草部中又有山草、芳草、隰草等11类；果部又分为五果类、山果类、夷果类、味类等计6类。这种分类法有纲有目，眉目清楚，不只对本草学贡献极大，其成就实际上已超出了医药范畴，实可谓是当时的"博物学"。

这部伟大的著作内容之丰富，其对于中国饮食保健学的发展也必然存在着巨大的影响。其一就是它提供了有关饮食营养保健的丰富资料，仅谷、菜、果三部就有300余种，虫、介、禽、兽有400余种。其二就是在《本草纲目》中保存了不少食疗佚文，如孟诜的《食疗本草》、陈士良的《食性本草》、吴瑞的《日用本草》，同时还引用了其他一些有关食疗的专著，如《救荒本草》、汪颖的《食物本草》、宁源的《食鉴本草》，以及《孙真人食忌》《延年秘录》、咎殷的《食医心鉴》等，这些都是有关食疗的宝贵资料。其三是收载了很多食疗方法，例如在"百病主治药"卷三、卷四部分，就有许多有关记载，如在"痢"病"虚寒"证下，列有秫米、丹黍米、粳米、白扁豆花、糯谷、山药、大蒜、生姜、浮麦、麦面、小麦粉，还有蜀椒、胡椒、砂糖、石莲、鲤鱼、鲫鱼、龟甲、乌骨鸡、黄雌鸡、鸡卵、鸡卵黄、雉、乳腐、牛乳、牛肝、牛腩、羊脂、羊肾、羊肝、猪肠、猪肝等数十种食物。同时还进一步指明，哪一种食物治疗哪种虚寒性下痢，甚或有的食物下写明了食用方法，如煮食、做馄饨食、做羹、煮粥、烧灰、和面做饼食、加醋炖食等。另在谷、肉、果、菜、禽等各部"附方"中也有不少食疗方，这些都是极为可贵的。对于研究中国饮食保健学而言，《本草纲目》是回避不了的重要著作。

第五节　饮食保健学的发展：清代时期

食疗类专著的发展状况既与当时的政治、社会环境、经济条件有关，更受到同时期传统医学成就和饮食文化水平的影响。清代饮食保健学著作在数量和内容上都有新的发展，并产生了不少有价值的著作，如章穆的《调疾饮食辩》、王士雄的《随息居饮食谱》等。饮食学方面，随着食品种类的进一步扩大，原料生产的多样化以及食品加工技术的进步，清代饮食生活的物质水平较前代又提高了很多，而人们的饮食观也表现出时代的特点。袁枚的《随园食单》是这一时期饮食烹饪著作的代表。这些，都以不同的形式体现在了这一阶段的饮食著作中。清代是饮食保健学的继续发展时期。

一、《食物本草会纂》

《食物本草会纂》是清康熙年间，由杭州人沈李龙所编纂的。本书广辑群书，除当时流传的食疗书外，同时还博求往古，例如：孙思邈《千金方·食治》、孟诜的《食疗本草》、陈士良的《食性本草》、昝殷的《食医心鉴》、娄居中的《食治通说》、吴瑞的《日用本草》等，内容比较丰富。其自序中说："一切知病由口入，故于日用饮食间，殊切戒严。但若纲目太繁，而他本太简，用广辑群书，除近时坊刻十余种外，博录往古，如淮南王崔浩之《食经》、孙思邈之《古今食治》等一一穷搜，摘其精要，益以见闻，著为是编。"这是一本搜集前人著作的食疗著作。全书共计十二卷，且有附图，自卷一至卷十，将食物分为水部、火部、谷部、菜部、果部上、果部下、鳞部、介部、禽部、兽部计10部。卷十一编为"日用家钞"，列有"救荒辟谷简便方""救荒辟谷不饥简便方""山谷救荒煮豆法"等救荒常用食物，还有关于食物应忌、服药应忌、妊娠应忌、五味不可偏好等多方面内容，是清代比较重要的一部饮食保健学著作。

二、《调疾饮食辩》

《调疾饮食辩》是一部专门论列食物及其药用的本草、食疗著作，成书于清嘉庆十八年（1813年）。作者章穆（约1743—约1813年），江西鄱阳（今江西省鄱阳县）人。《调疾饮食辩》一书，是作者晚年之作，为其一生丰富的临症经验与广博的文献知识的总结。作者极为重视饮食与人体健康、疾病治疗的关系，认为"饮食得宜，足为药饵之助，失宜则反与药饵为仇"。积50余年之经验，"见误于药饵者十五，误于饮食者亦十五"。痛感于此，又鉴于"食品繁多，讲求不易"，而自古医书谈此事者，虽然代不乏人，但鲜有善本，乃发奋著书，寒暑三更，稿凡五六易，终有《调疾饮食辩》之作。

书凡六卷（其中卷一、卷六各分上下），分为总类（包括水、火、油、代茶）、谷类、菜类、果类、鸟兽类及鱼虫类，计六大类，共收载药用食物600余种。"凡五行百产之精，一饮一食之微"，无不加以搜罗。"上穷天文日星岁序历算，下究草木虫鱼山海珍错"，鸿篇巨制，蔚为食物本草之大观。此书采用缩编评述方式，较多地引用李时珍《本草纲目》，全面系统地介绍药用食物的名物训诂、产地、性味、功用和宜忌。尤其是考订评述部分，不乏真知灼见，多有独到之处。于前人识见有误者，考古证今，纠偏责弊。或验诸实地观察，或证诸临症实践，或博引历代医家论说，或旁涉经、史、子、集及稗官野史、说部丛书，层层驳辩，辞畅理明。其考订论辩之精审，不剿袭旧说，不故作惊人之谈，足见其治学严谨，而予后学以启发。评述部分，实为全书精粹所在。每药附录医方，诸方皆取"极平稳且极应验"者，以供随时检用。卷末，仿《本草万方针线》体例，附《诸方针线》一卷，是为按病症编写的本书附方索引。《调疾饮食辩》也是清代比较重要的一部饮食保健学著作。

三、《老老恒言》

《老老恒言》又名《养生随笔》，为清代著名养生学家、文学家曹庭栋（1700—1785年）著，是一部养生学专著。该书集清代以前中医养生学理论之大成，是老年养生的经典著作之一。《老老恒言》共五卷，前四卷从饮食起居等日常生活论述老年养生之道，第五卷为粥谱说。其第五卷《粥谱》分为四部分，依次为：择米第一，择水第二，火候第三，食候第四。后列"粥方"100种，除记述制粥配方外，并按质分级为"上品三十六""中品二十七""下品三十七"。每一粥方条目下，皆附有简要说明，多取材于前代医书、本草、养生方剂。作者认为老年人脏腑功能衰弱，脾胃薄弱，因此调理脾胃、节制饮食尤为关键，"节制饮食、味宜清淡"是饮食养生的基本要求。作者认为饮食宜少量多餐，宁少毋多。"凡食总以少为有益，脾易磨运，乃化精液，否则极补之物，多食反至受伤，故曰少食以安脾也。"饮食过饱，则易滞脾气，阻碍脾胃之运化功能。作者还认为饮食宜清淡，五味忌杂。他主张夏至以后，秋分以前，最应调理脾胃、勿进肥甘厚味，因此时"外则暑阳渐炽，内则微阴初生"，这是根据《黄帝内经》"味厚者为阴，薄为阴之阳……味厚则泄，薄则通"的理论提出的观点。饮食五味太杂则容易损伤胃气。他还注重以粥养脾胃，认为"粥能益人，老年尤宜。"尤其是"病中食粥，宜淡食，清火利水，能使五脏安和。"

四、《费氏食养》

费伯雄（1800—1879年）撰有《费氏食养》，即《食鉴本草》《本草饮食谱》。《食鉴本草》介绍了谷、菜、瓜、果、味、鸟、兽、鳞、甲、虫、风、寒、暑、湿、燥、气、血、疾、虚、实等20类食物170余种食品，其食物分类前面按食物种类分，后者则按饮食保健学中的功能来分，可能为首创。每种食物都论述了其性能、功效、宜忌等。《本草饮食谱》介绍了310多种食物的性味、功效等。

五、《随息居饮食谱》

《随息居饮食谱》是清代最有名的饮食保健学著作，成书于咸丰十一年（1861年），作者是王士雄（1808—1868年），浙江海宁人。王士雄深知饮食对人生的重要，他在书的前序中说："人以食为养，而饮食失宜，或以害身命。卫国卫生，理无二致""颐生无玄妙，节其饮食而已。"强调了食养、调节饮食对生命的重要性。该书共载食物等330余种，分为水饮、谷食、调和、蔬食、果食、毛羽、鳞介七类，各先述其性味；次述营养及可医疾病与效用，有少数饮食述其食用方法及烹调方法，饮食相忌相宜。名为饮食谱，实重食疗。水饮类中，除列雨水、露水、雪水、溪、河、湖、池、海、井泉诸水外，还列有人、牛、马、羊乳汁、酪、酥、醍醐、茶、果露、酒、烟等。谷食类包括米、粟、黍、稷、麦、面、玉米、诸豆、薯类。调和类即属调味品，包括油、盐、酱、醋、蜜、香料等。蔬食类包括青菜、姜、葱、海菜、蕈菰、瓜类及豆制品。果食类中除干鲜果品外，还附有加工产品，如赤砂糖、白砂糖、冰糖等。毛羽类中前者为家畜、野兽，后者为家禽、野鸟。燕窝、水獭，也属此类。鳞介类中，除鱼、虾、鳖、蟹等水产外，附有蚕蛹、蝗虫等非水产品。有些食物后还附有单方，有的则提及食法。"每物必求实验，不为前人臆说所惑。"

该书刊刻次数较多，流传甚广，是中国古代最有影响的饮食保健学著作之一。

第六节 饮食保健学的挑战：民国时期

我国传统的食养食疗学术，作为传统医学遗产之一，从清末至今，仍有发展提高。这一时期，西方医学及营养学传入我国，其显著的疗效使传统医学和饮食保健学受到前所未有的挑战。传统医学和饮食保健学有其独到之处，经过岁月严酷的洗礼，中国饮食保健学经受住了挑战，顽强地生存下来，并有所发展。有一些中医师继承传统，宣传饮食保健学，甚至于西方营养学家也对中国饮食保健学发生了兴趣，并用西方营养学的理论和方法加以研究。民国时期是饮食保健学迎接西方营养学挑战的时期。

一、《医学衷中参西录》

《医学衷中参西录》，又名《衷中参西录》，为清末民初张锡纯（1860—1933年）所撰，于1918—1934年陆续分期刊行。全书共三十卷，是作者多年临床实践经验和学术思想的总结。"衷中参西"，是作者试图沟通中西，以发展传统医学。张锡纯在长期的临证实践中，力倡饮食治疗，认为以食治病，"病人服之，不但疗病，并可充饥；不但充饥，更可适口。用之对证，病自渐愈，即不对证，亦无他患"，是极为稳妥的一种治疗方法。并针对以食治病皆是"寻常服食之物，不能治大病"之说，列举大量自己以食疗病治愈危重病证的实例予以反驳，告诫人们"志在救人者，甚勿以为寻常服食之物，而忽之也"。正是由于张锡纯十分重视饮食治疗，所以才在多年的医疗临证实践中积累了丰富的食疗经验，并创制出许多著名的食疗方剂。其中，仅以薯蓣（山药）为例，就有一味薯蓣饮、珠玉二宝粥（山药、薏苡仁、柿霜饼）、薯蓣粥（山药粉）、薯蓣鸡子黄粥（山药粉、鸡蛋黄）等，每个方剂之后并附有治愈的病案，以指导人们的食疗实践。除上述山药或山药与食疗食物为主组成的食疗方剂以外，以山药为主的配方还有薯蓣纳气汤、薯蓣半夏粥等，但因其配方使用的均是药物，应属药膳，已不属于食疗的范畴。

二、《饮食指南》

秦伯未（1901—1970年）是民国时期上海名中医，他的《饮食指南》被上海中医书局作为《家庭医药常识》丛书之一于1930年出版。秦伯未中医著述颇丰，编著《家庭医药常识》的读者对象不是医家同行，而是普通民众。全书分为三部分：《饮料指南》，代茶类列31种，水类17种，酒类31种；《食料指南》，饭类19种，粥类55种；《杂食指南》，果类26种，蔬菜类35种，禽兽类11种，虫鱼鳞介类22种。对每种食物介绍了性味、功效和养生食疗作用。

三、《家庭食物疗病法》

朱仁康（1908—2000年）著《家庭食物疗病法》，1936年上海中央书店出版。分果品、茶点、蔬品、瓜芋、菜豆、米麦、肉类、禽兽、海产、鱼类、水产及补品十二章。在谈及写作格式时，绪论写道："食物每因产地土质之不同，其品性故有参差，良莠不齐，故首先备'产地'一格，以明取舍。食物之性，寒温互异，味亦甘咸不一；更有贵重食品，真伪莫辨，故次列'形状'一格，藉便识别。食物利弊互见，昧者不明，恣意饮食利未见，弊丛生，故备'辨性'一格，俾示指导。食物治病，功效綦多，尤于何者有特效，故备'功能''效方'二项，力求其详。按方制备，效如桴鼓，食物疗病之效，其故安在，尽有知其然而不知其所以然，故备'成分'及'作用'二格，以明其理。病家遇医者，谆谆以何者宜食、何者忌近为询，设一旦偶患小疾，又无医者在旁，以资顾问，故备'宜忌'一项，俾便随时翻检。"此书在食疗方面确有独到之处。

四、《疾病饮食指南》

《疾病饮食指南》由上海名中医程国树编著，中国医学研究社1938年出版。全书分为六章，蔬食类有食物45种，荤食类食物64种，谷食类食物20种，调和类食物19种，水饮类食物10种，果食类食物37种，每种食物分"品质""性味""功用""食法及宜忌"和"民间效方"等部分。

五、《食物疗病月刊》

《食物疗病月刊》是我国最早的中国饮食保健学的专业性杂志。1937年5月1日在上海创刊，该刊仅出版4期，因上海八一三事变而停刊，主编为杨志一（1905—1966年）。编者本着"医食同源之旨，内容发挥食养，侧重食疗"的目的，结合当代营养学知识，不拘一家之言，中西结合，深入浅出，雅俗咸宜，确实是当时"中国别树一帜的刊物"。杨志一认为"人可终身不服药，而饮食不可一日或无"，因为这是"营养所关，生命是赖"的大事。有感于"'食饵治疗'既为吾国固有之宝藏，而'饮食营养'又为民族强弱所系，所以我集合同志，创行本刊，纯以医学上的立场，发挥吾国食疗之伟效。新旧并参，于家庭应用，病人养生，医学临床，均有裨益，增大众营养，保民族健康，培国家元气"，其志可嘉，用心也可谓良善。刊辟"饮食卫生""食养须知""食疗指南""药用食物""食性常识""食疗单方""食经""食史"等栏目。杨志一还编过《食物疗病常识》《补品研究》等食疗书。

六、伊博恩对中国饮食保健学的研究

Bernard Emms Read（1887—1949年），中文名伊博恩，英国营养学家、生理学家、耶鲁大学哲（医）学博士。一生大部分时间在中国度过。曾在北京协和医学院、上海雷士德药学研究所任职。1925—1932年，伊博恩致力于中国传统医药的研究，成果在"Peking Natural History Bulletin"（《北平博物杂志》）上发表。20世纪以来，由于伊博恩等人的努力，迈开了将《本草纲目》全面介绍成英文的可贵的一步。他在美国人米尔斯（Ralph Mills）工作的基础上，与中国学者刘汝强、李玉玏和朝鲜学者朴柱秉等人合作，积多年努力终于在20世纪20—30年代分期用英文对《本草纲目》的卷8～37、39～52总共44卷内容作了全面介绍和研究，涉及原著中的草部、谷部、果部和木部、兽部和人部、禽部、鳞部、介部、虫部及金石部。在这项工作中，首先从《本草纲目》中选出各种药物的条目，再鉴定其名称，述明有效成分，并参照诸家论著加以注释，每种药都标出其中文原名、学名，全书附以插图及药名索引。该书虽不是《本草纲目》的英文全译本，却是全面研究此书的佳作，原著中的精华差不多都介绍出来，从而为西方读者了解原著内容提供一条捷径。到了20世纪40年代，伊博恩对《救荒本草》进行了研究。他对书中的植物进行了大量的研究工作，写了一部题为《〈救荒本草〉中所列的饥荒食物》的专著。书中列出了358种植物的汉名、已知学名、英文名称、化学成分和在其他国家食用的情况。伊博恩在英译本前言中指出，毕施奈德于1851年就已开始研究这本书，并对其中176种植物定了学名。而伊博恩本人除对植物定出学名外，还做了成分分析测定。通过比较，指出《救荒本草》的原版木刻图比《本草纲目》的高明。

第七节　饮食保健学的开拓：中华人民共和国成立以来

中华人民共和国成立以来，传统医学得到新生。但由于时代的局限，中国饮食保健学并没有同步发展。改革开放后，中国饮食保健学得到了前所未有的发展。在著作方面出现许多专业工具书，如食养食疗、保健医疗食品类书和辞书等。同时，大量科学普及图书也相继问世。中医保健、烹饪、食品加工等专业开设了中国饮食保健学的课程。随着中国饮食保健学研究的兴起，在学科的名称上由于所处的立场不同，还存在着其他一些提法，如"传统营养学""中医营养学""中国食疗学""中医食疗学""中国药膳学""中医食疗营养学"等，但其研究的内容基本相同。随着学科研究的不断深入，对学科名称的认识问题将会逐步得到统一。1995年创办了《东方药膳》、2000年创办了《东方食疗与保健》等中国饮食保健学普及性杂志。现在，不少中医单位开展了食疗的临床工作，研制了药膳和疗效食品。个别中医院设立食疗科或食疗门诊，中医的传统保健食品也被广泛地推广应用。

此外，不少大城市还建立了传统保健餐馆、御膳餐厅，药膳饭店不仅在国内，而且在东南亚国家和地区，以及欧美各国如雨后春笋般建立起来，受到广大民众欢迎。

中国共产党和中国人民为解决人类面临的共同问题提供更多更好的中国智慧、中国方案、中国力量，为人类和平与发展崇高事业作出新的更大的贡献。中国饮食保健就是解决人类健康问题提出的中国智慧、中国方案、中国力量。

新时代以来，我们坚持人民至上、生命至上，把弘扬中国优秀传统饮食保健理论与实践作为健康中国的重要内容。传承中国饮食保健这一中华优秀传统文化，不断提升国家文化软实力和中华文化影响力。

第三章
中医学的基本理论

　　中国饮食保健学是以中国传统医学——中医学为基础的。要学好中国饮食保健学，就必须了解中医学的基本理论。中医学的基本理论包括广泛的内容，本章主要介绍中医的阴阳学说、五行学说、脏象学说、经络学说、病因学、诊断学与药物治疗学等内容。

第一节　阴阳学说

　　阴阳学说是中国古代自发的、朴素的辩证法哲学。阴阳学说经过发展，逐渐成为中国古代阐明整个宇宙结构的总纲领。

　　中医学主要将阴阳学说用于解释人体的生理功能和病理变化，指导临床的诊断和治疗。因此，阴阳学说是中医学理论的重要组成部分。

一、阴阳的基本概念

　　古人认为，宇宙间的任何事物都包含着阴阳对立的两个方面，如白天与黑夜、晴天与阴天、炎热与寒冷、活动与静止等。阴阳两方面的运动变化，构成了一切事物，推动着事物的发展和变化。

　　阴阳是对事物相互对立而又相互联系的两个方面的抽象概括。一般来说，凡是活动的、外在的、上升的、温热的、明亮的、机能亢进的属阳；而静止的、内在的、下降的、寒冷的、晦暗的、机能衰退的则属阴。

　　事物的阴阳属性并不是绝对的，而是相对的。其相对性表现在两个方面：一是在一定的条件下，阴可以转化为阳，阳也可以转化为阴；二是阴阳之中可以再分阴阳，就是说，阴中有阴阳，阳中也有阴阳。例如，昼为阳，夜为阴，而上午为阳中之阳，下午则为阳中之阴。因此，任何事物都可以分为阴阳两类，任何一种事物的内部又都可以分为阴阳两个方面，而且在一个事物中阴或阳任何一个方面都还可以再分阴阳，以至无穷。《黄帝内经·素问·阴阳应象大论篇》指出，"阴阳者，数之可十，推之可百，数之可千，推之可万，万之大不可胜数，然其要一也。"

二、阴阳的变化规律

（一）阴阳的互根

阴阳各以对方为自己的存在条件，任何一方都不能脱离另一方而单独存在。上为阳，下为阴。没有上，就无所谓下；没有下，也无所谓上。热为阳，寒为阴。没有热，就无所谓寒；没有寒，也就无所谓热。《黄帝内经·素问·阴阳应象大论篇》写道，"阴在内，阳之守也；阳在外，阴之使也。"这里的阴指物质，阳指机能。守是守于内，使是运于外。物质居于体内，所以说"阴在内"，功能表现于体表，所以说"阳在外"；在外的阳是内在物质的表现，所以说阳为"阴之使"，在内的阴是产生机能的物质基础，所以说阴为"阳之守"。如果阴阳双方失去了互为存在的条件，便成了"孤阴"和"独阳"，就不能再生化和滋长了。因此，有"孤阴不生，独阳不长"之说。

（二）阴阳的消长

阴阳的消长是指阴阳双方不是处于静止不变的状态，而是处于"阳消阴长"或"阴消阳长"互为消长的运动变化之中。例如，四季气候的变化，从冬经春至夏，由寒逐渐变热，是一个"阴消阳长"的过程；从夏经秋至冬，由热逐渐变寒，却是一个"阳消阴长"的过程。由于四季气候的阴阳消长，所以才有寒热温凉的变化。就人体而言，体内各种机能活动（阳）的产生，必然要消耗一定的营养物质（阴），这就是"阳长阴消"的过程。在正常状态下，这种"阴阳消长"是处于相对平衡的状态中。如果这种"消长"关系超出一定的限制，不能保持相对的平衡，就会出现阴阳某一方面的偏盛偏衰，导致疾病的发生。

（三）阴阳的转化

事物的阴阳两个方面，在一定条件下可以各自向相反的方向转化（图3-1），阴可以转化为阳，阳也可以转化为阴。"阴阳的变化"是一个量变过程，而"阴阳的转化"却是一个质变过程。《黄帝内经·素问·阴阳应象大论篇》有"重阴必阳，重阳必阴""寒极生热，热极生寒"之说。

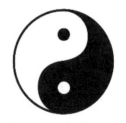

图3-1　阴阳转换图

在疾病的发展过程中，经常可以见到由阳转阴或由阴转阳的变化。例如，某些急性热病，由于邪热极重，大量耗伤机体正气，在持续高热的情况下，可能会出现体温下降、四肢厥冷、脉微欲绝等一派阴寒危象。这是由阳转阴的表现。若抢救及时，处理恰当，使正气恢复，四肢转温，脉象转和，阳气恢复，则为由阴转阳，病情好转。另外，在临床上还可见到由各种原因引起的由实转虚、由虚转实、由表入里、由里出表的现象，这也是阴阳转化的实例。

三、阴阳在中医学中的应用

（一）阐明人体的组织结构和生理功能

人体的结构和功能都可以用阴阳来概括。就人体的部位而言，人体的上部属阳，下部属阴；体表属阳，体内属阴；体表的背部属阳，腹部属阴；外侧属阳，内侧属阴。以脏腑来分，六腑属阳，五脏属阴。在五脏之中，心、肺属阳，肝、肾属阴。对于每个特定的脏腑，也有阴阳之分，如心有心阴和心阳，肾有肾阴和肾阳。总而言之，人体上下、内外各组织结构之间，以及每一组织结构本身，其关系虽然复杂，但都可以用阴阳来概括说明。

对人体的生理功能，中医学也用阴阳学说来概括。中医学认为，人体正常的生命活动是阴阳保持对立统一的协调关系的结果。生理机能活动是以物质为基础的，没有阴（物质）就无以产生阳（机能）；而人体得到营养物质又必须依赖机能的活动，如果阴阳不能相互为用而分离，人的生命活动也就停止。

（二）阐明人体的病理变化

疾病的发生，是人体阴阳失去相对平衡而造成的。病理变化虽然复杂，但是，可以用阴阳这一基本概念来概括。疾病的发生发展，关系到正邪两个方面。病邪有阴邪和阳邪，人体内部也有阴阳之分。阳邪致病，使阳偏胜而易伤阴，出现热证；阴邪致病，使阴偏胜而易伤阳，出现寒证。阳气虚不能制阴，则出现阳虚阴盛的虚寒证；阴液亏虚不能制阳，则出现阴虚阳亢的虚热证。总之，尽管疾病的病理变化复杂，但是，都可以用"阴阳失调""阴胜则寒，阳胜则热""阳虚则外寒，阴虚则内热"来概括。

一般来说，凡是疾病在发病过程中表现为慢性的、寒的、虚的、功能低下的多属阴证，表现为急性的、热的、实的、功能亢进的多属阳证。

（三）用于疾病的诊断

疾病发生发展的根本原因是阴阳失调。因此，要正确诊断疾病，首先必须分清阴阳，才能抓住本质，做到执简驭繁。例如，望诊中色泽鲜明者属阳，晦暗者属阴；闻诊中声音洪亮者属阳，低微者属阴；切诊中脉浮、数、大属阳，沉、迟、小属阴。因此，《黄帝内经·素问·阴阳应象大论篇》指出，"善诊者，察色按脉，先别阴阳。"

（四）用于疾病的治疗

疾病是阴阳失调所造成的，因此，治疗疾病的原则就是协调阴阳。针对阴阳的盛衰，采取"补其不足，泻其有余"的治法，使阴阳偏盛偏衰的异常现象得到纠正，恢复其相对平衡。中医有"阳病治阴，阴病治阳""寒者热之，热者寒之"的治病原则。

第二节 五行学说

五行学说是以金、木、水、火、土五种事物为素材，根据其抽象化的特性，从五者之间的相互关系来说明不同事物之间关系的一种学说。

五行学说认为，自然界和人体的各种事物都分别具有与金、木、水、火、土五行相似的特性，因此，都可以归入五行系统。由于天体的运行，金、木、水、火、土这五种物质相互资生、相互制约，处于不断的运动和变化之中。五行学说是一种朴素的唯物论哲学。中医学用五行学说解释自然界和人体内各种因素之间的相互关系和发展变化。

一、五行的基本概念

五行指金、木、水、火、土。古人认识到，金、木、水、火、土是生活中不可缺少的五种基本物质。后来，人们将这五种物质的属性加以抽象化，用以说明整个物质世界。人们并且认为，这五种物质不仅具有相互资生、相互制约的关系，而且处于不断的运动和变化之中。

（一）事物的五行归类

古代医学家将五行学说运用于医学，对人体的生理、病理现象和与人类生活有关的自然界的事物作了广泛的联系和研究，并用五行归类的方法阐述人体脏腑组织之间的复杂联系，以及它们与外界环境之间的相互关系，建构了一个五行系统，如表3-1所示。

表3-1 五行归类表

自然界						五行	人体					
五味	五色	五化	五气	五方	五季		五脏	六腑	五官	形体	情志	五液
酸	青	生	风	东	春	木	肝	胆	目	筋	怒	泪
苦	赤	长	暑	南	夏	火	心	三焦 小肠	舌	脉	喜	汗
甘	黄	化	湿	中	长夏	土	脾	胃	口	肉	思	涎
辛	白	收	燥	西	秋	金	肺	大肠	鼻	皮毛	悲	涕
咸	黑	藏	寒	北	冬	水	肾	膀胱	耳	骨	恐	唾

这种用五行归纳事物的方法，是一种取类比象的思维方式，是对不同事物的抽象概括。

（二）五行的生克乘侮

五行学说主要是以相生相克来说明事物之间的相互关系。相生为相互资生、助长之义，相克为相互制约、克制之义。

五行相生的次序是：木生火、火生土、土生金、金生水、水生木，依次资生，无限循环。相克的次序是：木克土、土克水、水克火、火克金、金克木，这种克制关系也是无限循环的（图3-2）。在相生关系中，任何一"行"都有"生我"和"我生"两个方面的关系。《难经》将其比喻为"母"与"子"的关系。在相克关系中，任何一"行"都有"我克"和"克我"两个方面的关系。

"相乘"和"相侮"是事物发展变化的反常现象。过度的相克称为相乘，如木气偏亢，而金又不能对木加以正常的克制时，太过的木便去乘土，使土更虚。反克称为相侮，如正常的生克关系是金克木，若金气不足，或

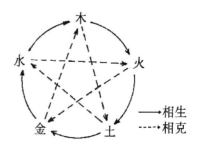

图 3-2　五行相生相克图

木气偏亢，木就会反过来侮金。这种五行的乘侮是事物内部相互间的关系失去正常协调的表现。

二、五行在中医学中的应用

（一）阐明脏腑的生理功能与相互关系

五行学说将内脏分别归类于五行系统，并以五行的关系来解释五脏的生理活动的特点。例如，心阳有温煦的作用，火有温热的特性，因而心属"火"；脾为生化之源，土有生化万物的特性，因而脾属"土"；肺有肃降的作用，金有清肃、收敛的特性，因而肺属"金"；肾阴有滋养全身的作用，水有滋润的特性，因而肾属"水"；肝喜条达（即生发），木有生发的特性，因而肝属"木"。

五行还可以用来解释人体脏腑组织之间生理功能的内在联系。例如，肝（木）藏血以济心火，脾（土）化生水谷精微以充肺等关系是五脏相互资生的关系；肝（木）的条达可以疏泄脾（土）的壅郁，肾（水）的滋润可以防止心（火）的亢烈等关系是五脏相互制约的关系。

（二）阐明脏腑间的病理影响

五行学说还可以解释在病理状态下疾病的演变关系。不论是一脏得病，还是多脏得病，本脏的病可以传至他脏，他脏有病也可以影响本脏。例如，肝病可以传脾（木乘土），脾病也可以传肝（土侮木），肝脾也可以同病（木郁土虚或土壅木郁），如此等等。

（三）用于疾病的诊断和治疗

在诊断上，可以根据五行的所属和生克乘侮的关系来判断病情。例如，面呈青色，喜食酸味，脉呈弦象，可以诊断为肝病；面呈赤色，口味苦，脉呈洪象，可以诊断为心火亢盛等。

在治疗上，根据五行生克乘侮规律制定出许多治疗方法，如培土生金、滋水涵木、扶土抑木、壮水制火等。

第三节　脏象学说

脏象学说是研究人体脏腑、组织、器官的生理活动、病理变化及其相互关系的学说，是中医学的重要组成部分。脏象指脏腑的生理活动和病理变化反映于外的征象。

脏象学说主要包括两部分内容：一是心、肝、脾、肺、肾五脏，胃、胆、小肠、大肠、膀胱、三焦等六腑和脑、髓、骨、脉、女子胞等奇恒之腑，以及脏腑所合的皮毛、筋、骨、脉、肉、鼻、口、目、耳、舌、前后阴等组织器官和它们之间的关系。二是脏腑生成的气、血、津液等重要物质，以及它们的运动特点及与脏腑之间的关系。

一、五脏

（一）心

中医学认为，心有如下生理功能。

（1）主血脉，其华在面　心主血脉是指心有推动血液在脉管内运行以营养全身的功能。心是血液运行的动力，脉是血液运行的通路。血液运行于脉管之中，有赖于心和脉的互相合作，而心却是主导。《黄帝内经·素问·痿论篇》曰："心主身之血脉。"心脏之所以能够推动血液运行，全赖于心气的作用，心气旺盛，就能使血液在脉道中沿着一定的方向运行不息。因此，心脏功能的强弱和血液的盛衰影响全身的营养状况，并可以通过面色和脉搏反映出来。如心气旺盛、血脉充盈，则脉和缓有力、面色红润，即"其华在面"；心气不足、血脉空虚，则脉细弱或节律不整、面色苍白。

（2）主神志　神志指人的精神和思维活动。根据现代生理学的观点，人的精神、思维活动是大脑的功能，即大脑对客观事物的反映。但是，中医学认为，人的神志活动与心有关。

血液是神志活动的物质基础。《黄帝内经·灵枢·营卫生会》写道，"血者，神气也。"所以，心主神的功能与心主血脉的功能是密切相关的。心的气血充盈，则神志清晰、思考敏捷、精力充沛。如果心血不足，常导致心神的病变，出现心烦、失眠、多梦、健忘、心神不宁等症。

（3）主汗液　汗由津液化生。《黄帝内经·灵枢·决气》写道，"腠理发泄，汗出溱溱，是谓津。"津液也是血的组成部分，血是心所生，汗为津液所化，因此，有"血汗同源""汗为心之液"之说。

（4）开窍于舌　心与舌有脉络相通，心的气血上通于舌，心的病变通常可以从舌体上反映出来，因而有"心开窍于舌"和"舌为心之苗"的说法。例如，心血不足，则舌质淡白；心火上炎，则舌尖红赤或舌体糜烂；心血瘀阻，则舌质紫暗或出现瘀点、瘀斑；热入心包或痰迷心窍，则见舌强言蹇等。

附：心包

心包又称为心包络，是心的外卫，有保护心的作用，因此，邪气犯心，常先侵犯心包。心包受邪，也必然会影响心的功能，出现心的病证。例如，温邪内陷，出现神昏谵语等症状，称为"热入心包"。

（二）肝

中医学认为，肝有如下生理功能。

（1）主藏血，主筋，其华在爪　肝是人体贮藏血液的主要器官。当机体活动时，肝贮藏的血液输送到全身各组织器官，供给机体活动的需要；安静时，多余的血液又归藏于肝，因此，肝有贮藏和调节血液的功能。由于肝对血液有调节作用，所以，人体脏腑组织各方面的活动都与肝有密切的关系。例如，肝血不足，常出现两目昏花、筋脉拘挛、屈伸不利以及妇女月经量少，甚至闭经等。

筋是联络关节、肌肉，主运动的组织。"肝主筋"是指全身的筋依赖肝血的滋养。人体肢节的运动，虽然是筋的作用，但是，与肝血的盛衰有密切的关系。只有肝血充盈，筋才能得到充分的濡养，维持正常的运动。若肝血不足、血不养筋，即可出现手足震颤、肢体麻木，甚至筋脉拘挛、屈伸不利等症。

肝血的盛衰可以影响爪甲的荣枯。肝血充足，则筋强力壮、爪甲坚韧；肝血虚，则筋软无力、爪甲薄而软，甚至变形而脆裂。这就是"其华在爪"的表现。

（2）主疏泄　疏泄是疏通畅达之义。肝主疏泄有两个含义：一是指肝有调节某些情志活动的功能。人的精神情志活动除了由心所主之外，与肝也有密切的关系。只有肝气疏泄功能正常，气机调畅，人才能气血和平，心情舒畅。若肝失疏泄、气机抑郁，则见胸胁胀满、郁郁不乐、多疑善虑等症；肝气亢盛，则见急躁易怒、失眠多梦、眩晕头痛等症。反之，过度持久的精神刺激也常引起肝的疏泄失常，出现精神抑郁、胁痛、胸闷等症。因此，肝喜条达而恶抑郁。二是指肝有协助脾胃进行消化水谷的作用。一方面，肝可调畅气机，使脾胃之气升降有常；另一方面，肝气的疏泄又与胆汁分泌有关。因此，肝主疏泄是保障脾胃正常消化功能的重要条件。若肝失于疏泄，可影响脾胃的消化和胆汁的分泌与排泄，从而出现胸胁胀痛、急躁易怒、嗳气呕吐、腹胀腹泻等症状。

肝的疏泄作用对于藏血功能也有影响。疏泄正常则气血和畅；若肝气太盛、血随气逆，可发生面红、目赤、呕血、衄血等病症；若肝郁气滞、血行不畅，可见胸胁刺痛、妇女月经不调，甚至闭经等。

（3）开窍于目　五脏六腑的精气通过血脉运注于目。因此，目与五脏六腑都有内在联系，尤其是与肝的联系最密切。肝主藏血，其经脉又上联于目。《黄帝内经·素问·五脏生成篇》写道，"肝受血而能视"，这说明正常的视觉功能需要依赖于肝之阴血的濡养。若肝血不足，则夜盲或视物不明；肝阴不足，则两目干涩等。这些都是"肝开窍于目"的表现。

（三）脾

中医学认为，脾有如下生理功能。

（1）主运化、主肌肉四肢　脾主运化有两个含义：一是运化水谷精微。食物由胃受纳腐熟后，其中的水谷精微由脾消化吸收，转输于肺，通过经脉输布全身，以供机体活动的需要。如脾的运化水谷精微的功能失常，就会发生腹胀、腹泻、倦怠、消瘦、营养障碍等。二是运化水湿。脾有促进水液代谢的作用，在运化水谷精微的同时，又将各组织器官利用后的多余水液，在肺的协同作用下，排出体外，从而维持人体水液代谢的平衡。若脾运化水湿的功能失常，可引起痰饮、水肿、泄泻等病症。

脾主肌肉、四肢，是由脾运化水谷精微的功能决定的。脾运化水谷精微以营养肌肉和四肢。因此，脾的运化功能是否正常，必然影响肌肉和四肢的功能。若脾气健旺、输送营养充足，则肌肉丰满、四肢轻劲、灵活有力；反之，若脾失健运、营养缺乏，则可导致四肢倦怠无力，甚至肌肉萎软。

（2）主统血　主统血是指脾具有统摄血液，并使血液循经运行的功能。脾的这种功能有赖于脾气。脾主运化，转输水谷精微，是气血生成的来源。所以，脾虚时，一方面不能化生血液而出现血虚；另一方面，统摄血液循环运行的功能减退，致使血液溢出脉管之外而发生便血、崩漏等出血病症。

（3）开窍于口，其华在唇　人的食欲、口味与脾的运化功能有关。脾气健旺，则食欲旺盛，口味正常；脾失健运，则不欲饮食、口淡乏味。若湿邪困脾，则可出现口淡、口甜等。固有"脾气通于口"之说。

口为脾窍，因此，口唇可反映脾气之盛衰。如脾气健运、肌肉营养充足，则口唇红润光泽；脾气虚弱，常见唇淡不泽。所以说脾"开窍于口，其华在唇"。

（四）肺

中医学认为，肺有如下生理功能。

（1）主气、司呼吸　肺主气，包括两个方面。一是主呼吸之气。通过肺的呼吸，吸入自然界的清气，呼出体内的浊气，使体内外的气体不断得到交换。二是指肺主一身之气。肺与宗气的生成有密切关系。宗气由水谷之精气与肺所吸入之气相结合而成，积于胸中，通过"肺朝百脉"而布散全身，以保持各组织器官的正常功能。它在生命活动中占有重要地位，因此，肺起着主一身之气的作用。

肺主气的功能正常，则气机通畅、呼吸调匀；若肺气不足，则出现呼吸无力、气短、语音低微等气虚症状。

（2）主宣发与肃降，外合皮毛　宣发是宣布、发散之义。肺主宣发指的是由于肺气的推动，使气血津液布散周身，包括体内的脏腑经络和体表的肌肉皮毛。若肺气不能宣发而壅滞，则可见胸满、鼻塞、咳吐痰涎等症状。

肃降是清肃下降之义。肺居于胸中，它的气机以清肃下降为顺，以促进气和津液的运行，保持肺气清宁。若肺气不能肃降而上逆，则可出现胸闷、咳嗽、喘息等症状。

宣发与肃降是对立统一的。肺有宣有肃，就能使气出入自如，气道通畅，呼吸均匀，保持人体内外的气体交换；肺有发有降，气血津液才能布散周身，无用的水液下输到膀胱，排出体外。

"皮毛"是一身之表，是抵御外邪侵袭的防线。肺通过宣发机能把水谷精微输布于皮毛，以滋养周身皮毛肌肉；将卫气宣发到体表以发挥"温分肉、充皮肤、肥腠理、司开合者也"的作用。如肺气虚弱、失于宣发，可出现皮毛憔悴枯槁之象，而且容易患外感，因此，有"肺主皮毛"之说。

（3）通调水道　通调水道是指肺气有促进和维持水液代谢平衡的作用。这一功能是由肺气的宣发和肃降来完成的。脾转输给肺的水谷精微，经肺气的宣发，滋养润泽全身，再经肺气的肃降，使水液下归于肾，由肾的气化作用，输于膀胱，多余部分成为尿液，排出体外。由于水液代谢与肺的这种关系，所以说肺主通调水道，还有"肺为水之上源"之说。如果肺失肃降，不能通调水道使水液下输膀胱，则会发生小便不利、水肿等症状。

（4）开窍于鼻　鼻是呼吸之气出入的通道，因此称"鼻为肺窍"。鼻的通气和嗅觉功能主要依靠肺气的作用。肺气和，则鼻窍通利、嗅觉灵敏；若外邪袭肺、肺气不宣，常见鼻塞流涕、嗅觉不灵等症状；肺热壅盛，可出现喘促、鼻翼煽动等症状。

（五）肾

中医学认为，肾有如下生理功能。

（1）主藏精　肾所藏之精包括先天之精和后天之精。先天之精禀受于父母，是形成人体的原始物质，有促进生长和繁殖后代的功能；后天之精来源于水谷精微，具有滋养脏腑、组织和器官的作用。先天之精必须有后天之精的滋养，才能得到不断地充实，后天之精必须有先天之精气的蒸化才能产生，二者相互依存、相互促进。

肾精属阴，又称为"肾阴"或"元阴""真阴"。肾阴对人体各脏腑起着濡润滋养的作用，为人体的阴气之根；肾的阳气，又称"元阳""真阳"，对人体各脏腑起着温煦和生化的作用，为人体阳气之根。

精能化气，肾阳蒸化肾精（阴）而产生肾气。人的生殖能力和生长发育过程，主要是由肾气决定的。幼年，肾气逐渐充盛，有更换乳齿等变化；发育至青春期，肾气充盈，性机能逐渐成熟，因而有生殖能力；到了老年，肾气渐衰，性机能和生殖能力减退，甚至消失，形体也逐渐衰老。因此，小儿发育迟缓和某些不育症，都是肾的精气不足的表现。

（2）主水　人体的水液代谢，主要靠肾的气化作用。在正常情况下，水液通过胃的受纳、脾的转输、肺的输布，通过三焦，将其液之清者敷布周身，浊者化为汗与尿排出体外，维持水液代谢的相对平衡。以上作用的发挥，都有赖于肾阳的蒸熏。若肾的气化失常、水液代谢障碍，就会发生水肿、小便不利等病症。

（3）主骨、生髓，其华在发　肾藏精，而精能生髓，髓藏于肾中，骨赖髓以充养，所以《黄帝内经·素问·宣明五气篇》说，"肾主骨"。精髓充足，则骨骼坚固有力；若肾髓虚少，则会出现骨骼脆弱无力，甚至发育不全。

脑与脊髓相通，为髓聚而成，所以《黄帝内经·灵枢·海论》说："脑为髓之海"。脑有主精神意识的功能，故有"脑为元神之府"的说法。脑既然为髓聚而成，就必须依赖于肾精的不断化生。因此，人的精神活动也与肾的功能有关。

精与血是互相滋生的，精足则血旺。毛发的润养来源于血，故有"发为血之余"之说。发的生机根于肾气，发的生长与脱落、润泽与枯槁，与肾的精气盛衰有关。青壮年肾之精气充足，毛发光泽；老年人肾之精气渐衰，毛发白而脱落。因此，《黄帝内经·素问·五脏生成篇》说，"肾之合骨也，其荣发也。"

（4）开窍于耳，司二便　耳的听觉功能依赖于肾的精气充养。肾主藏精，精气充足，则听觉灵敏；若肾精不足，则会出现耳鸣、听力减退等症。老年人肾精衰少，故多耳聋失聪。一般虚证的耳鸣、耳聋，与肾有密切关系。

尿液的贮留和排泄虽在膀胱，但要依赖肾的气化。当肾气不能蒸化时，小便即不通利；而肾气不能固摄时，又可使小便失禁。大便的排泄也要受到肾气温煦作用的影响与控制。在肾气衰弱时，常会大便失禁。由于排尿、排便与肾有关，因此有"肾司二便"之说。

二、六腑

（一）胃

胃位于膈下，上接食道，下通小肠。饮食入口后，经食道，容纳于胃，因此，胃又称为"太仓"，或"水谷之海"。容纳于胃中的水谷，经过胃的腐熟消磨，下传于小肠，其营养物质则由脾运化，以供养周身。因而，人体后天营养的充足与否，取决于脾胃的共同作用，所以脾胃合称为"后天之本"。

脾胃的这种重要功能，称为"胃气"，因此有"人以胃气为本""有胃气则生""无胃气则死"之说。

胃气宜和、宜降。胃气和降，才能消化水谷，并推动其下行而入小肠。若胃失和降，则引起嗳气、呕吐或饮食停滞等症。

（二）胆

胆附于肝，内藏"精汁"，因此被称为"中精之府"。精汁即胆汁，味苦色黄，来源于肝，为肝之余气溢入于胆而成，注入于肠中，有助于消化食物。若肝胆气逆或湿热熏蒸，则出现口苦、呕吐苦水，以及胆汁外溢全身而面目发黄等症。胆还与人的精神情志活动有关，有主决断的功能，因而，某些惊恐、失眠、多梦等精神情志病症，临床上常从胆来治疗。

胆虽为六腑之一，但是，由于它贮藏胆汁，而不接受水谷糟粕，因而与其他五腑不同，故又被归入"奇恒之腑"。

（三）小肠

小肠的主要功能是"泌别清浊"，即接受由胃传来的食物，在小肠继续消化而分清泌浊，清者由脾转输，以供机体功能活动的需要，其剩余的水液即下输膀胱；浊者下注大肠。若小肠的功能紊乱，则出现二便失常。

（四）大肠

大肠有"变化"和"传导"的功能。它主要是把小肠传送来的糟粕中的水液吸收后，将其排出体外。若大肠功能失常，则出现大便秘结或泻痢等。

（五）膀胱

膀胱有贮尿和排尿的功能。尿是人体水液代谢的产物，来源于津液，贮藏于膀胱，由膀胱排出体外。尿的产生与排泄，需要经过"气化"作用。若膀胱发生病变、气化不利，则小便不利或尿闭；膀胱失其约束，则出现尿多、小便失禁等症。

（六）三焦

三焦是上焦、中焦和下焦的总称。从部位来分，通常以胃脘部为中焦，以上为上焦，以下为下焦。从内脏来说，心、肺属上焦，脾、胃属中焦，肝、肾、大小肠、膀胱属下焦。

三、奇恒之腑

脑、髓、骨、脉、胆、女子胞，总称为奇恒之腑。奇恒，异于平常之谓。脑、髓、骨、脉、胆、女子胞，都是贮藏阴精的器官，似脏非脏，似腑非腑，故称。《黄帝内经·素问·五脏别论篇》说："脑、髓、骨、脉、胆、女子胞，此六者，地气之所生也，皆藏于阴而象于地，故藏而不泻，名曰奇恒之腑"。马莳在《黄帝内经素问注证发微》进一步指出"脑、髓、骨、脉、胆与女子胞，六者主藏而不泻，此所以象地也。其脏为奇，无所与偶，而至有恒不变，名曰奇恒之腑"。奇恒之腑的形态似腑，多为中空的管腔性器官，而功能似脏，主藏阴精。其中除胆为六腑之外，其余的都没有表里配合，也没有五行的配属，但与奇经八脉有关。

脑、髓、骨、脉、胆、女子胞六者之中，胆既属于六腑，又属于奇恒之腑，已在六腑中述及。

（一）脑

脑深藏于头部，位于人体最上部，其外为头面，内为脑髓，是精髓和神明高度汇集之处，为元神之府。脑由精髓汇集而成，不但与脊髓相通，"脑者髓之海，诸髓皆属于脑，故上至脑，下至尾骶，髓则肾主之"（《医学入门·天地人物气候相应图》），而且和全身的精微有关。故《黄帝内经·素问·五脏生成篇》有："诸髓者，皆属于脑。"

头为诸阳之会，为清窍所在之处，人体清阳之气皆上出清窍。"头为一身之元首……其所主之脏，则以头之外壳包藏脑髓"（《寓意草》）。外为头骨，内为脑髓，合之为头。头居人身之高巅，人神之所居，十二经脉三百六十五络之气血皆汇集于头，故称头为诸阳之会。

（二）髓

髓是骨腔中的一种膏样物质，为脑髓、脊髓和骨髓的合称。髓由先天之精所化生，由后天之精所充养，有充养脑髓、滋养骨骼、化生血液之功。

《黄帝内经·素问·痿论篇》曰："肾主身之骨髓"，肾生髓，"肾不生，则髓不能满"（《黄帝内经·素问·逆调论篇》）。髓由肾精所化生。肾中精气的盛衰与髓的盈亏有密切的关系。脾胃为后天之本，气血生化之原，"五谷之精液，和合而为膏者，内渗入于骨空，补益脑髓"（《黄帝内经·灵枢·五癃津液别》）。水谷精微化而为血。髓可生血，血亦生髓。故髓的盈亏与脾胃有关。气、血、精、髓可以互生，故髓与五脏皆相关，其中以肾为最。

（三）骨

骨具有支持形体和保护内脏的作用。因为肾藏精，精生髓而髓又能养骨，所以骨骼的生理功能与肾精有密切关系。髓藏于骨骼之中，称为骨髓。肾精充足，则骨髓充盈，骨骼得到骨髓的滋养，才能强劲坚固。总之，肾精具有促进骨骼的生长、发育、修复的作用，故称"肾主骨"。如果肾精虚少，骨髓空虚，就出现骨骼软弱无力，甚至骨骼发育障碍。所以小儿囟门迟闭、骨软无力，以及老年人的骨质脆弱、易于骨折等均与肾精不足有关。

齿为骨之余，齿与骨同出一源，也是由肾精所充养，故曰："齿者，肾之标，骨之本也"。牙齿的生长、脱落与肾精的盛衰有密切关系。所以，小儿牙齿生长迟缓，成人牙齿松动或早期脱落，都是肾精不足的表现，常用补益肾精的方法治疗，每多获效。

（四）脉

在传统医学中，脉有多种含义，这里指脉管，又称血脉、血府，是气血运行的通道。脉是相对密闭的管道系统，它遍布全身，无处不到，环周不休，外而肌肤皮毛，内而脏腑体腔，形成一个密布全身、上下内外的网络。脉与心肺有着密切的联系，心与脉在结构上直接相连，而血在脉中运行，赖气之推动。心主血，肺主气，脉运载血气，三者相互为用，既分工又合作，才能完成气血的循环运行。因此，脉遍布周身内外，而与心肺的关系尤为密切。

（五）女子胞

女子胞又称为胞宫，有主月经和孕育胎儿的作用。由于生殖机能由肾所主，冲、任二脉同起于胞中，因此，女子胞与肾及冲、任二脉关系最密切。当肾中精气旺盛，冲、任二脉气血充足时，月经才能正常，女子才具有生殖和养育胎胎的功能。如肾的精气虚衰，冲、任二脉气血不足时，就会出现月经不调、闭经或不孕等症。此外，胞宫与心、肝、脾三脏也有一定关系，因为正常的月经和胎儿的孕育，都有赖于血液，而心主血，肝藏血，脾统血又能生血，因此，当心、肝、脾三脏功能失调时，也能影响胞宫的正常功能。

四、气、血、津液

（一）气

气的含义有二：一是指维持人体活动的基本物质，如呼吸之气、水谷之气；二是指人体脏腑组织的机能活动。概括起来，人体内的气主要有五种，即元气、宗气、营气、卫气和脏腑之气。

1. 元气

元气又称为原气，为先天之精所化生，藏于肾脏。禀生之后，依靠水谷精微的滋养和补充。它通过三焦而分布周身，具有激发和推动脏腑组织器官发挥功能的作用，是人体生命活动的原动力。五脏六腑之气的产生也根于元气的资助。元气充沛、脏腑强盛，则身体健康少病；反之，若先天不足，或久病损伤元气，则脏腑气衰、抗邪无力、体弱而多病。

2. 宗气

宗气由自然界吸入之气和水谷精气结合而成，积于胸中，有推动肺脏以行呼吸及贯心脉以行营血的作用。语声、呼吸的强弱及气血的运行，肢体的寒温和活动能力都与宗气有关。

3. 营气

营气是水谷精微所化生的精气之一。它运行于脉中，具有营养周身、化生血液、促进血液运行的作用。因其营养周身的功能与血液基本相同，二者又同行于脉中，因此，习惯上营血并称。

4. 卫气

卫气是人体阳气的一部分，由水谷精微所化生。它运行于脉外，经肺气的宣发而敷布周身，具有温煦脏腑、腠理、皮毛，开合汗孔，保卫体表，抗御外邪的能力。

5. 脏腑之气

脏腑之气又称五脏六腑之气，是对脏腑功能的一种概括，可分为肺气、脾气、心气、胃气等。脏腑之气禀受于先天之精，又必须得到后天之精的滋养，才能维持和发挥作用。

（二）血

血即血液，是营养机体、维持脏腑组织功能的物质基础。

血液的生成主要是脾吸收水谷中的精微，化生为营气，经肺气作用注于心脉之中而成，运行全身，循环不息。此外，精血互生，精也是血液生化的重要来源。临床上，常见失精者血少、血耗者精也亏的现象。

血液的运行，主要与心、肝、脾三脏关系密切。心主血，是血液运行的动力；肝藏血，有贮藏和调节血液的功能；脾统血，对血有固摄作用。若心脉瘀阻或心气衰败，可导致血液瘀滞；肝脾功能障碍，可导致出血性疾病。

（三）津液

津液是体内正常水液的总称。其中滑而稀薄者称为津，稠而浊者称为液。

津液来源于水谷，经过胃的消化，由脾转输，上达于肺。津液经肺的宣降、三焦的通调、肾与膀胱的蒸化和排泄等一系列气化作用，布散于周身以养五脏六腑、四肢百骸。其中的废物，则变成尿液排出体外。

津分布于脏腑、组织器官、肌肉皮肤之中，具有润泽和营养作用；液分布于关节、脑髓、五官等器官，具有充养、润泽和滑利作用。津与液都是人体的体液，二者互相影响、互相转化，所以，临床上常将津液并提。

津液与气、血的关系很密切。津液的生成、输布和排泄，有赖于气化功能。气化失司，则水液停留，或成痰饮，或成水肿。津液与血液都具有营养、滋润的功能，津液又是血的重要组成部分。因此，反复出血，常影响津液，出现耗血伤津的病症；津液损耗严重，也会影响血液，表现为津枯血燥。因此，有"津血同源""养血可以生津""保津即是保血"之说。

第四节　经络学说

经络学说是研究人体经络系统的生理功能、病理变化及其与脏腑相互关系的学说，是中医基本理论的重要组成部分。

经络是人体内经脉和络脉的总称。"经"有路径之义，是经络系统的主干，多循行于深部。"络"有网络之义，是经的分支，犹如网络一样联络周身，无处不至，其部位分布较浅。

经络遍布全身，是人体气、血、津液运行的通道。由于经络的沟通和联系，人体所有的内脏器官、筋肉、骨骼等组织紧密地联结成一个统一的整体。

一、经络的主要内容和分布概况

经络的内容很多，其中主要有十二经脉和奇经八脉。

（一）十二经脉

十二经脉和内脏有直接联系。每一条经脉都分别和一个脏、腑相连，并以其所联脏腑命名。例如，联于心脏的经脉称为"心经"，联于肺脏的经脉称为"肺经"等。

十二经脉又分别用阴阳加以概括。凡与脏相连的经脉统称"阴经"，与腑相联的称为"阳经"。阴经和阳经根据在上肢、下肢的分布，又有手、足三阴经、三阳经之分（图3-3）。

经络在体表的循行路径是：阳经主要循行于四肢的外侧，阴经主要循行于四肢的内侧。其中手三阴经（肺、心、心包）从胸部循行于手，手三阳经（大肠、小肠、三焦）从手部循行于头部；足三阴经（脾、肝、肾）从足部循行于腹部，足三阳经（胃、胆、膀胱）从头部循行于足部。

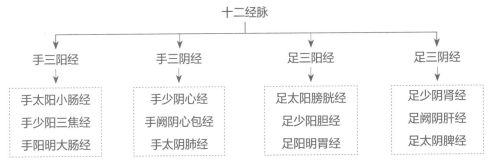

图3-3 十二经脉的构成

（二）奇经八脉

奇经八脉即：冲脉、任脉、督脉、带脉、阴维、阳维、阴跷、阳跷。它们有异于十二经脉，多与脏腑没有直接联系，而是错综于十二经脉之间，故称为"奇经"。其中与临床关系较密切的是冲、任、督、带四条经脉。督脉循行于人体背部正中（即后正中线），任脉循行于人体胸腹部正中（即前正中线）。督、任二经与十二经合称十四经。冲脉沿脐旁上行络口唇，带脉横行于季肋之下，环腰一周。

二、经络的作用

经络的作用可表现在生理、病理、诊断和治疗等方面。

（一）生理方面

经络有沟通表里上下、联系脏腑器官、通行气血、抗御外邪、保卫机体的作用。人体的五脏六腑、四肢九窍、皮肉脉筋骨等组织器官，各有不同的生理功能，但又共同进行着有机的整体活动，使人体内外上下保持着协调统一，构成有机的统一整体。而这种互相联系、有机配合，主要是依靠经络系统的沟通作用来实现的。同时，经络又是气血运行的通路，通过经络的传注，气血通达周身，以发挥其温煦滋养脏腑组织、抗御外邪、保卫机体的作用。

（二）病理方面

疾病的传变与经络有关，病邪常沿着经络自外而内、由表及里的传变。经络不仅是外邪由表入里的传变途径，而且也是脏腑之间、脏腑与体表组织之间病变相互影响的重要沟通渠道。通过经络的联络，脏腑病变可以互相影响，如肝病影响脾胃、心热移于小肠等。内脏病变也可以通过经络反映到体表的一定部位，如胃火的牙龈肿痛，肝火的目赤羞明，胆火的耳聋、耳疼等。

（三）诊断方面

由于经络有一定的循行部位和脏腑络属，是沟通人体脏腑与各个组织的通道。因此，在临床上，可以根据疾病所出现的症状，结合经络的循行部位及其所联系的脏腑，作为诊断病证的依据。如两胁疼痛，多为肝胆疾患；牙龈红肿，常为胃火所致。因为两胁是肝胆的经络所过之处，牙龈则是胃的经络所过之处。再如头痛，也可以根据疼痛部位的不同，判断其病属何经：前额痛属阳明；偏头痛属少阳；头项痛属太阳；头顶痛属厥阴等。

（四）治疗方面

经络学说被广泛地应用于临床各科的治疗，特别是对针灸和药物治疗具有较大的指导意义。

在药物方面，由于某些药物对某些脏腑经络具有一定的选择性，因而产生了药物归经理论，指导临床治疗的分经用药和引经药的使用。如白芷治阳明经的头痛、柴胡治少阳经的头痛、羌活治太阳经的头痛等。

在针灸治疗方面，也常有循经取穴的方法，治疗某一脏腑组织的病证。例如，胃痛取胃经的足三里穴；肝病则取肝经的期门穴等。另外，在推拿、气功等疗法中，也广泛应用经络理论。

第五节　病因学

病因指的是疾病发生的原因。中医的病因学说强调自然、体质、心理和生活方式等因素与疾病的关系。

疾病的发生，主要关系到正邪两个方面。"正"又称"正气"，是指人体的机能活动及其抗病能力；"邪"又称"邪气"，是指各种致病因素。一般来说，"正气"旺盛，"邪气"

就不易侵害人体；只有当"正气"不足，抗病能力低下时，"邪气"才易侵害人体，导致疾病的发生。因此，《黄帝内经》中有"正气存内，邪不可干""邪之所凑，其气必虚"的论述。

中医的病因学包括六淫、七情、疫疠、饮食劳倦、外伤、痰饮和瘀血等内容。本节主要介绍六淫和七情致病的特点。

一、六淫

风、寒、暑、湿、燥、火是自然界六种不同的气候变化，在正常情况下称为"六气"。若人体抗病能力下降，不能适应气候的变化，或者气候的急剧异常变化超出了人体的适应能力时，"六气"就成为致病的条件，侵害人体而引起疾病，这种情况下的"六气"就称为"六淫"。六淫是一切外感病的主要病因。六淫致病多与季节气候、居住环境有关。它们既可单独使人致病，又可两种以上同时侵犯人体而致病。

（一）风

中医学认为，风邪具有如下特性。

（1）风为阳邪，其性开泄 风性具有升发、向上向外的特点，故属阳邪。由于风性向上向外具有阳热散发的作用，所以风邪伤人，容易侵犯人体的高位（如头面）和肌表，并使皮毛腠理开泄。如伤风感冒常有头痛、汗出、恶风等症。

（2）风性善行而数变 风邪有来去迅速、游走不定、变化多端的特性。如风痹证关节疼痛常呈游走性；又如风疹和皮肤瘙痒，此起彼伏，漫无定处。

风邪可单独侵犯机体。常见的外风证有风邪袭表和风邪犯肺等。风邪也可与其他外感致病因素兼挟致病，常见的有风寒、风热、风湿等。

（二）寒

中医学认为，寒邪具有如下特性。

（1）寒为阴邪，易伤阳气 如寒邪外束、卫阳被遏，就会出现恶寒；寒邪直中脾胃，导致脾胃阳气受损，受纳、腐熟、运化功能失常，便会出现呕吐清水、腹中冷痛、肠鸣腹泻等症。

（2）寒性凝滞，主痛 寒邪可使机体的气血凝结阻滞，运行不通畅。"不通则痛"，因此，寒邪是导致多种痛证（如痹证、胃痛、腹痛和骨节酸痛等）的原因之一。

（3）寒性收引 由于寒性有收缩牵引的特性，因此寒客肌表，则出现恶寒无汗、身痛脉浮紧；寒客筋肉经络，可致拘急不伸或冷厥不仁。

常见的外寒证有外感寒邪和寒伤脾胃等。

（三）暑

中医学认为，暑邪具有如下特性。

（1）暑为阳邪，其性炎热 暑是夏令之气，其性炎热，故为阳邪。感暑而病，可出现高热、烦渴、脉洪大而数等。

（2）暑性升散，耗气伤津 暑为阳邪，易于上升发散，侵袭人体后，可使腠理开而多汗，汗多则耗气伤津，因此，可见口渴喜饮、心烦闷乱、小便短赤、倦怠无力、少气等症。

（3）暑多挟湿　暑夏季节，尤其是长夏，在气候炎热的同时，雨量较多，空气湿度较大，因此，在感受暑热的同时，常兼挟湿邪。如暑湿证在发热烦渴的同时，兼见身热不扬、四肢困倦、食欲不振、胸闷呕恶、大便溏薄、脉满、苔腻等"湿"的症状。

常见的暑证有伤暑、中暑和暑湿证等。

（四）湿

中医学认为，湿邪具有如下特性。

（1）湿性重浊　重为沉重之义。如湿困于头，多有头重而昏，如裹布帛的感觉；湿留关节，则滞着不移、沉重不举。浊为秽浊不清之义，如小便浑浊、白带黏稠以及皮肤糜烂流水等。

（2）湿性黏滞　黏即黏腻，滞即滞留。湿病的特点是，病程较长、缠绵难愈、阻遏气机、胸闷脘痞，以及二便不爽滞涩等。

常见的外湿证有伤湿和湿痹等。

（五）燥

中医学认为，燥邪具有如下特性。

（1）燥胜则干，易伤津液　燥邪有干燥的特性，故致病最易耗伤人的津液，以阴津亏耗的证候为主要临床表现。如口鼻干燥、咽干唇焦、皮肤不润、毛发不荣、大便干结、干咳少痰或无痰、舌干少津等。

（2）燥易伤肺　肺喜清肃濡润，燥邪从口鼻而入，最易损伤肺脏阴液，使肺失濡润，宣降功能受到影响，而出现干咳少痰，或胶痰难咯，或痰中带血等。

常见的外燥证有凉燥和温燥。

（六）火

中医学认为，火邪具有如下特性。

（1）火为热之极，其性炎上　火邪多因直接感受温热邪气所致；或感受风、寒、暑、湿、燥等邪气，在一定条件下化火而致。火与热均为阳盛之气，只是在程度上有差异。由于阳主动而向上，火热之性，也能升腾炎上，因此，火邪致病，常见高热、恶热、烦渴、汗出、脉洪数等症状。又因其炎上的特性，故多在头面五官部位表现出火热较盛的症状，如口舌生疮、牙龈肿痛、目赤肿痛、头痛等。

（2）消灼津液　火热之邪，最易耗伤津液，如口干渴、喜冷饮、小便短赤、大便干燥等。

（3）迫血妄行　火热之邪可迫血妄行，常可引起出血或发斑。如某些温热病热入血分时，多见吐血、衄血、发斑等。

常见的火证有实火和虚火等。

二、七情

喜、怒、忧、思、悲、恐、惊七种精神情志变化，简称"七情"，是人对外界事物的情绪反应。在一般情况下，属于人的正常精神活动，并不致病。但是，强烈而持久的精神刺激，超出人体生理上所能调节的范围，使脏腑气血功能紊乱，便可导致疾病的发生。

七情致病直接影响相应的内脏而发病，不同的情志变化对内脏有不同的影响。如"怒伤肝""喜伤心""思伤脾""悲伤肺""恐伤肾"，这说明了不同的精神致病因素对内脏的影响是有选择性的；而"怒则气上""喜则气缓""悲则气消""恐则气下""惊则气乱""思则气结"，则说明不同的情志变化，对内脏气机的影响的差异。

七情致病，临床以影响心、肝、脾为多见。例如，过度惊喜或恐惧而致心神不安，出现心悸、失眠、多梦、精神恍惚，甚至哭笑无常、言语不休、狂躁妄动等；郁怒不解，影响肝的疏泄功能，出现胁肋胀痛、性情急躁，或精神抑郁、嗳气太息，或咽中梗阻，或月经不调，甚至暴怒伤肝，肝气上逆，损及血络而导致出血；思虑或悲忧过度又可影响脾的运化功能，出现食欲不振、脘腹胀满、大便失常等。

七情不仅可以致病，而且，在许多疾病的发展过程中，强烈的情志波动，可使病情改变或恶化。因此，治病过程中，必须注重人的精神因素。

第六节　诊断学与药物治疗学

一、诊断学

中医诊断学是论述中医诊断疾病、辨别证候的基本理论、方法和技能的科学。

中医诊断学的主要内容为四诊与辨证。中医通过望、闻、问、切四诊收集患者的自觉症状和客观表象的资料，然后在辨证原则的指导下，对这些资料进行分析、归纳，以辨别疾病的性质、轻重和部位。

四诊是中医收集临床资料，获得病情信息的手段。望诊就是观察病人身体有关部位及其排泄物的变化，以了解疾病的变化情况。望诊包括望神态、望肤色、望形态和望舌等内容。闻诊包括听声音和嗅气味两个方面。听声音是诊察病人的语言、呼吸等声音的变化。嗅气味是诊察病人的口气及排泄物的气味变化。问诊就是向患者及其家属询问患者的自觉症状、现病史、既往病史等与疾病有关的问题。问诊包括问寒热、问汗、问头身、问二便、问饮食、问胸腹、问睡眠和问妇女经带等内容。切诊包括触诊和脉诊两部分。触诊主要是触胸腹、手足、皮肤等部位。脉诊主要是切触病人寸口部（腕后桡动脉）寸、关、尺三部的脉搏，从而测知脏腑之气血的盛衰虚实。

辨证就是辨别证候，对四诊所得资料进行分析、综合、归纳，以判断疾病的发生原因、病变部位和疾病的性质，从而做出正确的诊断，为治疗疾病提供依据。辨证方法有多种，最基本的辨证方法是八纲辨证、气血津液辨证、脏腑辨证和六经辨证等。

八纲辨证是运用表里、寒热、虚实和阴阳八个辨证纲领，对疾病的部位、性质和正邪斗争消长状况进行分析归纳，诊断出主要病证的方法。

气血津液的病证一般分为两方面：一是气血津液的亏虚不足，表现为气虚、血虚和津液不足等，属于虚证的范畴；二是气血津液的运行代谢发生障碍，表现为气滞、气逆、血瘀和水液停聚等，属于实证的范畴。

脏腑辨证是以脏象学说为基础，对脏腑的病理表现进行分析、归纳，找出疾病的病因和性质，作出正确的诊断，用于指导临床治疗的一种辨证方法。

六经辨证是汉代张仲景根据《黄帝内经》的理论，通过临床实践，将由寒邪及风邪引起的外感热病所表现出的症状，沿用《黄帝内经》六经的名称，归纳成六类证候的一种辨证方法。

二、药物治疗学

中医的药物治疗学包括治疗原则和治疗方法。治疗原则建立在整体观念和辨证的基础上，直接指导临床的立法和处方。治疗原则根据病情的不同而异。在治疗原则确立后，即可根据具体情况制订出具体的治疗方法。

中医的治疗原则包括扶正祛邪、标本缓急、同治异治和正治反治等内容。

疾病是正邪相争的表现。因此，扶助正气、祛除邪气是解除正邪相争、促进疾病向痊愈转化的重要原则。在临床上，根据正邪的消长盛衰，采取扶正以祛邪、祛邪以扶正或扶正祛邪并用的原则。

标是指疾病的现象，本是指疾病的本质。在治疗时，要辨明疾病的现象与本质，采取急则治标、缓则治本或标本同治的治疗方法。

同治指的是异病同治，即不同征象，但病因一致而用相同的治法。异治指的是同病异治，即征象相同，病因不一，则治法各异。

正治，就是逆着疾病的征象而治的法则，适用于病变的本质与现象相一致的疾病。一般采用"寒者热之""热者寒之""虚者补之""实者泻之"的治疗方法。反治就是顺从疾病的征象而治的法则，适用于病变的本质与临床表现不一致的疾病。

中医治法的内容极为丰富，前人将其归纳为汗、吐、下、和、温、清、补、消八法。汗法是通过开泄腠理、发汗祛邪，以解除表邪的治法。吐法是使用催吐药使停痰宿食或毒物随呕吐排出的治法。下法是运用有泻下、攻逐、润下作用的药物以通导大便、消除积滞、荡涤实热、攻逐水饮的治法。和法是利用疏通调和药物，解除半表半里病邪或调和脏腑气血的治法。温法是利用温热药物祛除寒邪、补益元阳的治法。清法是利用寒凉药物清除火热证的治法。补法是补益人体阴阳气血之不足，消除虚弱证候的治法。消法是使体内有形的积滞、症瘕、痰饮、停食等消散的治法。

第四章
中国饮食保健学的特点

中国饮食保健学对食物的选择及应用，具有独特的理论及风格，它必须结合中医的脏象、经络学说，结合人的体质、天时、地理之异，以及导致疾病的病因、病理，疾病所表现的症状，乃至中医的治疗原则等一系列基本理论，并且还要从食物的形、色、气、味对人体脏腑，对致病因素所能起到的作用等各方面，对食物的食用价值进行综合分析，从而分别利用。中国饮食保健学充分体现了祖国医学的整体观、辩证观以及恒动观的科学观点。

中国饮食保健学的理论体系具有以下三个方面的特点：整体观念、辨证施食、脾胃为本。

第一节　整体观念

整体观念是中国人的传统思维方式，与西方人注重分析的思维方式形成鲜明的对照。这两种思维方式的差异可能与远古时代人类群体所面对的环境因素有关。中国的农业起源较早。中华文化的发源地在中原。人们每天面对宽阔的田野，接触数不尽的稻谷或小麦，年长日久后便形成了以整体来把握事物的思维方式。西方文化与畜牧业关系较密切。人们每天面对一只只的牛羊，以宰杀牛羊得到食物，渐渐地便形成了以分析为特征的思维方式。

以五脏为中心的整体观念是中国传统医学理论最突出的特点，也是中国饮食保健学最突出的特点。这一概念的基本核心，是认为人体是一个有机整体，构成人体的各脏腑组织在结构上不可分割，在功能上相互协调、相互制约、相互为用，在病理上相互影响。而生理、病理的变化又与所生存的自然环境的变化密切相关。因此，这一整体观强调了人体自身所具有的统一性、完整性、自我完善性和与自然界的协调性。

整体观念始终贯穿于中国传统医学的各个环节中。中国饮食保健学在这一观念的基础上，认识到各种食物的配合食用既可以影响整个机体的变化，又可协调机体与自然环境的关系，辨证施食，这就形成了中国饮食保健学的基础理论。

一、人体是以五脏为中心的统一整体

人体是一个统一的、不可分割的有机整体，在中国饮食保健学中，这一整体观的完整体现，包括如下几个方面。

（一）人体以五脏为中心

人体以五脏为中心，而在心、肝、脾、肺、肾这五脏中，又以心为主导。在五脏这一中心中，功能上相互关联，病理上相互影响。这种关联与影响，中国饮食保健学用五行的生、克、制、化来理解。五行的关系表示五脏的相关，既具有相互资生影响，又具有相互制约联系，说明人体五脏之间的不可分割，又具有自我完善的完整性。如肝能制约脾，能资助心，又受到肾的资生和肺的制约。

（二）五脏与其他组织器官相互联系

人体具有各个作用不同的组织器官，中国饮食保健学以"合""主""开窍""华"等关系，使其与五脏直接相关。如脾合胃，主肌肉、四肢，开窍于口，其华在唇。这种相关，是对组织器官与五脏之间不可分割性的认识，把每个不同的组织、器官通过联系理解成完整的统一有机体，这是认识生理功能的途径，同时也是治疗疾病的指导。如眼病，由于肝开窍于目，所以治疗即从肝论治，用羊肝、鸡肝等治疗夜盲症就是这一理论的运用。

（三）病理上相互影响

由于中国饮食保健学是从统一整体的观念上认识人体，因而，这个有机体的任何病证都不可能独立存在，它必然与其他组织具有联系。换言之，是人体功能系统产生了不协调，出现"失衡"的状态，表现于一定的部位或系统，这即是病证之所在。如腹泻，表现在胃肠，与脾相关，也可能与肝气不舒克伐脾土有关，也可能与肾阳不足不能温煦脾土有关。因此，治疗便可能需要理脾和胃、疏肝理气、温肾利尿等多系统的调理配合进行。

二、人与自然的统一性

中国饮食保健学认为，人类生存于自然界中，自然界里存在着人类赖以生存的必要条件，因此，天体的运行、季节的变更、气候的变化都会直接或间接地影响人体，而人体对这些影响也必然会做出生理或病理反应。当自然环境发生变化时，人体通过生理调节来适应环境。

人生存于不同自然环境中，机体的五脏功能与环境始终保持着协调。五脏功能与环境的协调表现在环境的方位、气候、季节、食物的性味等与五脏相关。如肝与东方、春季、风、万物始生的生发、生物性味的酸味等具有相关性；心与夏季、日中、炎热、火、万物盛长、苦味等相关。因而，人体通过五脏功能与环境条件的适应，反映了机体与自然的息息相关。一旦这一相关受到破坏，就能影响人体的阴阳平衡而发生疾病。

《黄帝内经·灵枢·五癃津液别》写道，"天暑衣厚则腠理开，故汗出……天寒则腠理闭，气湿不行，水下留于膀胱，则为溺与气。"这说明，在天气炎热时，人体以毛孔开泄来适应；而天气寒冷时，人体为了保温，腠理密闭而少汗，代谢剩余的水液便从小便排出。不仅四季气候对人体的生理功能有影响，不同地区的气候差异，以及地理环境、居住条件、生活习惯等因素对人体的生理活动都有一定的影响。一旦气候、环境等因素的变化超过人体的适应能力，或者由于人体的调节机能失常，不能对外界环境的变化做出适应性调节时，就会发生疾病。各个季节有不同的气候特点，因此，每个季节也各有不同的多发病或流行病。如夏秋季多见痢疾、腹泻、疟疾，冬季多见伤寒等。某些慢性病，如痹证、喘证多在气候剧烈变化或季节变更时发作或加重。

人体虽然可能由于自然环境的影响而发病，但是，如果能加强体育锻炼，增强体质，注重饮食、环境和个人卫生，就可以预防疾病的发生。

第二节　辨证施食

中医学在诊断和治疗疾病时的主要方法是辨证论治。辨证论治是由辨证和论治两个相互联系的内容组成的。辨证是通过对四诊中所搜集到的症状、体征、舌象、脉象等资料进行综合分析，从中找出内在性联系，借以判断疾病的病因、病机、病位、病性、病势等，得出证候的概念，并以此作为立法和处方的主要依据。辨证是决定治疗的前提和依据，论治既是治疗疾病的手段和方法，又是对辨证论治是否正确的临床验证。

辨证论治同样也适用于指导饮食调理。换言之，辨证施食是辨证论治在饮食调理中的具体应用。当疾病诊断明确之后，确立治则与治法，选择相宜的食物，给予针对性的饮食。辨证施食是在饮食调理中的具体体现，是食物治病、健身、延年的重要环节。例如：患者发热、恶寒、无汗、头痛、鼻塞、流清涕、舌淡、苔薄白，脉浮紧，诊断为感冒，辨证为风寒型。治则为解表祛邪，治法为祛风散寒。施食应选择具有解表作用的性温味辛的食物，如生姜、豆豉、芫荽、葱须、胡椒等。这就完成了辨证施食的全部过程。

一、按病性施食

病性是指疾病的性质。决定病性的因素，主要包括两个方面：一是邪正斗争力量的对比——虚实；二是阴阳盛衰的程度估计——寒热。

（一）虚实

中医学认为：疾病总的病机皆属邪正相争，邪气盛则实，精气夺则虚。饮食调理的原则是实则泻之，虚则补之。食物性能的补与泻概念，一般是指食物的补虚与泻实两方面的作用。这也是食物的两大特性。

（1）实则泻之　泻性食物一般分别具有解表、祛风、散寒、除湿、清热、祛暑、泻火、开窍、辟秽、解毒、化痰、利尿、通便、行气导滞、活血化瘀、凉血、止血等功效。

（2）虚则补之　补性食物一般分别具有补气、补血、补阴、补阳、补精、生津等功效。气血虚者宜甘温升补；阳虚者宜温补；阴虚者宜清补；精亏者宜滋补；体强者宜平补，体弱者需峻补。

（二）寒热

疾病有寒热之分，食物同样也有寒热之别。可根据"寒者热之，热者寒之"的原则予以施膳。

（1）寒者热之　寒证应予以热性饮食，忌食生冷咸寒。面粉、姜、葱、蒜、羊肉、狗肉、牛肉等属温性。

（2）热者寒之　热证应予以凉性饮食，忌食辛辣热物。小米、绿豆、白菜、西瓜、甲鱼等属寒性。热盛伤津，可选食西瓜、绿豆、梨等寒凉滋阴之品。

二、按病位施食

不同的病变部位，应有不同治法。邪在皮毛、肌腠、血脉、筋骨、六腑、五脏不同部位，治法也随之而异。《黄帝内经·素问·阴阳应象大论篇》说："其高者，因而越之；其下者，引而竭之；中满者，泻之于内……其在皮者，汗而发之"。根据这一原则，邪在表者宜汗，如生姜、豆豉、芫荽、葱须、胡椒等具有发汗解表的作用；邪在里者宜泻，苦瓜、蕺菜（鱼腥草）、荠菜、马齿苋等具有清热泻火的作用；在上者宜吐，淡盐水、甜瓜蒂具有涌吐作用；在下者宜利，绿豆、赤小豆、玉米、芹菜、莴苣等具有利尿通淋的作用。

三、同病异食

指相同的疾病，因证的不同而食用不同的饮食。如胃脘痛，因病因、体质、生活环境、治疗经过的不同，可表现为不相同的证，选择的膳食也就有区别。饮食所伤，以消食和胃为主，选食山楂、萝卜、鸡内金、谷芽、麦芽等；寒伤胃阳，以温胃止痛为主，选食干姜、高良姜、豆蔻、羊肉等；肝气犯胃，以疏肝和胃为主，选食梅花、佛手、玫瑰花、刀豆、柑、柚等；脾胃虚寒，以健脾温胃为主，选食薤头、芥菜、樱桃、大麦汤等；胃阴不足，以养阴益胃为主，宜食沙参、麦冬、梨、芦根等。又如同是感冒风寒，欲以辛温之物取汗，葱白、生姜煎水只宜在冬季服用，盛夏之季则宜选用鲜藿香叶加冰糖煎水代茶，以求驱散表寒，又免葱、姜辛温较强之弊。秋季则应注意是否燥盛，在用葱姜之时，应注意配以桑叶、菊花、芦根等辛凉生津润燥之物。

四、异病同食

不同的疾病，如果出现相同的证候，就可选食相同的饮食。如患久泻、脱肛、便血、崩漏、子宫下垂、胃下垂等不同疾病，在各自发展过程中，都可表现为相同的中气下陷证候，治法都以健脾益气、升提中气为主，可选用参苓粥、归芪鸡等饮食。

同病异食与异病同食，是辨证论治在饮食调护学上的体现，它们都是根据疾病的本质，有针对性地选择饮食，故辨证施食是饮食调护的基本原则。

五、病后调剂以施膳

病后之康复期，除要顾护正气外，还应注意由于饮食不当而疾病复发或遗留后遗症。所以此时调剂好饮食或药膳非常重要。因为此时脾胃运化能力较弱，既要考虑饮食或药膳的营养价值，给予营养丰富又易消化的饮食或药膳，并以少吃多餐为宜，避免由于饮食不当而导致疾病复发。

第三节　脾胃为本

中国饮食保健学十分重视脾胃在饮食营养保健中的重要作用，认为脾胃为饮食营养保健之本，并由此产生了"脾胃为后天之本"的观点。因此，饮食保健应首先重视调理脾胃，并将这种观念贯穿于饮食保健的理论体系中，从而形成了中国饮食保健学的又一个特点。

一、肺、脾、肾对人体营养的协同关系

人体是一个有机的整体。人体内外的各个部分是有机地联系在一起的，这个联系又是以五脏为核心，在生理上互相协同，病理上互相影响。无论是对饮食物的吸收、输布，还是对水液的代谢与调节，或血液、精、津液等物质的生化与环流，都是以五脏为核心，通过经络的作用而实现的。然而，人体所担负的与外界交换的最重要的内脏器官是肺、脾、肾三脏。早在《黄帝内经·素问·阴阳应象大论篇》中就明确指出："天气通于肺""谷气通于脾""雨气通于肾"，"天气""谷气""雨气"分别指的是大自然之清气、谷食之气与水气，这三者是人与外界进行物质交换、维持生命的三大要素，缺一不可。而参与这些物质交换的、最直接的内脏器官就是肺、脾、肾。

中医学的"脏象学说"指出：肺主气司呼吸，人体通过肺的呼吸作用，完成与外界的气体交换，同时肺又主宣发，由于肺中宗气的推动，使气血津液得以布散。正如《黄帝内经·灵枢·决气》所说："上焦开发，宣五谷味，熏肤充身泽毛，若雾露之溉……"又因肺气的肃降，使水道通调，将多余的水液下输膀胱，参与并促进了人体的水液代谢。脾在运化水谷以及运化水湿两个方面，起着尤其重要的作用。它直接对饮食物精微进行运化、转输，是人身上的关键性的枢纽，被称之为"后天之本""水谷之海""气血生化之源"。再有就是肾，中医学称肾为"先天之本"，藏元阴、元阳，又称肾为"水脏"。所谓"水脏"，一方面

指"肾藏精"，另一方面是指肾对水液代谢的作用。肾又是参与并调节人体水液代谢平衡的重要器官，人体中水液的清浊升降，除肺气、脾运的作用外，就是肾中阳气的温化作用。没有肾中之阳，膀胱的气化是不可能的。

肾阳对脾胃的纳化、转输也同样起到温煦蒸化的作用。脾胃之用离不开肾的资助，同样肾中所藏之阴精、阳气更离不开脾胃后天的充养，正如《黄帝内经·素问·上古天真论篇》指出的"肾者主水，受五脏六腑之精而藏之"。这里的"五脏六腑之精"即指食物所化之精微。张景岳对脾肾的重要关系，更有一段精辟的论述，他说："水谷之海，本赖先天为之主，而精血之海，又必赖后天为之资。……凡先天之有不足者，但得后天培养之力，则补天之功亦可居其强半"。由此可见，水谷饮食物在人体内整个生化过程中，肺、脾、肾三脏，各自行使自己特定的职能，同时又相互协同、运动有序。肺脾、肺肾、脾肾之间存在着特定的密切的联系，任何一脏功能障碍，都会影响饮食物在人体内的生化、转输，影响饮食物对人体的营养作用。因此，保证五脏之气健旺。特别是肺、脾、肾三脏功能健旺，是食物营养的先决条件。

二、重视保养脾胃之气

脾胃在人体占据着"后天之本"的重要位置，是为人生之根本。《黄帝内经·素问·灵兰秘典论篇》说："脾胃者，仓廪之官，五味出焉。"《黄帝内经·素问·六节脏象论篇》也说："脾、胃、大肠、小肠、三焦、膀胱者，仓廪之本，营之居也，名曰器，能化糟粕，转味而入出者也。"由此可见，脾胃二者是食物在人体营养过程中的极重要的器官，脾与胃一脏一腑，一里一表，一阴一阳。按照五行性质来归属，二者皆属土，然脾为阴土，胃为阳土，即脾为"湿土"，胃为"燥土"。就其功能而言，脾主运化，胃主受纳，脾气主升，胃气主降，脾与胃的"纳化""升降""燥湿"三方面，相反相成、矛盾统一，保证了脾胃的正常功能，从而纳化水谷，变化精微，益气生血，滋养脏腑、肢体百骸人身内外。也只有如此，才能有"宗气"之充，"中气"之健，"原气"之盛，才有肺之呼吸、宣降，肾之藏精、气化等。相反，二者若不能相反相成，就要变生他病，如因"纳化"失常的饮食减少，或不欲饮食，或多食、嘈杂，食后作胀，饮食不养肌肉，虽食但瘦等；还有因"升降"失序的，在胃则胃气当降而反逆，见脘腹胀痛，或呃逆、呕吐、喘甚、失眠等；在脾则脾气无力以运，清气不升，甚或气虚下陷，可见脘腹胀大、困倦乏力、腹泻脱肛、内脏下垂，妇人血漏、血崩，以及便血、肌衄等。除此，若属"燥湿"不当，或见"脾湿"证，或见胃阴不足的燥象。可见，脾胃在中医学的发病学上是有重要意义的。

许多疾病的发生都与脾胃有关，同时脾胃之气的强弱、盛衰，对于疾病的传变、转归、预后也起着决定性的作用，因此，重脾胃的思想在中医学历史上是很早就形成了的。例如早在《黄帝内经·素问·太阴阳明论篇》就有这样的记载："脾者土也。治中央，常以四时长四脏，各十八日寄治，不得独主于时也。"这就是说脾不同于其他四脏，它不独立于一个时令，而是分立于四季，随时转输胃中水谷之精气，昭著于外。张仲景继承并发展了《黄帝内经》重脾胃的思想，提出了更进一步的认识，他指出："四季脾旺不受邪"，认为脾不主时，而应分旺于四季，如此而使分主四时的肝、心、肺、肾四脏，得脾胃水谷之精的充养而气旺盛，不为外感、内伤之邪所侮。《黄帝内经》以及张仲景的这种重视脾胃的思想，一直影响着后世中医学的发展，所以至李东垣时代，才形成了"补土派"或称"脾胃派"的专门学说。这种重视保养脾胃之气的思想及大量实践经验、理论认识一直有效指导着临床，是不容忽视的。

中国饮食保健学，在保脾胃这一思想、理论原则上，体现极为突出。无论是无病之人的养生健身，或对于老者的补益延年，或对于幼者的增智长体，妇人的养育胎元等，尤其对于不同疾病中的饮食营养保健，皆须重脾胃。要防范伤及脾胃的外感、内伤、饮食各种因素，必须抓住理脾保胃气的根本，即："治虚证以补中为主"，治实证也应"顾盼脾胃之气"，要以不损脾胃为原则，这也正是张仲景的一个极重要的认识，不遵循这样的原则，就要出现虚虚、实实之误。比如遇有小儿疳积，一般情况下，家人往往看到小儿消瘦、苍白体弱、啼哭躁急、不思饮食等表现后，即认为小儿极虚，急于补益，此时往往不顾小儿脾胃已虚，纳运失常，而一味追求食物的营养价值及食量，每天牛乳、麦乳精、奶油、蜂蜜、鱼虾、糕点、苹果、鸭梨等各类食品，更替大量供给，如此，小儿疳积非但不除，反而更伤脾胃阳气，疾病难复。再如对黄疸病，按照西医学在营养上对本病的要求，可以大量补充糖分，如按中医学的认识，遵照"肝苦急，急食甘以缓之"的原则虽然也可以吃糖和其他一些甘味，但是必须注意勿伤脾胃。根据"脾为湿土，脾恶湿、湿困脾"的特性，甘味不可食之太过，如遇黄疸湿热极盛之时，更属禁忌，否则甜食太多，超过脾气运湿的能力，则食不化而积内生湿，湿盛困脾，脾失健运，更加不利肝病的恢复。因此，调治脾胃以保胃气，就成为中医学理论的一个重要环节。

三、保养脾胃的方法

保养脾胃之气、调治脾胃的具体方法很多，但原则仍不外"补虚泻实"。调理脾胃，自古往往着眼于"补"。但值得注意的是，只要遇到有邪，必须注意祛除邪气，诸如食、水、痰、湿等，这是绝对不容忽视的。另外，运用补法，更当突出"辨证"。"补"虽然重要，然而如果在病邪未清、病非属虚而是"大实有羸状"，以及不明气、血、阴、阳何为虚的情况下，滥用补法，就会出现"误补益疾"之弊，更伤正气。还要注重"脾胃宜利而恶滞"的特点，经常保持胃肠道通畅，这也是保养脾胃之气的重要原则。

根据脾胃的生理、病理特征，从食物营养角度出发，采用食品以调养脾胃之气，是饮食保健学的重要课题。早在《黄帝内经》时代，就有了"以食代药"的主张，提出了"药补不如食补"的认识。例如《黄帝内经·素问·脏气法时论篇》说："毒药攻邪，五谷为养，五果为助，五畜为益，五菜为充，气味合而服之，以补精益气"，可见"谷、果、畜、菜"诸食物在食养上的作用。前人在这方面积累的经验是很丰富的，在调治疾病、养生防病中，除专门选择食物以外，还包含着不少药用食物。在运用食补过程中，尤重保养脾胃之气。例如在张仲景所著《伤寒论》《金匮要略》中，运用食品以调理脾胃的地方是很多的，如服桂枝汤后"啜热稀粥"，即取其调和营卫、培补汗源（脾胃）之功；又白虎汤中用粳米，在于保养胃气；大乌头煎中用蜜，可制乌头之毒性，又可缓乌头之温燥，更以蜜来益气保胃；十枣汤中，在一系列峻猛药中加入大枣，一则调和诸药，二则取大枣甘温养胃补中之功，以免攻下峻猛而伤胃。

总之，中国饮食保健学对脾胃的认识，对肺、脾、肾三脏的重视，是应予以注意的。特别是脾胃方面，只有脾气健运，才能使气血渊源无穷，五脏得其充养，津液充盛，神气乃生。用药治病如此，以食疗病、以食健身也须如此，必须做到补脾胃以生气血津液，顾护脾胃而不伤中州。这是中国饮食保健学在对待食物营养上的又一条重要原则。

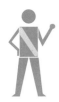

第五章

体质的分类与判定

中医体质分类是研究人的个体差异及与健康疾病相关性，实现个体化诊疗的前提，也是中医体质理论与应用研究的核心与基础，是生命科学的重要组成部分。

中华中医药学会颁布的《中医体质分类与判定》ZYYXH／T 157—2009标准于2009年4月发布。该标准为体质辨识与中医体质相关疾病的防治、养生保健、健康管理提供了依据，为实施个体化诊疗提供了理论和实践支持。

《中医体质分类与判定》是中医体质学者经过近30年的研究，根据人体形态结构、生理功能、心理特点及反应状态，对体质进行了分类，并制定了中医体质量表及标准。该标准应用了流行病学、免疫学、分子生物学、遗传学、数理统计学等多学科交叉的方法，是经中医临床专家、流行病学专家、体质专家多次论证而建立的体质辨识的标准化工具，并在国家973计划"基于因人制宜思想的中医体质理论基础研究"课题中得到进一步完善。科研人员应用该标准在全国范围进行了21948例流行病学调查，显示出良好的适用性、实用性和可操作性。

第一节　体质的分类

《中医体质分类与判定》将人的体质划分为9种基本类型：平和质、气虚质、阳虚质、阴虚质、痰湿质、湿热质、血瘀质、气郁质、特禀质。

一、平和质

总体特征：阴阳气血调和，以体态适中、面色红润、精力充沛等为主要特征。

形体特征：体形匀称健壮。

常见表现：面色、肤色润泽，头发稠密有光泽，目光有神，鼻色明润，嗅觉通利，唇色红润，不易疲劳，精力充沛，耐受寒热，睡眠良好，胃纳佳，二便正常，舌色淡红，苔薄白，脉和缓有力。

心理特征：性格随和开朗。

发病倾向：平素患病较少。

对外界环境适应能力：对自然环境和社会环境适应能力较强。

二、气虚质

总体特征：元气不足，以疲乏、气短、自汗等气虚表现为主要特征。

形体特征：肌肉松软不实。

常见表现：平素语音低弱，气短懒言，容易疲乏，精神不振，易出汗，舌淡红，舌边有齿痕，脉弱。

心理特征：性格内向，不喜冒险。

发病倾向：易患感冒、内脏下垂等病；病后康复缓慢。

对外界环境适应能力：不耐受风、寒、暑、湿邪。

三、阳虚质

总体特征：阳气不足，以畏寒怕冷、手足不温等虚寒表现为主要特征。

形体特征：肌肉松软不实。

常见表现：平素畏冷，手足不温，喜热饮食，精神不振，舌淡胖嫩，脉沉迟。

心理特征：性格多沉静、内向。

发病倾向：易患痰饮、肿胀、泄泻等病；感邪易从寒化。

对外界环境适应能力：耐夏不耐冬；易感风、寒、湿邪。

四、阴虚质

总体特征：阴液亏少，以口燥咽干、手足心热等虚热表现为主要特征。

形体特征：体形偏瘦。

常见表现：手足心热，口燥咽干，鼻微干，喜冷饮，大便干燥，舌红少津，脉细数。

心理特征：性情急躁，外向好动，活泼。

发病倾向：易患虚劳、失精、不寐等病；感邪易从热化。

对外界环境适应能力：耐冬不耐夏；不耐受暑、热、燥邪。

五、痰湿质

总体特征：痰湿凝聚，以形体肥胖、腹部肥满、口黏苔腻等痰湿表现为主要特征。

形体特征：体形肥胖，腹部肥满松软。

常见表现：面部皮肤油脂较多，多汗且黏，胸闷，痰多，口黏腻或甜，喜食肥甘甜黏，苔腻，脉滑。

心理特征：性格偏温和、稳重，多善于忍耐。

发病倾向：易患消渴、中风、胸痹等病。

对外界环境适应能力：对梅雨季节及湿重环境适应能力差。

六、湿热质

总体特征：湿热内蕴，以面垢油光、口苦、苔黄腻等湿热表现为主要特征。

形体特征：形体中等或偏瘦。

常见表现：面垢油光，易生痤疮，口苦口干，身重困倦，大便黏滞不畅或燥结，小便短黄，男性易阴囊潮湿，女性易带下增多，舌质偏红，苔黄腻，脉滑数。

心理特征：容易心烦急躁。

发病倾向：易患疮疖、黄疸、热淋等病。

对外界环境适应能力：对夏末秋初湿热气候，湿重或气温偏高环境较难适应。

七、血瘀质

总体特征：血行不畅，以肤色晦暗、舌质紫暗等血瘀表现为主要特征。

形体特征：胖瘦均见。

常见表现：肤色晦暗，色素沉着，容易出现瘀斑，口唇暗淡，舌暗或有瘀点，舌下络脉紫暗或增粗，脉涩。

心理特征：易烦，健忘。

发病倾向：易患癥瘕及痛证、血证等。

对外界环境适应能力：不耐受寒邪。

八、气郁质

总体特征：气机郁滞，以神情抑郁、忧虑脆弱等气郁表现为主要特征。

形体特征：形体瘦者为多。

常见表现：神情抑郁，情感脆弱，烦闷不乐，舌淡红，苔薄白，脉弦。

心理特征：性格内向不稳定、敏感多虑。

发病倾向：易患脏躁、梅核气、百合病及郁证等。

对外界环境适应能力：对精神刺激适应能力较差；不适应阴雨天气。

九、特禀质

总体特征：先天失常，以生理缺陷、过敏反应等为主要特征。

形体特征：过敏体质者一般无特殊；先天禀赋异常者或有畸形，或有生理缺陷。

常见表现：过敏体质者常见哮喘、风团、咽痒、鼻塞、喷嚏等；患遗传性疾病者有垂直遗传、先天性、家族性特征；患胎传性疾病者具有母体影响胎儿个体生长发育及相关疾病特征。

心理特征：随禀质不同情况各异。

发病倾向：过敏体质者易患哮喘、荨麻疹、花粉症及药物过敏等；遗传性疾病如血友病、先天愚型等；胎传性疾病如五迟（立迟、行迟、发迟、齿迟和语迟）、五软（头软、项软、手足软、肌肉软、口软）、解颅、胎惊等。

对外界环境适应能力：适应能力差，如过敏体质者对易致过敏季节适应能力差，易引发宿疾。

第二节 体质分类的判定

体质的判定方法如下。

一、计算原始分

回答《中医体质分类与判定表》中的全部问题，每一个问题按5级评分，计算原始分。

原始分=各个条目分值相加。

判定标准见表5-1至表5-9。

表5-1 中医体质分类与判定表（平和质）

请根据近一年的体验和感觉，回答以下问题	没有（根本不）	很少（有一点）	有时（有些）	经常（相当）	总是（非常）
（1）您精力充沛吗？	1	2	3	4	5
（2）您容易疲乏吗？*	1	2	3	4	5
（3）您说话声音无力吗？*	1	2	3	4	5
（4）您感到闷闷不乐吗？*	1	2	3	4	5
（5）您比一般人耐受不了寒冷（冬天的寒冷，夏天的冷空调、电扇等）吗？*	1	2	3	4	5
（6）您能适应外界自然和社会环境的变化吗？	1	2	3	4	5

续表

请根据近一年的体验和感觉，回答以下问题	没有（根本不）	很少（有一点）	有时（有些）	经常（相当）	总是（非常）
（7）您容易失眠吗? *	1	2	3	4	5
（8）您容易忘事（健忘）吗? *	1	2	3	4	5

注：在计算原始分时，标有 * 的条目需逆向计分，即：1→5，2→4，3→3，4→2，5→1。

表5-2　中医体质分类与判定表（气虚质）

请根据近一年的体验和感觉，回答以下问题	没有（根本不）	很少（有一点）	有时（有些）	经常（相当）	总是（非常）
（1）你容易疲乏吗?	1	2	3	4	5
（2）您容易气短（呼吸短促，接不上气）吗?	1	2	3	4	5
（3）您容易心慌吗?	1	2	3	4	5
（4）您容易头晕或站起时眩晕吗?	1	2	3	4	5
（5）您比别人容易患感冒吗?	1	2	3	4	5
（6）您喜欢安静、懒得说话吗?	1	2	3	4	5
（7）您说话声音低弱无力吗?	1	2	3	4	5
（8）您活动量稍大就容易出虚汗吗?	1	2	3	4	5

表5-3　中医体质分类与判定表（阳虚质）

请根据近一年的体验和感觉，回答以下问题	没有（根本不）	很少（有一点）	有时（有些）	经常（相当）	总是（非常）
（1）您手脚发凉吗?	1	2	3	4	5
（2）您胃脘部、背部或腰膝部怕冷吗?	1	2	3	4	5
（3）您感到怕冷、衣服比别人穿得多吗?	1	2	3	4	5
（4）您比一般人耐受不了寒冷（冬天的寒冷，夏天的冷空调、电扇等）吗?	1	2	3	4	5
（5）您比别人容易患感冒吗?	1	2	3	4	5
（6）您吃（喝）凉的东西会感到不舒服或者怕吃（喝）凉东西吗?	1	2	3	4	5
（7）你受凉或吃（喝）凉的东西后，容易腹泻（拉肚子）吗?	1	2	3	4	5

表5-4　中医体质分类与判定表（阴虚质）

请根据近一年的体验和感觉，回答以下问题	没有（根本不）	很少（有一点）	有时（有些）	经常（相当）	总是（非常）
（1）您感到手脚心发热吗？	1	2	3	4	5
（2）您感觉身体、脸上发热吗？	1	2	3	4	5
（3）您皮肤或口唇干吗？	1	2	3	4	5
（4）您口唇的颜色比一般人红吗？	1	2	3	4	5
（5）您容易便秘或大便干燥吗？	1	2	3	4	5
（6）您面部两颧潮红或偏红吗？	1	2	3	4	5
（7）您感到眼睛干涩吗？	1	2	3	4	5
（8）您感到口干咽燥、总想喝水吗？	1	2	3	4	5

表5-5　中医体质分类与判定表（痰湿质）

请根据近一年的体验和感觉，回答以下问题	没有（根本不）	很少（有一点）	有时（有些）	经常（相当）	总是（非常）
（1）您感到胸闷或腹部胀满吗？	1	2	3	4	5
（2）您感到身体沉重不轻松或不爽快吗？	1	2	3	4	5
（3）您腹部肥满松软吗？	1	2	3	4	5
（4）您有额部油脂分泌多的现象吗？	1	2	3	4	5
（5）您上眼睑比别人肿（上眼睑有轻微隆起的现象）吗？	1	2	3	4	5
（6）您嘴里有黏黏的感觉吗？	1	2	3	4	5
（7）您平时痰多，特别是咽喉部总感到有痰堵着吗？	1	2	3	4	5
（8）您舌苔厚腻或有舌苔厚厚的感觉吗？	1	2	3	4	5

表5-6　中医体质分类与判定表（湿热质）

请根据近一年的体验和感觉，回答以下问题	没有（根本不）	很少（有一点）	有时（有些）	经常（相当）	总是（非常）
（1）您面部或鼻部有油腻感或者油亮发光吗？	1	2	3	4	5
（2）你容易生痤疮或疮疖吗？	1	2	3	4	5
（3）您感到口苦或嘴里有异味吗？	1	2	3	4	5
（4）您大便黏滞不爽、有解不尽的感觉吗？	1	2	3	4	5
（5）您小便时尿道有发热感、尿色浓（深）吗？	1	2	3	4	5
（6）您带下色黄（白带颜色发黄）吗？（限女性回答）您的阴囊部位潮湿吗？（限男性回答）	1	2	3	4	5

表5-7　中医体质分类与判定表（血瘀质）

请根据近一年的体验和感觉，回答以下问题	没有（根本不）	很少（有一点）	有时（有些）	经常（相当）	总是（非常）
（1）您的皮肤在不知不觉中会出现青紫瘀斑（皮下出血）吗？	1	2	3	4	5
（2）您两颧部有细微红丝吗？	1	2	3	4	5
（3）您身体上有哪里疼痛吗？	1	2	3	4	5
（4）您面色晦暗或容易出现褐斑吗？	1	2	3	4	5
（5）您容易有黑眼圈吗？	1	2	3	4	5
（6）您容易忘事（健忘）吗？	1	2	3	4	5
（7）您口唇颜色偏暗吗？	1	2	3	4	5

表5-8　中医体质分类与判定表（气郁质）

请根据近一年的体验和感觉，回答以下问题	没有（根本不）	很少（有一点）	有时（有些）	经常（相当）	总是（非常）
（1）您感到闷闷不乐、情绪低沉吗？	1	2	3	4	5
（2）您容易精神紧张、焦虑不安吗？	1	2	3	4	5
（3）您多愁善感、感情脆弱吗？	1	2	3	4	5
（4）您容易感到害怕或受到惊吓吗？	1	2	3	4	5
（5）您胁肋部或乳房胀痛吗？	1	2	3	4	5
（6）您无缘无故叹气吗？	1	2	3	4	5
（7）您咽喉部有异物感，且吐之不出、咽之不下吗？	1	2	3	4	5

表5-9　中医体质分类与判定表（特禀质）

请根据近一年的体验和感觉，回答以下问题	没有（根本不）	很少（有一点）	有时（有些）	经常（相当）	总是（非常）
（1）您没有感冒时也会打喷嚏吗？	1	2	3	4	5
（2）您没有感冒时也会鼻塞、流鼻涕吗？	1	2	3	4	5
（3）您有因季节变化、温度变化或异味等原因而咳喘的现象吗？	1	2	3	4	5
（4）您容易过敏（对药物、食物、气味、花粉或在季节交替、气候变化时）吗？	1	2	3	4	5
（5）您的皮肤容易起荨麻疹（风团、风疹块、风疙瘩）吗？	1	2	3	4	5
（6）您的皮肤因过敏出现过紫癜（紫红色瘀点、瘀斑）吗？	1	2	3	4	5
（7）您的皮肤一抓就红，并出现抓痕吗？	1	2	3	4	5

二、计算转化分

转化分数＝［（原始分−条目数）/（条目数×4）］×100。依标准判定体质类型。

示例1：小赵在表5-7中医体质分类与判定表（血瘀质）的6个条目分值分别为4分、3分、2分、1分、1分、1分，则血瘀质原始分为12分，血瘀质转化分＝［（12−6）/（6×4）］×100＝25。

三、判定体质类型

体质类型判定标准见表5-10。平和质为正常体质，其他8种体质为偏颇体质。

表5-10 平和质和偏颇体质判断标准表

体质类型	条件	判定结果
平和质	转化分≥60分	是
	其他8种体质转化分均<30分	
	转化分≥60分	基本是
	其他8种体质转化分均<40分	
	不满足上述条件者	否
偏颇体质	转化分≥40分	是
	转化分30～39分	倾向是
	转化分<30分	否

示例2：某人各体质类型转化分如下：平和质75分，气虚质56分，阳虚质27分，阴虚质25分，痰湿质12分，湿热质15分，血瘀质20分，气郁质18分，特禀质10分。根据判定标准，虽然平和质转化分≥60分，但其他8种体质转化分并未全部<40分，其中气虚质转化分≥40分，故此人不能判定为平和质，应判定为气虚质。

示例3：某人各体质类型转化分如下：平和质75分，气虚质16分，阳虚质27分，阴虚质25分，痰湿质32分，湿热质25分，血瘀质10分，气郁质18分，特禀质10分。根据判定标准，平和质转化分≥60分，且其他8种体质转化分均<40分，可判定为基本是平和质，同时，痰湿质转化分在30～39分，可判定为痰湿质倾向，故此人最终体质判定结果基本是平和质，有痰湿质倾向。

第三节　不同体质的饮食调养

一、平和质的饮食调养

平和质的人具有阴阳和调、血脉畅达、五脏匀平的生理特点，其饮食调养的第一原则是膳食平衡，要求食物多样化，体现中国传统膳食杂食平衡整体观。

根据中医学阴阳五行的观点，在平衡膳食的基础上，平和质者还应注意气味调和，因时施膳，根据季节选择适宜的饮食，以维护机体的阴阳平衡，保障健康。

（一）气味调和

食物与药物的寒热温凉一样，均是依据它们对机体所施加的影响总结出来的，即从药食作用于机体所产生的反应概括出来的。《神农本草经》说："疗寒以热药，疗热以寒药。"凡能减轻或消除热证的药物或食物，其性寒凉；反之能够减轻或消除寒证的药物，其性温热。平和质者饮食要寒温适中，不宜过于偏食寒性或热性的食物，以免日久影响机体的阴阳平衡，引起体质的变易。日常生活中，应尽量选择平性或稍具温、凉之性的食品。也可以利用相反的食性而调节食物的寒温之性，如水产品鱼、鳖之类多有寒凉之性，烹调时多佐以葱、姜等调味品，或加料酒，可借其辛温之性以消除水产食物的寒性。

（二）四时调补

《黄帝内经·素问·宝命全形论篇》指出："人以天地之气生，四时之法成。"说明四时气候的变化，季节的交替，对人体的生理功能产生一定影响。必须根据不同季节气候特点，进行饮食调养，以维持体质平和，促进健康，防止疾病的发生。

四季更迭是自然界运行的特有规律，其春温、夏热、秋凉、冬寒的气候特征，会影响人体内部的阴阳消长、脏腑活动及气血流注状况。冬至日阳气始生，至春夏阳气生发趋外，气温由温变热，人体腠理疏松开泄，即使外受风寒，也不宜过用辛温发散之品，以免耗气伤津。夏至日阳气升已而降，至秋冬阳气潜藏于内，气候由凉变寒，人体阳气内敛，腠理致密，此时非大热之证，当慎用寒凉之品，以防伤阳。《黄帝内经·素问·六元正纪大论篇》："用寒远寒，用凉远凉，用温远温，用热远热，食宜同法。"即是此义。所以炎夏季节宜食用西瓜、苦瓜、冬瓜、莲藕、绿豆等清热消暑之品，而不宜过食生姜、肉桂、狗肉、羊肉等助阳发散之品；寒冬之时可适量进食羊肉、狗肉、火锅等以助阳散寒，慎用寒凉之味以防损伤阳气。

在上述顺应四时、因时制宜原则的指导下，对四时进补分别制定了不同的方法，即"四时调补"法。

春季阳气初升，万物复苏，升发向上，顺畅条达。春宜升补，即顺应阳气升发之性，食性宜清轻升发，宣透阳气。但应注意升而不散，温而不热，不过用辛热升散之品。宜多食蔬菜，如菠菜、芹菜、春笋、荠菜等轻灵宣透、清温平淡之品，均宜摄食。

夏季阳气隆盛，气候炎热，其性如火，万物繁茂。夏宜清补，应选用清热解暑、清淡芳香之品，不可食用味厚发热的食物。宜多食新鲜水果，如西瓜、番茄、菠萝等，其他清凉生津食品，如金银花、菊花、芦根、绿豆、冬瓜、苦瓜、黄瓜、生菜、豆芽等均可酌情食用，以清热祛暑。

长夏为夏秋之交，此时天热下降，地湿上蒸，氤氲熏蒸，湿气充斥，为一年之中湿气最盛的季节。长夏内通脾气，脾为阴土，喜燥恶湿，湿盛于外，困阻脾阳，运化无力，每见四肢困倦、胸闷腹胀、食少纳呆、呕恶腹泻、尿少水肿等水湿内停之象。长夏季节，宜用淡补，即用淡渗利湿之品以助脾气之健运，防止湿困中焦。多选用茯苓、藿香、山药、莲子、薏米、扁豆、丝瓜等淡渗利湿健脾之品，最忌滋腻碍胃。

秋季阳气收敛，阴气滋长，阴阳处于相对平衡状态，进食补品宜选用寒温偏性不明显的平性药食，不宜用大寒大热之品，即所谓平补之法。同时，因秋风劲急，气候干燥，宜食用濡润阴滋之品以保护阴津，如沙参、麦冬、阿胶、甘草等。

冬季天寒地冻，阳气深藏，阴气大盛，万物生机潜藏，精气涵养。冬宜温补，选用温热助阳之品，以扶阳散寒，如姜、桂、胡椒、羊肉、牛肉、狗肉等温补之品。

二、偏颇体质的饮食调养

从整体看，全面膳食、荤素搭配是饮食营养保健的基础，但并不是一个固定饮食模式。中医强调因时因地因人制宜，除了季节、地理因素外，尤其强调要因人而异，提倡饮食保健个性化，膳食保健要本于体质。

人的体质，有强有弱，有阴阳、气血、寒热的不同偏颇，患病之后又有证候的不同，因此，膳食的选择应与体质状态相一致。中医的食养是从阴阳平衡作为出发点的，饮食选择应有利于体质的阴阳动态平衡。偏颇体质的一些食养调理原则如下。

（一）气虚质

脾主运化，为气血生化之源，气虚质者的饮食调养可选用具有健脾益气作用的食物食用，如小米、粳米、扁豆、猪肚、黄鱼、菜花、胡萝卜、香菇等。由于气虚者多有脾胃虚弱，因此饮食不宜过于滋腻，应选择营养丰富而且易于消化的食品，也宜选用补气药膳调养身体。

（二）阳虚质

肾阳为一身阳气之本，肾阳为根，脾阳为继。阳虚质者宜适当多吃温补脾肾阳气为主的食物。常用的食物可选用羊肉、狗肉、刀豆、核桃、栗子、韭菜、茴香等，平时应少食生冷黏腻之品，即使在盛夏也不要过食寒凉之品。

（三）阴虚质

阴虚质是由于体内津、液、精、血等阴液亏少，以阴虚内热等表现为主要特征的体质状态，因此阴虚质者应该多食一些滋阴的食物。常选择的食物如龟、鳖、牛乳、鸭肉、猪皮、百合、乌梅等。阴虚火旺之人，应少吃辛辣之品。

（四）痰湿质

痰湿质是由于水液内停而痰湿凝聚，以黏滞重浊为主要特征的体质状态。对于痰湿质的人，饮食宜清淡，应适当多摄取能够宣肺、健脾、益肾、化湿、通利三焦的食物。常用的食物可选用冬瓜、荷叶、山楂、赤小豆、扁豆、枇杷叶等。体形肥胖的痰湿质人，应少吃肥甘厚腻之品。

（五）湿热质

湿热质是以湿热内蕴为主要特征的体质状态。宜食用清利化湿的食品，如薏苡仁、莲子、茯苓、绿豆、鸭肉、鲫鱼、冬瓜、苦瓜等。禁忌辛辣燥烈之品，如辣椒、狗肉、牛肉、羊肉、酒等。

（六）血瘀质

血瘀质者具有血行不畅或瘀血内阻的体质状态，应选用具有活血化瘀功效的食物。如山楂、油菜、番木瓜、黄酒、葡萄酒、白酒等。对非饮酒禁忌者，适量饮用葡萄酒，对促进血液循行有益。

（七）气郁质

气郁质者具有气机郁滞不畅的体质状态，肝主疏泄，调畅气机，并能促进脾胃运化。因此气郁体质者应选用具有理气解郁、调理脾胃功能的食物，如大麦、刀豆、萝卜、菊花、玫瑰花等。

（八）特禀质

特禀质者应根据个体的实际情况制定不同的保健食谱。其中，过敏体质者要做好日常预防和保养工作，避免食用各种致敏食物，减少发作机会。一般而言，饮食宜清淡，忌生冷、辛辣、肥甘油腻及各种"发物"，如酒、鱼、虾、蟹、辣椒、肥肉、浓茶、咖啡等，以免引动伏痰宿疾。

第六章

食物的性能与应用

第一节　食物的性能

食物的性能是对食物的各种性质和功能的一种概括，是在长期的医疗保健实践中对各种食物的营养作用和效果所做的一种归纳。通过反复实践，不断充实、发展，逐渐形成中国饮食保健学关于食物的一套理论，其具体内容分别在食物的四气、五味、升降浮沉、归经等方面加以阐述，是以中国传统医学的阴阳五行、脏腑、经络等学说为其理论基础，是祖国医药学理论体系的重要组成部分，在中国饮食保健学的实践和食物的整理发掘中有一定的实际意义。

一、四气

四气又称四性，就是食物具有寒、热、温、凉四种不同的性质和作用。因寒与凉，温与热仅是程度上的差异，凉次于寒，温次于热，故可将寒、凉和温、热分为不同的两个大类。因此，食物的四性理论实质上是说明食物的寒凉和温热两种对立的性质。另外有些食物，还标以大热、微热、大寒、微寒等，则是在程度上进一步区别其热和寒的性质。

寒凉性质的食物，多具有滋阴、清热、泻火、解毒等作用，能够保护人体阴液，纠正热性体质或治疗热性病证，主要用于热性体质和热性病证；凡属温热性质的食物，多具有助阳、温里、散寒等作用，能够扶助人体阳气，纠正寒性体质或治疗寒性病证，主要用于寒性体质和寒性病证。

此外尚有一些食物偏凉偏温之性不很明显，性质平和，称为平性。平性食物适合于一般体质，不仅在养生上多用，而且在养生和食疗上还可根据不同情况，通过与寒性或热性的食物配伍而广泛应用。

食物的寒凉性质和温热性质不是人为规定的，而是从食物作用于机体所发生的反应，并经反复验证后归纳起来的，是对食物作用的一种概括，而且这种概括是与人体或疾病的寒热性质相对而言的。

凡属寒性或凉性的食物，食后能起到清热、泻火甚至解毒的作用，遇到热症或在炎暑、温热疫毒盛行的季节，就可选用。例如：粮食中的陈仓米、小米、高粱米、大麦、薏米、赤小豆、绿豆等都具有微寒、寒或凉的偏性，因此都能起到清热的作用。与此相反，凡属热性或温性的食物，也同具有温、热性质的药物一样，食后能起到温中、补虚、除寒的作用，遇有寒证或气虚证、阴虚证即可选用。再如：粮食中的糯米、黄米、小麦及其研制的面粉等，性皆甘温，不像小米、大麦、绿豆的寒凉，又如：肉食中的羊肉、羊肚、黄牛肉、鸡肉、鲫鱼、黄鳝，其性皆偏温，用后能起到益气、补中、祛寒的作用，这些偏于温性的食物，又恰是患热证时，在炎暑之季应当慎用。

所谓"以寒治热，以热治寒"的医疗保健原则，就是在这个基础上建立起来的。食养或食疗首先必须辨明食物的寒热性质，才能根据不同的要求进行选择。四性理论中的"四性"本质上是对立的两性：寒与热，四性只是表现出程度上的不同。在运用中，实际上是把食物分为寒凉、温热及平性三大类。在我们日常食用的食物中，平性食物最多，温热性食物多于寒凉类食物。

二、五味

五味，就是指食物具有酸、苦、甘、辛、咸五种不同的味道。此外还有淡味，习惯上将淡味附于甘味；涩味则多属酸之变味，涩与酸同具收的作用，因此又附于酸味，这样，习惯上仍称五味。

药味的确定，最初是由口尝而得，所以习惯上都是按照这个认识过程，先标味后标性。古时不能从化学成分方面来解释食物的滋味，但是很重视各种食物所具有不同滋味与医疗作用之间的内在联系，试图从实践中探索其客观规律。但是从部分食物的滋味与作用之间的关系所获得的初步认识，在很大程度上是一种耦合现象，口尝的滋味不足以说明或概括更多食物的医疗作用，不具有普遍意义。因此，味的概念，也就发展成为实际表示食物性能的标志之一，而不仅仅表示真实的滋味了。

食物中五味的不同，具有不同的作用，因此从五味的角度，又是考察食物功效的一个重要方面。正如《黄帝内经·素问·至真要大论篇》中指出："辛甘发散为阳，酸苦涌泄为阴，咸味涌泄为阴，淡味渗泄为阳"，这里是将具有不同功效的五味，按阴、阳不同属性归纳为两大类：即辛、甘、淡味属阳；酸、苦、咸味属阴。在《黄帝内经·素问·脏气法时论篇》中也指出："辛、酸、甘、苦咸，各有所利，或散、或收、或缓、或急、或坚、或软。四时五脏，病随五味所宜也"，这里进一步明确阐述了由于五味的不同，从而才有或散、或收、或缓等功效上的差别。

（一）辛味

一般认为，凡辛味，即能宣、能散、能行气血、能润。对于表证以及气血的阻滞或肾燥等病都应注意选择带有辛味的食物。例如：用葱、姜、大蒜、萝卜等配合其他药物或食物，制成饮料，有时用其鲜汁，像常用的姜糖饮、姜糖苏叶饮、萝卜青橄榄饮、鲜姜汁、鲜萝卜汁等来治疗风寒感冒、感冒咽痛、胃寒呕吐、胃痛等症，皆取其辛味宣散之功效。又如：胡椒辛大热，花椒、辣椒辛热，此三者也具辛味，因此它们不但能起到辛散的作用，还能起到行气、下气的作用。像用白胡椒、绿豆等，共研细末，温黄酒送服，以疗心腹冷痛；用花椒、生姜加大枣，水煎服汁，以疗因寒痛经等。另外，各种酒剂，更是利用了"酒"的辛温、辛热或甘辛温之性，以达辛散、行气、通血脉的目的，如枸杞子酒疗肝肾虚损，山楂酒治疗血瘀痛经，虎骨酒疗筋骨寒痛等。"酒"更用来作为"药引"，很多药在服用时，都以温黄酒送服，以借酒之辛散而发挥其药力。

（二）甘味与淡味

甘味之食物则能起到补益、和中、缓急的作用，多以此来滋补强壮，以治疗人身五脏气、血、阴、阳任何一方之虚证。旧时甘味可用来缓和拘急疼痛等。例如：糯米、红枣粥可治疗脾胃气虚或胃阳不足，糯米酒加鸡蛋，煮熟后食用以为产妇之补益，此皆取其糯米、红枣之甘味，再合其温性，而求其补气温阳散寒的功效。再如，羊肝、羊脊骨或胫骨、牛肝、牛筋、鸡肝等，其味皆甘，其性或温，或苦温，或为平性。它们都具有养肝、养血、补血或滋补肝肾的补益作用，可治疗青盲、夜盲、目昏花等多种因肝血不足而导致的眼病，还有因肝肾亏损导致的腰膝疲软、腰脊痛、筋骨挛痛等症。再有如鸭梨之滋阴润燥、桑葚之滋阴养血、椰子之滋阴清暑利水、黑豆的益气养阴、豆腐的益气生津以润燥等，皆属甘味补益之用，谷、肉、果、菜各类，不胜枚举。

淡味一般认为淡可渗利，即渗湿利水，能疗湿盛或水气为患的病症，例如：中药中的茯苓、薏苡仁、滑石等，都为甘淡之物，常与食物配合疗病，如用土茯苓加白糖煎服，有解毒除湿的功效。用滑石、甘草，即六一散加豆浆，同煎后入白糖饮用，不但可清暑利尿，而且还补虚润燥、清肺化痰。在各类食物中，据记载纯属淡味者极少，一般皆显示甘、平的特点，其味虽甘，然甘味不浓，其性寒、温也不明显，平平淡淡，这样的食物很多。例如：白扁豆、冬瓜、花生、豌豆、番薯、白菜、芹菜、藕及藕粉百合以及鸡卵和鲤鱼、鲫鱼、黄花鱼、青鱼等，这些性、味甘平的食物，一般都具有渗利的作用。像白扁豆同淮山药、白糖或红糖同煮食用，有健脾利湿之功，治疗妇女白带过多。再有性味甘淡的冬瓜，其渗利之效用更为显著，如将冬瓜、鲤鱼再加葱白少许，做成葱白冬瓜鲤鱼羹佐膳，对水肿病是极为有益的。

（三）酸味与涩味

对于酸味与涩味的功效，一般认为，它们是相近的，都具有收敛、固涩的作用。遇到气虚、阳虚不摄而致的多汗症，以及泄泻不止、尿频、遗精、滑精等，皆应注意配合酸味之食物，以为治疗之补助。酸味与甘味配合，又能起到滋阴润燥的作用，因此有"甘酸化阴"之说。例如：以五味子炖蜂蜜来辅助治疗肺虚不敛、虚寒之久咳，此即取其五味子性味酸温、蜂蜜性味甘平，有敛肺气、止虚汗、滋肾涩精、补中润燥之功效。再如：以米醋煮豆腐可疗腹泻，此取米醋性味酸苦温，有收敛止泻的功效，豆腐性味甘凉，可益气和中、清热解毒。还有乌梅之酸涩，能涩肠止泻、安蛔止痛，加白糖更有甘酸化阴、生津止渴的功效，成为清热解暑之佳味。总之酸、涩食物的收敛、固涩作用虽不如药物那样显著，但在选择食物时，对其偏味的特性还应予以足够的重视，以发挥食物应有的功效。

（四）苦味

苦味的作用在于能泄、能燥、能坚，多用来解除热证、湿证、气逆等方面的病症，不过在谷、肉、果、菜各类食物中，苦味极为显著的东西不是很多的，一般都与甘味相兼，其作用多在于清泄五脏之热，以及利水燥湿等。例如：苦瓜味苦性寒，用苦瓜炒菜，佐餐食用，即取其苦能清泄之用，而达到清热、明目、解毒的目的，常吃对于热病烦渴、中暑、目赤、疮疡肿毒等症极为有利。再如：茶叶的味为苦甘，其性凉，也有清泄的功效，是一种极为常用的饮料，服后能清利头目、除烦止渴、消食化痰、利尿解毒等。夏季如能将茶叶与苦瓜同用，沸水冲泡，频频饮服，则能祛暑清热、除烦止渴、利尿等，其效果甚为明显。另如猪肝加绿豆、陈仓米一起煮粥食用，有利水、消肿、下气的功效，此与猪肝甘苦温偏性、偏味的特点也是分不开的。在运用苦味食物时，定要分清其性偏温还是偏寒，该用苦温则以苦温之味，适用苦寒尚须以苦寒。寒热不分，就会发生于人脏腑有损、增病促疾的不良后果。

（五）咸味

咸味之物，一般认为能软坚、散结，也能泻下，多用来治疗热结、痰核、瘰疬等症，用方遣药如此。而以食疗病，则多用咸味作为补品，滋补肝肾、益阴补血等。具有咸味的食物多为海产及一些肉类。例如：猪肾味咸性平，能治肾虚的腰酸遗精、小便不利、水肿等；鸽肉性味甘咸，有补肝肾、益精血之功用；鸽卵甘咸平，补肾益气。再如海产中的海参，甘咸性温，用于补肾，养血润燥，用海参配羊肉可治阳痿、肾虚尿频；配大枣疗血虚；配木耳治阴虚肠燥之便秘等。蛤蜊肉，性味咸寒，能发挥滋阴润燥、利尿消肿、软坚散结疗痞块、瘿瘤等症之功效。龟肉甘咸，能滋阴降火疗骨蒸潮热、咳血便血，又能补阴血强筋骨。日常极为常见的紫菜、海带，食用更以其咸寒为用，能软坚散结、消痰利水，是治疗瘰疬、瘿瘤、痰火结核等必不可少的佐餐食物，多蒸、煮后食用。

三、升降浮沉

升降浮沉是指食物的定向作用，即指食物在人体内作用的四种趋向。

升浮：升，上升之意；浮，发散之意。共同点是向上向外，故属阳，有升阳、发表、散寒、催吐等作用。沉降：降，下降之意；沉，泻利之意，共同点是向下向内，故属阴，有潜阳、降逆、泻下、利尿等作用。

在正常情况下，人体的功能活动有升有降，有浮有沉，升与降、浮与沉的相互协调平衡就构成了肌体的正常生理过程。反之，升与降、浮与沉的相互失调和不平衡又导致了肌体的病理变化。如当升不升，则可表现为泻利、脱肛等下陷的病证；当降不降，则可表现为呕吐、喘咳等气逆的病证；当沉不沉，则可表现为多汗等向外的病证；当浮不浮，则可表现为肌闭无汗等向内的病证。而能够协调肌体升降浮沉的生理活动，或具有改善、消除升降浮沉失调病证的食物，就相对地分别具有升、降、浮、沉的作用。不仅如此，利用食物升降浮沉的作用，还可因势利导，有利于祛邪外出。

食物的升、降、浮、沉，是根据食物气、味厚薄而定的，同时也与药物质地的轻重有关。一般就其气味而言，能升能浮的食物，一般味属辛、甘，其性温热，有升阳、益气、发表、散寒等效能；能沉、能降的食物，一般属酸、苦、咸，其性寒凉，有滋阴、潜阳、清热、降逆、收敛、渗湿、泻下等效能。食物的气味厚薄与升降浮沉也有关，薄是指气味清淡，厚是指气味浓厚。一般说来，气味薄者主升浮，气味厚者主沉降。食物质地的轻重与升降浮沉同样有关，凡质地轻的食物主升浮，如花、叶之类；质重的食物主沉降，如种子、果实之类。

利用食物的升降浮沉性能，可以纠正机体功能的失调，使之恢复正常，或因势利导，有助于邪气外出。升降浮沉的应用，从病位、病证两方面考虑。

如果病位在上在表，如头痛、恶寒、发热，当用升浮药，散风解表，如葱白、生姜等；如果病证下陷，如大便泄泻、子宫下垂，当用升浮品升阳举陷，如大枣等。

病位在下在里者可用沉降品。如大便不通，用香蕉、黑芝麻；小便不利用冬瓜、赤小豆等；病势逆上者，如肝阳上亢、头痛眩晕，应予以平肝潜阳品，如芹菜等。

食物气味厚薄与它升、降、浮、沉的作用特点是密切相关的。选择食物应注意其气味的厚薄、质地的轻重。虽然在各类食物、食品升、降、浮、沉的作用不如药物那样明显，但也要引起重视。例如：同样是阴虚证，经常饮食一些具有滋阴作用的食物，于身极为有益，对老年人来说，长者阴虚多虚在精血之不足，以肝肾为主，可吃些龟肉、鳖肉、蛤蜊肉等味厚的血肉有情之物；但对婴幼儿来说，多虚在肺胃，只需轻轻给以滋阴之物，像牛乳、蜂乳、豆浆、蜂蜜、白木耳即可。

四、归经

（一）归经的意义

归经的概念是说明食物作用范围或部位（靶点）的一种性能理论，是对食物性能理论的进一步完善，其意义在于增强了食物作用的针对性，对指导养生、食疗食物的选择具有重要意义，进一步完善了食物性能理论。

食物对人体脏腑经络的作用是有一定范围或选择性的。每种食物都具备气和味的偏性，气味不同，作用各异，这是在食物选择上应予以重视的。除此还必须把气与味二者结合起来，才能准确分析食物的作用。同为甘味，但有甘寒、甘凉、甘温的不同；同为温性，又有辛温、苦温、酸温、甘温之异，它们的作用是不同的，因此绝不能将食物的性、味孤立起来，否则会用食不当，久而久之出现虚虚实实之误，对身体是不利的。因此，要把各种食物对机体作用的范围或选择性作进一步的归纳和概括，使之系统化。归经就是把食物的作用范围或选择性与人体脏腑经络联系起来，以明确指出食物对于机体某些脏腑经络所起的主要作用或特殊作用。食物对机体作用的范围或选择性不同，有主要对某一脏腑经络起作用的；有对几个脏腑经络均起作用的；还有主要作用于某一脏腑经络，同时兼有对其他脏腑经络起作用的。

由于食物的性、味之偏，它们对人身五脏各部的作用也就各显其能。这就是说，每种食物对人身不同内脏器官所起的作用是有一定范围的，都具备它本身的主要功效。饮食保健学在食物性、味与五脏的关系上也是极其重视的，早在《黄帝内经》中就有许多有关的记载，例如：《黄帝内经·素问·宣明五气篇》记载："五味所入：酸入肝、辛入肺、苦入心、咸入肾、甘入脾。是谓五入"，《黄帝内经·素问·阴阳应象大论篇》上也指出："……酸生肝，……苦生心，……甘生脾，……辛生肺，……咸生肾，……"。这说明酸、苦、甘、辛、咸五味分别对五脏产生特定的联系和亲和作用。它们进入哪一脏，就对哪一脏发挥有益的生养作用，五味对五脏的不同功效，一方面与本身性、味有关，一方面也决定于脏腑的不同生理特性与功能，正如《黄帝内经·素问·至真要大论篇》所记："夫五味入胃，各归所喜攻，酸先入肝，苦先入心，甘先入脾，辛先入肺，咸先入肾，久而增气，物化之常也。"《黄帝内经·灵枢·五味》中同样指出："胃者，五脏六腑之海也，水谷皆入于胃，五脏六腑皆禀气于胃，五味各走其所喜。谷味酸，先走肝；谷味苦，先走心；谷味甘，先走脾；谷味辛，先走肺；谷味咸，先走肾"，这些说明了五味所入先后是与脏腑本身特点有关。如张景岳所说："五脏嗜欲不同，各有所喜，故五味之走，亦各有先。然既有所先，必有所后"。后世不少医家在《黄帝内经》的"五味各归所喜"的认识基础之上，逐步创造了药物"归经"的学说，以此来指导临床处方用药。关于"归经"学说在中药学的运用上，是很复杂的，药物按归经的不同分成若干种情况，而按"归经"说在食物的选择上，不像药物那样明显，但必须在食物性、味与五脏特定的所入先后、所生之宜方面予以足够的重视，并以此理论作为指导。

例如：同属清热泻火的食物，一般都具有寒凉的偏性，但其作用，则有偏于清肺的，有偏于清心热的，有偏于清胃热的等。像梨、香蕉、桑葚、柿子、猕猴桃都是常吃的一些水果，它们的性、味都是甘寒的，但梨偏于清肺热、香蕉偏于清大肠热、桑葚清肝之虚热、猕猴桃多用来清膀胱之热，确有偏重，应用时当选其所宜而食用。

一种食物归经可能会有多样性，这说明一种食物对多个脏腑有选择性作用，即"多靶点性"。在很多具有益气作用的食物中，也有对五脏"所入先后"的不同，像栗子其味甘且咸，它既入脾胃两经，又入肾经，不但能益脾胃、止泄泻，而且能发挥补肾气、强筋骨的作用。如果用栗子同大米煮粥，经常食用，对因肾虚所致腰疼腿软是有利的。莲子甘微苦涩，既入脾经，又入心、肾两经，具有明显的养心安神、益肾涩精的效用，若能以莲子同龙眼肉、五味子等掺和，水煎后服食，对心气、心阴不足而造成的心悸、失眠症大为有益。

食物归经理论同样是前人在医疗保健实践中，根据食物作用于机体脏腑经络的反应总结出来的。

（二）五味与五脏的关系

归经的依据是以脏腑经络理论为基础，以所治病证为依据。五味与五脏的关系，除表现在"各走其所喜"方面外，还有其他方面的联系，那就是根据五脏间生、克、制、化的关系，以及各脏生理特性，再结合食物具体性、味而形成的。例如：《黄帝内经·素问·脏气法时论篇》曰："……肝苦急，急食甘以缓之。……心苦缓，急食酸以收之。……脾苦湿，急食苦以燥之。……肺苦气上逆，急食苦以泄之。……肾苦燥，急食辛以润之，……"，这是依据五脏不同特性，而选择具有缓和作用的甘味，收敛作用的酸味，燥湿、通泄作用的苦味，以及润而祛燥之辛味，解除"肝急""心缓""脾湿""肺气上逆""肾燥"之苦。在《黄帝内经·素问·脏气法时论篇》中还进一步指出："肝欲散，急食辛以散之，用辛补之，酸泻之。……心欲软，急食咸以软之，用咸补之，甘泻之。……脾欲缓，急食甘以缓之，用苦泻之，甘补之。……肺欲收，急食酸以收之，用酸补之，辛泻之。……肾欲坚，急食苦以坚之，用苦补之，咸泻之……"。这里"欲散""欲软""欲缓"等也是分别讲五脏的特性，根据五脏不同的特点，选择不同性味达到补泄的目的，所选食物性、味，顺其五脏所欲则为补，逆其性则为泄，五脏"所苦、所欲"不同，选择食物也当有别。例如：甘味虽先入脾，为脾所喜，但因其具备缓的作用特点，因此又有缓肝之"急"的效用，像大枣、山药、糖类食物，都是健脾益气良品，在肝病时，特别是胁肋痛重、呕呃厌食明显时，更宜服食甘味，以缓肝之急。再如：酸味虽先入肝，肝病也喜酸，但因酸还具备酸收的特点，与"肝欲散"的特性是不符的，所以又说："肝欲散，急食辛以散之，用辛补之，酸泻之"。这就是说，当肝病发生气郁不达，失于疏泄情况时，当以辛味行气活血，不宜多食酸味，否则于肝性喜条达、主疏泄的特点是不相宜的。一般情况下，肝病多属忌食辛辣厚味，以免动火生湿，但若遇上述失于疏泄、饮食不化、脘闷胁胀，且无明显肝热象时，适当选择葱、蒜、生姜、萝卜、胡椒、山楂酒等具有辛味的食物，作为佐餐物或调料，于肝是有益的，这就是"用辛补之"，其意在此。

第二节　食物的应用

一、食物的作用

对于食物的作用，古代医家早有认识，如孙思邈在《备急千金要方·食治》中就指出："安身之本，必资于食"。又云"食能排邪而安脏腑，悦神爽志，以资血气。若能用食平疴，释情遣疾者，可谓良工。……夫为医者，当须先洞晓病源，知其所犯，以食治之；食疗不愈，然后命药。"

食物的基本作用概括起来有三个方面。

（一）补益正气

人体各种组织、器官和整体的机能低下，是导致疾病的重要原因，中医学把这种病理状态称为"正气虚"，其所引起的病证称为"虚证"。虚证的临床表现，由于有阴虚、阳虚、气虚、血虚等的不同，而各具其证候特点，但总体上表现为精神萎靡、身倦乏力、心悸气短、食欲不振、腰疼腿软、脉象细弱或沉细。

凡是能够补充人体物质，增强机能，以提高抗病能力，改善或消除虚弱证候的食物，都具有补益脏腑、扶助正气的作用。这类食物大多为动物类、乳蛋类或粮食类食物。

（二）泻实祛邪

外界致病因素侵袭人体，或内脏机能活动失调、亢进，皆可使人发生疾病。如果病邪较盛，中医称为"邪气实"，其证候则称为"实证"。实证的范围很广，如邪闭经络或脏腑，或气滞、血瘀、痰湿、积滞等都属于实证范围。一般常见实证的症状有呼吸气粗、精神烦躁、脘腹胀满、疼痛难忍、大便秘结、小便不通或者淋沥涩痛、舌苔黄腻、脉实有力等。

用于实证的食物，大都具有除病邪的作用，邪去则脏安，身体康复。

（三）调和脏腑

调和脏腑也是食物的一个重要作用。中国饮食保健学认为，脏和腑虽然各有不同的生理功能，但它们之间既分工又合作，互相帮助，互相依赖，构成了有机整体，从而保证身体正常的生命活动。如果脏腑之间，脏与腑、腑与腑之间失去协调、平衡的关系，也会导致疾病的发生。如脾胃都是饮食消化的主要器官，胃主受纳、腐熟，脾主运化；脾气以升为顺，胃气以降为和。若脾胃不和，脾气该升不升，出现食欲不振、食后腹胀、倦怠乏力、头晕脑涨等症；胃气当降不降则出现胃脘胀满、胃痛、恶心欲呕等症，治宜调和脾胃。

二、配伍关系

食物在应用时，除了应该掌握食物的性能外，还应该掌握食物的配伍原则和食物的禁忌关系。

在生活和临床中单独应用一种食物食养或食疗的情况比较少，常常是几种食物，或者与其他原料搭配使用，这种搭配关系，称为配伍。食物和食物的配伍关系主要有：相须、相使、相畏（或相杀）、相恶和相反。

（一）相须

相须是指性能功效相似的食物配合应用，可以起到协同作用，相互增强效用。如大枣与粳米配合，能增强原有的健脾益气功效。再如人参与母鸡配合，能明显地增强其补益强壮作用。

（二）相使

相使是指在性能功效方面有某种共性的食物配合应用，其中以一种食物为主，另一种食物为辅，能提高主要食物的功效。配伍的两种食物之间性能可以不同。如姜糖饮，红糖可以增强生姜温中散寒的功效。黄芪炖鲤鱼，鲤鱼利水消肿，黄芪补气利水，黄芪可以增强鲤鱼的利水消肿的作用。

（三）相畏（或相杀）

相畏是指一种食物的不良作用，能被另一种食物所减轻或消除。如螃蟹大寒，脾胃虚寒者食后容易引起腹痛、腹泻，配以生姜可减轻螃蟹寒凉之性，所以螃蟹畏生姜。

相杀是指一种食物能减轻或消除另一种食物的不良作用。如生姜能减轻或消除螃蟹的大寒之性。由此可知，相畏、相杀实际上是食物之间的同一配伍关系，只是一个问题的两种说法。

（四）相恶

相恶是指两种食物合用，一种食物能够减低另一种食物的功效，甚至作用相互抵消。如食用人参时不能同时吃萝卜，人参补气，萝卜耗气，能减低补气类食物如人参、山药、大枣等的功效。

（五）相反

相反是指两种食物合用，可能产生不良反应，属于配伍禁忌。如柿子忌茶等，古代记载的许多食物间相反配伍，目前尚缺乏科学实验验证，有待于今后进一步研究。

以上可以看出，相须配伍、相使配伍，是通过协同作用而增进疗效，在实际应用时要充分利用和提倡。

相畏（相杀）配伍，由于食物的相互作用，从而能减轻或消除某一食物的不良作用，也值得提倡。

相恶配伍，食物间可由于互相拮抗而抵消或削弱原有功效，用食时应加以注意。

相反配伍应尽量避免。

三、饮食禁忌

所谓饮食禁忌，是指根据养生或食疗的需要，避免或节制食用某些食物。例如食量上的太过与不及，饮食偏嗜之害，胎产禁忌，时令禁忌，食物与食物之间的禁忌等。

（一）食量的禁忌

"食量"一般指的是饮食物的数量，每个人每天都要从各种饮食物中摄取一定的量，才能维持生命。人的食量一定要适当，要做到"因人而宜"，勿使其太过与不及。

所谓"太过"，就是饮食物的数量超出了一定的限度。而"不及"则指饮食物数量上的不足。这两种情况都是饮食之所忌，不但病中要忌，就是在平日也是要注意的。无论过于饱食还是过于饥饿都会损伤脾胃，使气血失于化源，从而影响机体、变生他病。《黄帝内经·素问·生气通天论篇》中有："……因而饱食，筋脉横解，肠澼为痔。因而大饮，则气逆。……"。"饱食""大饮"就是饮食过量失于节制，因此导致了"肠澼"或"痔"以及"气逆"的病症。《黄帝内经·素问·痹论篇》中也提到了过食之害："饮食自倍，肠胃乃伤"。《读素问钞》对此做了明确的解释，说："脏以躁动致伤，腑以食饮气损，皆谓过用越旺，则受其邪也"，关键所在就是"过用越旺"，过量的饮食物，超越了脾运胃纳的能力，使脾胃气机升降失和，从而变生种种病症。贪食过量的情况，是很多见的，特别是在老年、婴幼儿当中，或是正当病中、病后初愈时，更易发生。《饮膳正要》说："善养性者，先饥而食，食勿令饱，先渴而饮，饮勿令过。食欲数而少，不欲顿而多，盖饱中饥，饥中饱……若食饱，不得便卧，即生百病"。调节饮食，注意把握"食量"，切忌贪食过度，也防饥饿日久，这是平素或病中所应遵循的"食禁"原则之一。

（二）饮食偏嗜的禁忌

"饮食偏嗜"又称"偏食"，是指对于某种食物过于贪食或因不留意而食之过多，这也是"过量"的问题。这种因饮食偏嗜而发生的具有本身特定含义的"过量"，也是"食禁"的重要原则之一。

每种食物都有自身的性、味，对于食物的寒、热、温、凉四气有偏嗜者，对食物的酸、苦、甘、辛、咸五味也有偏嗜者，有嗜酒者、嗜茶者，有的人贪食膏粱厚味，有的人过食辛辣油煎，诸般偏嗜，久而久之就会影响健康，遗为病祸。例如：四气的偏嗜，过食寒凉，贪食生冷瓜果，日久损伤脾胃阳气，使胃弱脾衰，运纳无权，初病胃肠，渐及肝、脾、肺、肾诸脏，寒、湿、痰、饮诸证变生。如若食之不慎，或一味偏食，特别对于老人、幼儿、素质热盛肥胖或阴虚内热体质，以及病后初愈之人，轻则暂伤脾胃，久则化热化火，火热灼津成痰，进而壮热、生疮、发病；在小儿更易成积、成疳等，诸病自此而始。《黄帝内经·灵枢·师传》中已指出："食饮者，热无灼灼，寒无沧沧"，这里提示到，凡饮食偏欲"灼灼""沧沧"的习惯是要纠正的。

除对食物寒凉、温热之气有偏嗜当切忌之外，对于食物五味的偏嗜也当纠正。人体五脏对五味各有所喜，五味对人身各有所为，各有所用，五味用得适当则有益于五脏，若有偏嗜则病自始生。《黄帝内经·灵枢·五味论》曰："五味入于口也，各有所走，各有所病"，又指出："酸走筋，多食之令人癃；咸走血，多食之令人渴；辛走气，多食之令人洞心；苦走骨，多食之令人变呕；甘走肉，多食之令人悗心。"这里"癃、渴、洞心、呕、悗心"都是五味偏过而容易出现的病症。再如：《黄帝内经·素问·五脏生成篇》中也提到："是故多食咸，则脉凝泣而变色；多食苦，则皮槁而毛拔；多食辛，则筋急而爪枯；多食酸，则肉胝胎而唇揭；多食甘，则骨痛而发落。此五味之所伤也"，此处"脉凝泣而变色；皮槁而毛拔……"等也是讲过食五味的不良后果。五味太过，不但伤及喜归之脏，同时还可伤及与某脏相关的他脏，就像"骨痛、发落"是多食甘的结果，甘本入脾，过食当伤脾，而今见骨、发之病，是属肾伤，此乃脾病及肾之由，这一点在"食禁"问题上是当注意的。

（三）胎产禁忌

妇女胎前产后饮食应有不同。妊娠期由于胎儿生长发育的需要，机体的阴血相对不足，而阳气则偏盛，因此凡辛热温燥之物不宜食用，即所谓"产前宜凉"。若有妊娠恶阻者，则更应忌用油腻、腥臭及不易消化的食物。产后随着胎儿的娩出，气血均受到不同程度的损伤，机体常呈虚寒状态，同时多兼见瘀血内停，此时凡属寒凉、酸收、辛酸、发散之品均宜禁食，故有"产后宜温"之说。

（四）时令禁忌

四季气候交替，人类必须顺应自然规律而不可悖，春夏阳气旺盛，万物生机盎然，应尽量少食温燥发物，如春夏之际少食狗肉、羊肉；秋季气候干燥，万物肃杀，人们常常出现口干舌燥、鼻出血，此时应尽量少食辛热食物，多食含水分较多的水果；冬季严寒应少食甘寒伤胃的食物，宜进食温热性食物。

（五）质变腐烂者禁忌

食物必须干净卫生，无霉变腐烂，否则不堪入食。有些食物还必须新鲜，如马铃薯发芽不能食。一些豆类，如四季豆、蚕豆等，不能生食，必须彻底熟透才可食用，因其生品含有有毒物质，须加热后才能分解。黄花菜忌食鲜品，要吃干制品。有些动物性食物必须是活的，如鳝鱼、河虾、螃蟹、龟鳖等，否则即发生质变，死的应禁食。有些含有毒素的动植物和一般食物很像，如果辨认不清发生误食甚至可能有生命危险，如河豚、有毒的蘑菇等。

第七章

补益类食物

凡能补益人体的气、血、阴、阳的不足，辅助正气，改善衰弱证候，增强体质，养生健体，提高抗病能力，治疗虚证为主的食物，称为补益类食物。补益类食物又称为滋补类食物、补养类食物或补虚类食物。虚证一般可分为气虚、阳虚、血虚、阴虚四类，补益类食物也可分为补气类食物、补阳类食物、补血类食物、补阴类食物四类。补益类食物在食物中是最基本的食物，占有较高的比例。

补益类食物多甘味，或温或寒，均具补益正气、扶虚补弱的功效，适用于各种虚证。

人体的气血阴阳有着相互依存、互相转化的关系，气虚和阳虚是表示人体功能的不足，血虚和阴虚是表示人体体液的损耗。因此补气与助阳，补血和养阴往往相须为用。如遇气血两亏，阴阳俱虚的证候，可用气血并补或阴阳并补的方法。

补益类食物大多数味甘质腻，如食用过多，可适当配伍健脾助运的食物，这样可有利于补益类食物的协同吸收。

第一节　补气类食物

补气类食物是指能补益人体之气，增强脏腑功能和肌体活动能力，消除或改善气虚证为主的食物。

补气类食物能补益脾气、肺气、心气、肾气，以消除或改善脾气虚、肺气虚、心气虚、肾气虚的症候，增强脏腑活动功能。由于气与血可以互相转化，气旺可以生血，气能统摄血液，因此在补血、止血时通常可配用补气类食物。

补气类食物性味多甘温或甘平，能补益脏腑之气。补气类食物易使气机壅滞，易致中满，出现胸闷、腹胀、食欲不振等现象，可适当配伍理气类食物同用，如陈皮等。

山药

山药（*Dioscorea opposita* Thunb.），别名薯蓣、薯药，为薯蓣科属植物山药的块茎，产于河南、山东、山西、河北、江苏、安徽等省，其中以过去河南怀庆府所属各县（沁阳、孟州、温县、武陟、博爱等地）出产的最好，称为"怀山药"。淮河流域一带即河南、安徽、江苏等地出产的山药质量较好，被称为"淮山药"。近代名医张锡纯擅用山药食疗，认为"在滋补药中诚为无上之品，特性甚和平，宜多服常服耳。"

［性味归经］味甘，性平。归脾、肺、肾经。

［食养功效］补脾，养肺，固肾，益精。主治脾虚泄泻，食少浮肿，肺虚咳喘，消渴，遗精，带下，肾虚尿频。外用治痈肿，瘰疬。《本草纲目》说，山药有"益肾气，健脾胃，止泻痢，化痰涎，润皮毛"的作用。《本草用法研究》认为，"山药生者性凉，熟则化凉为温，纯白者入肺，温补而不骤，微香而不燥，有调肺之功，可治肺虚久咳，效果颇著。又因其味甘气香，用之助脾，可治脾虚腹泻、四肢无力、精神倦怠，为肺、脾三脏要药。"现在仍然沿用的中成药"六味地黄丸""金匮肾气丸"等皆重用山药。山药的特点是补而不滞，不热不燥，能补脾气而益胃阴。

［饮食应用］

（1）健脾益气。适用于脾虚不健引起的食少、大便稀溏等。山药味甘补气健脾，单用或配伍大米、小米、大枣等煮粥食均可。

（2）补肺。适用于肺虚导致的气短、咳嗽痰少等。山药能益肺气，养肺阴。用山药100g，捣烂，加甘蔗汁100mL，和匀，温热饮之。可用于虚劳咳嗽。

（3）止渴。适用于消渴证。本品味甘，补气养阴而止渴。用鲜山药150g，蒸熟。每次饭前食山药90～120g。

（4）补肾固精。适用于肾气不足，小便量多及肾虚不固、遗尿滑精等。山药能补肾，质黏固精止遗。用干山药（焙黄）、茯苓各等份，研细末，稀米汁调食适量。用于治小便多，滑精不止。

［食用方法］鲜山药宜炒、煮、蒸熟食；干山药宜研粉调食。

［注意事项］因鲜山药含黏液，湿邪困脾，胃脘胀满者不宜多食。

大枣

大枣，为鼠李科枣属植物枣（*Ziziphus jujuba* Mill.）的成熟果实，别名红枣、干枣。大枣以个大、色红、肉厚、饱满、气香、核小、味甜者为佳。比较有名的枣有山东乐陵的金丝枣、河北的无核枣、北京的大糖枣、山西运城的相枣、河南的灵枣、浙江兰溪的蜜枣等。其中尤以山东乐陵的金丝枣和浙江兰溪的蜜枣有名，分别有"枣王"和"金丝琥珀蜜枣"的美称。

［性味归经］味甘，性温。归脾、胃、心经。

［食疗功效］大枣能补脾和胃、润肺生津、养血安神，还可以悦颜色、通九窍、助十二经、和百药。大枣在《本草纲目》中列入五果类，以形大核细、味甜肉厚者为上品。中医向来把大枣视为清润补品。《大明本草》载："润心肺止嗽，补五脏，治虚损，除肠胃癖气。"《本草备要》称大枣能"补中益气，滋脾土，润心肺，调营卫，缓阴血，生津液，悦颜色，

通九窍，助十二经，和百药。"李时珍认为大枣是脾之果，脾病患者最宜食之。民间常用作补血的药物，治疗血虚的病症。临床上适用于治疗脾胃虚弱、气虚不足、贫血萎黄、肺虚咳嗽、倦怠乏力和失眠、过敏性紫癜、血小板减少、肝炎、高血压等症。

［饮食应用］

（1）补脾益气。适用于脾胃虚弱、中气不足所致的体倦乏力、食少纳呆等。大枣甘温补脾胃之气。大枣粥，用大枣14枚、茯苓15g、粟米60g。将大枣、茯苓锉碎，加水1000mL，煎汤去渣，入粟米熬粥温食。可用于治脾胃虚弱。

（2）养血安神。适用于气血不足引起的心神不安、恍惚、面色萎黄等。大枣色红入心，甘温益气，气旺则能生血，气血得补，心神得养，心神不安诸症皆除。例如《金匮要略》中的甘麦大枣汤，用大枣5～7枚、甘草9g、小麦9～15g，水煎分3次温食。用于治精神恍惚、悲伤欲哭等脏躁证。

（3）抗过敏。适用于过敏性紫癜。药理研究表明，大枣具有抗变态反应作用。用大枣10枚，煎汤服食。

［食用方法］鲜大枣可生食、煨熟食；干大枣水浸代茶饮或煮粥、煲汤食皆可。

［注意事项］消化不良者不宜大量食用；腐烂变质的大枣禁止食用。

栗子

栗子，别名板栗、栗果、大栗，为壳斗科栗属植物板栗的种仁（*Castanea mollissima* Bl.）。

［性味归经］味甘、微咸，性平。归经脾、肾经。

［食养功效］有"肾之果"之称，为补肾强壮养生佳品。日常食之可补肾壮腰、强健筋骨、益气厚肠。适于肾虚体质、小儿、老年人以及无病强身者食用。常用养生方如栗子炖鸡、栗子烧肉、栗子茯苓粥等。

［饮食应用］

（1）健脾益胃。适用于脾胃不足引起的食少纳呆、体倦乏力、大便稀溏等症。栗子色黄味甘入脾，功专健脾益胃以助气血的化生，此即"甘温益气养血"之理，所以具有健脾益胃的作用。对脾胃不足诸症均可选食之。用干栗子500g，磨粉煮粥，加白糖3～9g，适量服食。

（2）补肾强骨。适用于肾气不足导致的腰膝软弱、四肢无力等症。栗子味甘性温可益气养血而助肾精的生成，肾气旺则精血充盈，四肢百骸得以濡养，故有补肾强骨的作用。凡肾气不足诸证皆可服食。取栗子风干，每日空心食7枚，再食猪肾粥。

［食用方法］鲜栗子宜炒、煮、蒸、炖食；干栗子宜磨粉制成食品食之。

［注意事项］湿热内蕴者不宜多食栗子；腐烂变质的栗子应禁食。

马铃薯

马铃薯（*Solanum tuberosum* L.），别名土豆、洋芋、山洋芋、阳芋、山药蛋，为茄科茄属植物马铃薯的块茎。

［性味归经］味甘，性平。归脾、胃、大肠经。

［食养功效］益气健脾，调中和胃。

［饮食应用］

（1）健脾益气。适用于脾气虚弱，倦怠气短乏力。马铃薯味甘入脾，补脾脏、益气力，故可用于脾虚气短乏力证。用马铃薯100g、牛腹筋150g、酱油15g、糖5g、生姜和大葱各2.5g。小火炖烂，食之。主治脾胃虚寒、气短乏力。

（2）调中和胃。适用于脾虚胃弱，胃失和降，脘腹隐痛，时有便秘。马铃薯味甘，既可补益脾胃之气，又可缓急止痛。凡中医辨证属脾胃虚弱、腹痛便秘者均可食之。选新鲜无芽的马铃薯，洗净切碎，加开水捣烂，用洁净纱布包裹绞取汁。每次1~2汤匙，加蜂蜜适量，早晨空腹食。用于治胃及十二指肠溃疡疼痛与习惯性便秘。

［食用方法］马铃薯应烹调成菜肴食用。

［注意事项］凡生芽或腐烂变质的马铃薯绝对禁止食用，预防中毒。

香菇

香菇［*Lentinus edodes*（Berk.）Sing.］，别名香蕈、菊花菇，为白蘑科香菇属真菌香菇的子实体。元代吴瑞《日用本草》谓其"主益气，不饥，治风破血"；清代黄宫绣《本草求真》谓其为"食中佳品……大能益胃助食及理小便不禁。"清人王士雄《随息居饮食谱》认为其可"治溲浊不禁"。

［性味归经］味甘，性平。归肝、胃经。

［食养功效］扶正，益气开胃，透疹，化痰。

［饮食应用］

（1）补益脾胃。适用于脾气不足所引起的食少纳呆、体倦乏力等。香菇味甘，补脾益胃，性平无寒热之偏，补益和缓，为平补之品。选用鲜香菇（切碎）200g、茯苓15g、粳米250g、青豌豆200g、油豆腐（切碎，后加入）100g，小火煮粥至烂，再入豆腐与盐或糖各适量，分次佐餐食之。可用于治脾胃虚弱、食欲不振、泄泻、失眠等症。

（2）降血脂。适用于高脂血症。药理研究得知香菇中所含的香蕈素具有降低血脂作用。用香菇100g、香蕉100g、熟火腿100g、熟鸡丝30g、味精20g、姜汁5g、精盐2g、大葱3g、鲜汤500g、香油1g。香菇水发撕成条，香蕉水煎取汁，熟火腿切片与其他原料用中火共炖，适量食之。可治高血压、动脉硬化、冠心病及糖尿病等。

［食用方法］香菇鲜或干宜做羹、炖食。

［注意事项］严禁食用野生有毒的香菇，以防发生中毒甚或危及生命。

白扁豆

白扁豆（*Dolichos lablab* L.），别名藊豆、蛾眉豆，为豆科扁豆属植物扁豆的白色成熟种子。

［性味归经］味甘、淡，性平。归脾、胃经。

［食疗功效］白扁豆的特点是补脾而不滋腻，芳香化湿而不燥烈，是甘淡温和的健脾化湿消暑良药。主要用于脾胃虚弱、饮食减少、便溏腹泻、白带过多以及夏季感受暑湿引起的

呕吐、泄泻、胸闷等证。《本草纲目》说："硬壳白扁豆，其子充实，白而微黄，其气腥香，其性温平，得乎中和，脾之谷也。入太阴气分，通利三焦，能化清降浊，故专治中宫之病，消暑除湿而解毒也"。白扁豆历来为人们所喜爱。如梁代陶弘景称"其荚蒸食甚美"，明朝李时珍也曾说："嫩时可充蔬食菜料，老则收子煮食。"嫩扁豆荚可以炒食、油焖、凉拌和做馅，也可以煮后晾干，作干菜使用。对慢性脾虚久泻和妇女脾虚带下之人，白扁豆配伍山药、芡实、莲子等最妙。夏秋季节多暑湿，用新鲜白扁豆配伍粳米煮粥食用，最为有益。

［饮食应用］

（1）健脾止泻。适用于脾气虚弱、不思饮食、恶心呕吐或泄泻等。扁豆味甘健脾而益中焦之气，凡脾气不足所致的食少、呕吐、泄泻证均可食之。例如《寿亲养老新书》所载豆茎粟粥方，取扁豆（切，焙）30g、人参10g、粟米60g。用水煮扁豆茎，令熟，入人参，煎40min，取汁熬粟米成粥，少许频食。主治小儿霍乱。

（2）化湿止带。适用于脾胃虚弱、带下色白。扁豆甘则健脾益气，运化有权；兼能和胃而化湿，水湿得以运行，湿邪去，带下止。扁豆芡实粥，用炒扁豆20g、炒山药20g、芡实20g、糯米50g，水煮成稀粥，每日1次，空腹温食。主治脾虚所致的白带质薄、无臭味，面色白、神疲乏力、食少、大便稀等。

［食用方法］扁豆宜煮烂或蒸熟后食用。

［注意事项］严禁生食以及烹调未熟的扁豆，防止中毒。

白扁豆花

白扁豆花，是豆科扁豆属植物扁豆（*Dolichos lablab* L.）的花，多于夏、秋二季花未完全开放时采收。采摘后，晒干或阴干即可。花扁平似虾形，黄白色。花瓣5片，其中两瓣合抱，弯曲呈镰刀形。以身干、整朵、洁净、无杂质、未完全开放者为佳。《本草纲目》认为："（白扁豆花）焙研服，治崩带。作馄饨食，治泻痢。擂水饮，解中一切药毒垂死。功同扁豆。"中医认为，白扁豆花性平、味甘，能健脾和胃，解暑化湿，是治疗痢疾、泄泻、赤白带下的常用药材。与扁豆相比，偏于解暑。药理研究表明，白扁豆花对痢疾杆菌具有抑制作用，对细菌性痢疾有效。煎服或研末服，用量为5~10g。煮粥、煎蛋、包馄饨，味道甚佳。

［性味归经］味甘、淡，性平。归脾、胃经。

［食养功效］解暑化湿，和中健脾。

［饮食应用］

（1）治血崩不止。白扁豆花（紫者勿用）焙干为末。炒米煮饮加盐少许，空腹服。

（2）治泻痢。白扁豆花正开放者，择净勿洗，以滚汤瀹过，和小猪脊肉1条、葱1根、胡椒7粒，剁碎后加酱汁一起拌匀，就以瀹豆花汁和面，包作小馄饨，炙熟食之。

（3）治湿热腹痛吐泻。白扁豆花、鲜藿香各15g，煎汤饮。

（4）治暑湿感冒。白菊花15g、金银花20g、白扁豆花15g，加水煎汤代茶饮。

［食用方法］煮汤或研末调食。

［注意事项］诸病不忌。

豇豆

豇豆，别名长豆、豆角，为豆科豇豆属植物豇豆［*Vigna unguiculata*（L.）Walp.］的种子。《本草纲目》谓："理中益气，补肾健胃，和五脏，调营卫，生精髓。止消渴，吐逆，泻痢，小便数。解鼠莽毒。"

［性味归经］味甘、咸，性平。归脾、肾经。

［食养功效］健脾利湿，理中益气，清热解毒，散血消肿，降浊升清，补肾涩精，可治脾胃虚弱、吐泻痢疾、吐逆、食积腹胀、消渴、遗精、白带、白浊、小便频数等。

［饮食应用］

（1）健脾和胃。适用于脾虚胃弱、运化无力所致的嗳气、脘腹胀满或饮食不化。豇豆味甘，既能提高脾的运化，又能增强胃的腐熟水谷，故有补脾益胃的功能，凡脾胃虚弱、嗳气腹胀等症均可食用。例如《成都常用草药治疗手册》用生豇豆适量，细嚼咽下。可用于治食积、腹胀、嗳气。

（2）补肾止带。适用于肾虚，固藏力弱，遗精白浊或带下涩白。豇豆味甘，补益正气，入肾则益气而固精止遗，故凡肾虚遗精带下诸证皆可食之。例如《食疗粥谱》取豇豆60g，切段，粳米60g，煮粥服食，用于治肾虚遗精带下。

［食用方法］豇豆宜煮熟后食用。

［注意事项］不宜食用烹调未熟的豇豆，防止中毒。

甘草

甘草，别名美草、国老，为豆科甘草属植物甘草（*Glycyrrhiza uralensis* Fisch.）、光果甘草（*G.glabra* L.）、胀果甘草（*G.inflata* Batal.）的根及根茎。主产于中国北方，以内蒙古、甘肃等地所产者为著名。《本草正》记载："（甘草）得中和之性，有调补之功。故毒药得之解其毒，刚药得之和其性，表药得之助其外，下药得之缓其速。……随气药入气，随血药入血，无往不可，故称国老。"因为甘草能调和诸药，所以在应用时，大多时候不起主要治疗作用，而是帮助"君药"发挥作用，还能减轻一些药物的毒副反应，使方中诸药同舟共济，驱除邪患。据统计，我国现今临床常用的700余种中药中，甘草的处方率在79%以上，是使用频率最高的中药，正应了医学家陶弘景的那句话："此草最为众药之王，经方少有不用者。"江浙民间常在婴儿手腕上缚一段甘草，任其吮吸，既甜且有益无害。

［性味归经］味甘，性平。归心、肺、脾、胃经。

［食养功效］和中缓急，益气补中，润肺，解毒，祛痰止咳，缓急止痛，调和诸药。

［饮食应用］

（1）健脾益气。适用于脾胃虚弱所致的气短乏力、大便溏泻等症，常与人参、白术、茯苓配伍使用。

（2）润肺止咳。本品甘润平和、配伍得当，不论外感、内伤咳嗽均可以应用。如配伍生姜、杏仁可以用于风寒咳嗽。

（3）清热解毒。甘草生品用于痈肿疮疡、咽喉肿痛等症，可与金银花配伍。与绿豆同用，可以配合治疗食物或药物中毒。

[食用方法] 甘草入药有生用和炙用之别。炙甘草偏重于补虚，生甘草则偏重于解毒。炙甘草可治脾胃虚弱、食少、腹痛便溏、劳倦发热、肺痿咳嗽、心悸、惊痫等症；生用则可治咽喉肿痛、消化性溃疡及痈疽疮疡，还可解药毒及食物中毒。

[注意事项] 不能与大戟、芫花、甘遂、海藻同用。长期大剂量食用甘草会引起浮肿。

粳米

粳米，别名大米、硬米，为禾本科稻属植物稻（粳稻）（*Oryza sativa* L.）去壳的种仁。

[性味归经] 味甘，性平。归脾、胃、肺经。

[食养功效] 补气健脾，除烦渴，温中益气，止泻痢，有"五谷之长"之称，为补益强壮养生食品。日常食之可益五脏、厚肠胃、补津液、壮筋骨、长肌肉，生津、明目、长智，适于一切养生者食用，并尤宜煮粥食。《随息居饮食谱》谓："粥饭为世间第一补人之物""贫人患虚症，以浓米饮代参汤，每收奇绩。若人众之家，大锅煮粥时，俟粥锅滚起沫团，酥滑如膏者，名曰米油，亦曰粥油，撇取淡服，或加炼过食盐少许服亦可，大能补液填精，有裨羸老。至病人产妇，粥养最宜。"常用养生方如芡实粳米粥、大枣粳米粥、桃仁粳米粥等。

[饮食应用]

（1）补气健脾。适用于脾胃虚弱，症见不思饮食，时有便稀或泄泻，身体消瘦者。因为粳米味甘，甘则入脾而具有补益脾胃之气的功效，所以脾胃虚弱者宜常食之以营养脾胃，增强体质，单用即有效，若配伍其他补气健脾的食物更好。取粳米饭锅巴、火腿各适量，焙成焦黄色研成细末，红白糖各适量和淡橘红水调成羹，用乌梅15g与甘草3g，煎汤食之。用于治脾胃气虚、食欲不振。

（2）和胃除烦。适用于胃热烦渴，或热性病恢复期以及炎热夏季厌恶油腻肉食者。粳米味甘性平为清淡之品，健脾和胃以助运化。用粳米60g煮粥，加白糖15g，食之即可。用于治胃热烦渴、小便色赤者。

（3）止呕止泻。适用于胃气上逆、恶心呕吐或脾虚泄泻。粳米味甘，健脾和胃而止呕止泻。粳米粥方：用薤白10g、豆豉20g、松壳末5g、生姜汁20mL、大枣2枚、陈皮末5g，煎汤，加粳米100g，煮粥服食。用于治反胃恶心呕吐。粳米薤白饼：取粳米粉30g与薤白15g，捣泥加蜂蜜适量，和匀制饼煨熟食。用于治脾胃虚弱泄泻。

[食用方法] 粳米宜做成粥、饭、米糕、米粉食用。

[注意事项] 平素脾胃虚寒者不宜长期食用粳米，变质粳米禁止食用。

籼米

籼米，别名粘米，为禾本科稻属植物稻（籼稻）（*Oryza sativa* L.）的种仁。

[性味归经] 味甘，性温。归脾、胃、肺经。

[食疗功效] 温中益气、养胃和脾、除湿止泄。

［饮食应用］

（1）养胃和脾。适用于脾胃虚弱、食少呃逆呕吐。籼米味甘，甘则调和脾胃，故有和脾养胃的作用。凡脾胃虚弱、胃失和降引起的恶心、呃逆、呕吐以及食少等均可食之。

（2）温中止泄。适用于脾胃虚寒、大便时有溏泄。籼米甘味，和脾养胃以助运化；性温以散寒邪；甘温益气助阳，温中散寒而止泻。可用于治脾胃虚寒，大便溏泄。

［食用方法］籼米宜蒸成米饭或煮成米粥食用。

［注意事项］籼米性温，阳气盛、有热者慎食。

糯米

糯米，别名元米、江米，为禾本科稻属植物糯稻（*Oryza sativa* L.var. *glutinosa* Matsum.）的去壳种仁。

［性味归经］味甘，性温。归脾、胃、肺经。

［食养功效］补中益气、健脾止泻、缩尿、敛汗、解毒。糯米有"脾之谷"之称，为补益强壮养生食品。日常食之可补脾益肺、温暖五脏、强壮身体。适于脾肺虚寒、大便不实、易汗怕冷以及无病强身者食用。

［饮食应用］

（1）健脾益气。适用于脾胃虚寒、脘腹冷痛泄泻、喜温喜按、得温则减、遇寒加重等。糯米味甘性温，补气而散寒，凡平素脾胃虚寒者均可多食之。糯米山药粉，用糯米500g、怀山药500g，研粉，小火炒熟，每日早晨60g，加砂糖3～6g、胡椒粉少许，开水冲食。主治久泻食减。

（2）止渴。适用于消渴多饮。糯米甘温补气，气旺则能生津，津液充足，消渴多饮自解。梅花汤，取糯米（炒爆）、桑根白皮等份，水煎取汁饮。用于治消渴多饮。

（3）止汗。适用于气虚自汗证。因为糯米味甘益气，气能固摄而止汗，又因本品性黏，也有收敛止汗之效，所以用于治气虚自汗证。例如《古今医统》用陈糯米、麦麸同炒研末，每食15g，米汤送下，主治自汗不止。

［食用方法］糯米宜加工成糯米粥、粽子、年糕等食用。

［注意事项］糯米性黏不易消化，故不宜多食。

鸡肉

鸡肉，为雉科雉属动物家鸡（*Gallus gallus domesticus* Brisson）的肉。

［性味归经］味甘，性温。归脾、胃经。

［食养功效］温中，益气，补精，填髓，有"食补之王"之称，为补气益精养生佳品。日常食之可补益五脏、滋养强壮。适于形体瘦弱、病后或术后体虚不复、产后虚羸、气血虚弱体质、老年体衰及无病强身者食用。常用养生方如五子炖鸡（枸杞子、栗子、松子、莲子、五味子）、虫草炖鸡等。

［饮食应用］

（1）温中益气。适用于脾气虚弱所致食少、泻痢、水肿、妇女带下、崩漏等证。鸡肉性温味甘，有良好的健运脾胃、补中益气之功。可单用本品煮熟或配伍其他补益食品共食。例如《饮膳正要》中的乌鸡汤，取乌雄鸡1只、草果2个、陈皮5克、良姜5g，以葱、醋、酱相和，入瓶内，封口，令煮熟，空腹食。用于治疗虚弱，劳伤，心腹邪气。

（2）补精添髓。适用于身体虚弱所致虚老羸瘦、产后诸虚、乳少、病后虚损等症。本品味甘滋润，可滋养五脏、补精益髓。取当归、党参各20g，切片入鸡腹中，将鸡炖熟，加作料分食。用于治疗年老体弱或产后、病后血虚气弱。

［食用方法］煮、蒸、煨或炖食。

［注意事项］本品甘温滋腻易助火留邪，故凡实证及外感病、邪毒未清者不宜食。本品多食可生热动风，故常人不宜多食。公鸡性阳，善补虚弱，用于青、壮年男性为宜；母鸡性阴，宜于老人、妇女、产妇及体弱多病者。

牛肉

牛肉，为牛科野牛属动物牛的肉，有黄牛（*Bos taurus domesticus* Gmelin）肉、水牛（*Bubalus bubalis* Linnaeus）肉之分。黄牛肉熬炼而制成的膏剂称霞天膏，味甘，性温，为补益气血之养生佳品。

［性味归经］味甘、咸，黄牛肉性湿、水牛肉性凉。归脾经。

［食养功效］补脾胃、益气血、强筋骨，有"补气功同黄芪"之称，为补益气血养生佳品。日常食之可益气血、健脾胃、补虚弱、肥健体。适于气血虚弱体质、脾胃虚弱体质、形瘦体弱、病后体虚、术后调养、妇女产后以及无病强身者食用。常用养生方如牛肉粥、马铃薯烧牛肉等。

［饮食应用］

补中益气：适用于脾胃虚弱引起的纳呆食少、脘腹胀满、体倦乏力、形体消瘦、腹痛泄泻等症。牛肉味甘而补益脾胃之气。例如《饮膳正要》有：取鲜牛肉（切片）2500g，胡椒、荜茇各15g，陈皮、草果、缩砂、良姜各6g，生姜、葱各50g，盐75g。先将胡椒、荜茇、陈皮、草果、缩砂、良姜各研粉与盐、生姜和葱汁调糊混匀，再与牛肉片搅拌并入坛内腌二日后，烤熟适量食之。可用于治脾胃虚寒、浊湿中阻之不思饮食、腹胀腹泻、脘腹冷痛、手足欠温。

［食用方法］牛肉宜煮食、炖食、红烧、酱制或加工成牛肉干食之。

［注意事项］前人认为牛肉为"发物"，凡有消化不良者应慎食。病死牛肉严禁食用。

猪肚

猪肚，即猪胃，为猪科猪属动物猪（*Sus scrofa domestica* Brisson）的胃。

［性味归经］味甘，性温。归脾、胃经。

［食养功效］健脾益胃、补益虚损。以脏补脏，猪肚为补益强壮养生佳品，日常食之可补脾胃、益不足、肥健体，适于脾胃虚弱体质、瘵病体虚以及小儿、妇女胎前产后和老年人

食用。常用养生方如猪肚粥。

[饮食应用]

（1）补益脾胃。适用于脾胃虚弱引发的食少纳呆、呕吐酸水、脘腹胀痛等症。猪肚味甘善于补脾益胃，对脾虚胃弱所致的诸症皆可食之，此即中医"以腑治腑"理论的体现。用猪肚1个、莲肉30g、红枣30g、肉桂3g、小茴香9g、白糯米60g。将诸药入猪肚内扎口，煮至极烂，去药渣，蘸甜酱适量食之。可用于治胃寒痛。

（2）止渴。适用于胃虚导致的口干咽燥、消渴引饮等症。猪肚味甘补益脾胃，脾胃为后天之本，气血津液生化之源，故有止渴的作用，对中消证尤为适宜。取雄猪肚1枚、豆豉6g，煮烂喝汤食肉，主用治消渴饮水、日夜饮水数斗者。

[食用方法]猪肚宜煮、炖熟后凉拌或做羹食。

[注意事项]凡病死猪胃严禁食用。肥胖、高血压、高血脂、动脉硬化、心脑血管疾病及糖尿病者不宜多食。

猪肾

猪肾，别名猪腰、猪腰子，为猪科猪属动物猪（*Sus scrofa domestica* Brisson）的肾脏。

[性味归经]味咸，性平，冷。归肾经。

[食养功效]补肾益精，利水。以脏补脏，猪肾为补肾强壮养生食品。日常食之可补肾气、强肾府、密腠理。适于肾虚体质、体虚易汗以及无病强身者。常用养生方如炒虾腰、猪肾粥等。

[饮食应用]

（1）纳气平喘。适用于肺肾两虚引起的咳嗽气喘、动则加重、经久不愈等咳喘证。猪肾味甘则能补益肾气，肾为先天之本，纳气之根；肺主气司呼吸，肺气源于先天之肾，故能纳气而平喘。取猪肾2具、蜀椒28粒，上两味以湿纸裹后煨令熟，适量细嚼食之，可用于治久咳不愈。

（2）补肾益精。适用于肾虚头晕耳鸣、腰膝软弱、步履艰难以及产后气血诸虚证。猪肾味甘则补，咸则入肾，肾主骨生髓，受五脏六腑之精而藏之，肾气得补，精血得充，故能补肾气而益精血，可用之肾虚证。取猪肾1对、磁石500g。先煎磁石取汁，再煮猪肾，调以葱豉姜椒作羹，空腹适量食之。主治久患耳聋。

[食用方法]将猪肾切开，温水浸泡后爆炒、煮、炖、做羹食为宜。

[注意事项]病死及变质猪肾严禁食用。

鳜鱼

鳜鱼，别名石桂鱼、鳟鱼，为鮨科鳜属动物鳜鱼（*Siniperca chuatsi*）的肉。

[性味归经]味甘，性平。归脾、胃经。

[食养功效]补气血，益脾胃。鳜鱼为高级淡水食用鱼类，被称为"鱼中上品"，有强壮作用，是补益强壮养生佳品。例如《随息居饮食谱》记载，鳜鱼能"益脾胃，养血，补虚劳。杀劳虫，消恶血，运饮食，肥健人。"

［饮食应用］日常食之可补五脏、益脾胃、补气血、肥健体。适于气血虚弱体质、形体瘦弱、病后体虚以及无病强身者食用。常用养生方如鳜鱼汤、山药炒鱼片等。主要用于气血不足、虚劳羸瘦、食欲不振、肠风便血等。本品补气血、益脾胃，尤宜于虚劳羸瘦，为虚劳食疗佳品。

［食用方法］适量蒸或烩食。

［注意事项］寒湿盛者慎用。

鳝鱼

鳝鱼，别名黄鳝、鲜鱼，为合鳃科鳝属动物黄鳝（*Monopterus albus*）的肉。

［性味归经］味甘，性温。归肝、脾、肾经。

［食养功效］益气血，补肝肾，强筋骨，祛风湿。

［饮食应用］

（1）补益气血。适用于气血不足所致虚羸瘦弱、体倦乏力、产后恶露不尽及久痢、痔疮出血等症。本品温补力强，可补脾益肾、养肝血。用鳝鱼500g，加黄酒、葱白、生姜等烧至熟，加食盐调味食用。既补虚损，又止便血。

（2）强筋骨、祛风湿。适用于肾阳不足，兼有风湿之证。本品既可补肾阳、强筋骨，又可祛风湿。取熊筋、虎骨、当归、人参等份为末，加适量酒，与鳝鱼同蒸，取肉捣烂为丸，每日空腹酒下两许。治疗风寒湿痹之肢体酸痛、腰脚无力等症。

［食用方法］适量煎炒或煮食。

［注意事项］凡病属虚热者慎用。《随息居饮食谱》："时病前后，疟、疸、胀满诸病，均大忌。"

泥鳅

泥鳅，别名泥鳅、鳅鱼，为鳅科泥鳅属动物泥鳅（*Misgurnus anguillicaudatus*）、花鳅（*Cobitis taenis* Linnaeus.）、大鳞泥鳅（*M. mizolepis*）的全体。

［性味归经］味甘，性平。归肝、脾、肾经。

［食养功效］补益脾肾，利水，解毒。

［饮食应用］

（1）补中益气、除湿退黄。适用于脾虚体弱所致小便不利及黄疸等症。本品味甘性平而偏温，入脾能补脾益气、除湿利水。泥鳅炖豆腐，将豆腐500g放沸水中煮至热烫，并加盐少许，再放入泥鳅250g，任其钻动，后用葱、姜、酱油等调味食用。用于治疗黄疸湿热、小便不利。也可用本品配黄芪、党参，如鳅鱼参芪汤，用于治疗脾虚乏力、肢体消瘦。

（2）益肾助阳。适用于肾阳不足、阳痿等症。本品性走窜，可温肾通阳。将泥鳅煮食，用于治疗阳痿早泄。

［食用方法］内服煮食。

［注意事项］泥鳅本品补而能清，诸病不忌。

第二节 补血类食物

补血类食物是指能滋养人体之血，调节心、肝、脾经的功能，以助血的滋生，消除或改善血虚证为主的食物。

补血类食物多甘温质润，入心、肝经，特别适用于血虚证，如面色苍白或萎黄、头晕、耳鸣、心慌、心悸、失眠、健忘、月经延期、量少色淡，舌淡脉细等症状。

由于血虚与阴虚往往在病理上互为因果，在证候方面也可同时出现，故对血虚而兼阴虚的常配伍补阴类食物同用。由于气与血关系密切，血虚兼气虚的常配伍补气类食物同用。

补血类食物性多黏腻、有碍消化，对脾虚湿阻、气滞食少者慎重食用，食用时一般应与健脾、助消化的食物同用。

龙眼肉

龙眼肉，别名桂圆肉，为无患子科龙眼属植物龙眼（*Dimocarpus longan* Lour.）的假种皮。龙眼肉被《神农本草经》收入中品之列："主治五脏邪气，安志厌食。久服强魂魄，聪察，轻身，不老，通神明。"

［性味归经］味甘，性温。归心、脾经。

［食养功效］补心脾，益气血，安神。龙眼肉为补血益心之佳果，益脾长智之要药，凡思虑过度引起的健忘、失眠、惊悸，用龙眼肉治之最为适宜。单用熬膏，或配其他益气补血之药同用均可。

［饮食应用］

（1）健脾止泻。适用于脾虚泄泻证。龙眼肉味甘健脾而止泻，性温可散脾胃中的寒邪。用龙眼干14粒、生姜9g，水煎食，可用于治脾虚泄泻。

（2）养血安神。适用于气血不足、心神失养引起的心慌、心悸、虚烦失眠等。龙眼肉味甘、性温，甘温相合，益气养血。用龙眼干15g、粳米60g、莲子10g、芡实15g，煮粥，加白糖少许，适量服食。可治思虑过度、劳伤心脾、虚烦不眠。

［食用方法］龙眼肉可生食、做羹、煮粥等食用。

［注意事项］龙眼肉性温，发热者不宜食用。

荔枝

荔枝，别名丽枝、离枝、丹荔、勒荔，为无患子科荔枝属植物荔枝（*Litchi chinensis* Sonn.）的假种皮或果实。《玉楸药解》："荔枝，甘温滋润，最益脾肝精血，阳败血寒，最宜此味。功与龙眼相同，但血热宜龙眼，血寒宜荔枝。干者味减，不如鲜者，而气质和平，补益无损，不至助火生热，则大胜鲜者。"

［性味归经］味甘、酸，性温。归肝、脾经。

［食养功效］养血健脾、行气消肿。主治病后体虚，津伤口渴，脾虚泄泻，呃逆，食少，瘰疬，疔肿，外伤出血。

［饮食应用］

（1）补脾止泻。适用于脾胃虚寒引起的大便稀溏或久泻不止等症。荔枝味甘善补脾胃之气，性温则能温中散寒，微酸之味兼能涩肠而止泻，一味荔枝既能补脾胃以治其本，性温味酸又能温中止泻而治其标，故有补脾止泻的作用，单味食用即可有效。荔枝干15g、粳米30g，熬粥食。可治脾虚食少、消化不良的慢性腹泻、老人五更泻等。

（2）益气养血、润肤养颜。适用于气血不足导致的脸面肌肤干枯、起皱少华等。荔枝味甘补脾益胃，脾胃气旺，气血化源充足，肌肤得到气血濡养。具有润泽肌肤、去皱养颜的作用，特别是脾胃气虚者经常适量选食效果理想。用荔枝干5枚、鸡爪5只，炖烂，入调味品，适量食之。用于颜面肌肤健美。

［食用方法］鲜荔枝宜生食、制羹、煮粥、制成罐头或晒干食用均可。

［注意事项］素体阳气偏盛及发热者应少食荔枝为宜。

葡萄

葡萄，别名蒲陶、蒲桃、菩提子、草龙珠，为葡萄科葡萄属植物葡萄（*Vitis vinifera* L.）的果实。《神农本草经》谓："主治筋骨湿痹，益气倍力，强志，令人肥健，耐饥，忍风寒。久食轻身，不老延年。可作酒。"《随息居饮食谱》："补气滋肾液，益肝阴，养胃耐饥。御风寒，强筋骨，通淋逐水，止渴安胎。"

［性味归经］味甘、酸，性平。归脾、肺、肾经。

［食养功效］补气血，舒筋络，利小便。主治气血虚弱，心悸盗汗，肺虚咳嗽，烦渴，风湿痹痛，淋病，水肿，痘疹不透。

［饮食应用］

（1）益气养血。适用于脾肾虚弱引起的不思饮食、体倦乏力、头晕目眩、面黄身瘦、腰膝软弱等症。葡萄入脾经味甘，益胃补脾，益胃可增强其受纳腐熟水谷，进而使水谷之精微化生气血。取干葡萄末500g、细曲2500g、糯米2500g，将糯米煮熟候冷，入葡萄末和细曲，加适量水，搅匀，装瓦坛中，密封酿酒，适量饮酒。能补脾肾、养气血、驻颜色、延年益寿。

（2）生津止渴。适用于津液不足所致的口干咽燥、渴欲喜饮、心情烦躁等症。葡萄质润多汁，味甘酸化阴生津而止渴。用生葡萄500g，捣滤取汁，文火熬稠，入熟蜜20g收膏，开水溶化温食。用于除烦口渴。

（3）利尿。适用于小便不利、短少淋漓等。葡萄味甘则能渗水利尿。用葡萄汁150mL、藕汁150mL、生地黄汁150mL、蜂蜜250mL。上四味和匀，煎为稀饧，每于饭前食60mL。可用于治热淋，小便涩少，磣痛沥血。

［食用方法］葡萄生食、晒干食或酿酒饮均可。

［注意事项］胃酸过多、糖尿病者慎食葡萄，腐烂变质的葡萄应禁食。

胡萝卜

胡萝卜，别名红萝卜、金笋，为伞形科胡萝卜属植物胡萝卜（*Daucus carota* L. var.

sativa Hoffm.）的根。有"小人参"的美称。《本草纲目》："下气补中，利胸膈肠胃，安五脏，令人健食，有益无损。"《本草求真》："味甘则和，质重则降，故能宽中下气，而使肠胃之邪与之俱去也。"

［性味归经］味甘、辛，性平。归肝、脾、肺经。

［食养功效］健脾和中，滋肝明目，化痰止咳，清热解毒。主治脾虚食少，体虚乏力，脘腹痛，泻痢，视物昏花，雀目，咳喘，百日咳，咽喉肿痛，麻疹，水痘，疖肿，汤火伤，痔漏。

［饮食应用］

（1）养肝明目。适用于肝阴血不足所引起的两目发干发涩、视物不清或夜盲症。胡萝卜入肝经，养肝血，滋肝阴，阴血得补。肝开窍于目，目受血则能视，故有养肝明目的功效，凡肝阴血不足所致的目视昏花以及夜盲等证均可食之。用胡萝卜6根，切片，水煎服食；或用胡萝卜同羊肝炒食。主治夜盲症、角膜干燥症。

（2）健脾化滞。适用于脾胃虚弱、消化不良、食少纳呆等。胡萝卜味甘入脾，健脾胃，助水谷运化，具有健脾助运的作用，凡脾胃虚弱、消化不良者皆可食之。用胡萝卜250g、盐3g，煮烂，去渣取汁，每日分3次饮。连食2天。可用于治小儿消化不良。

［食用方法］胡萝卜宜切丝用植物油爆炒食之。

［注意事项］胡萝卜不宜生食。

菠菜

菠菜，别名红根菜、波斯草、飞龙菜，为藜科菠菜属植物菠菜（*Spinacia oleracea* L.）的全草，以秋种者为佳。《本草纲目》："甘、冷、滑、无毒。……通血脉，开胸膈，下气调中，止渴润燥。根尤良。"

［性味归经］味甘，性平。归胃、肝、大肠、小肠经。

［食养功效］解热毒，通血脉，利肠胃。主治头痛、目眩、目赤、夜盲症，消渴，便秘，痔疮。

［饮食应用］

（1）生津止渴。适用于热病或温病后期，热邪伤阴所致的口渴心烦、小便短赤等。菠菜味甘性凉，性味相合，既能清热，又能生津养阴而解渴，故有生津止渴的功效。凡热性病之心烦口渴、小便短赤者均可食用之。用菠菜根、鸡内金各等份，为末，米汤送食，每日3次。主治消渴引饮。

（2）清热通便。适用于热邪蕴结于胸腹而引起的胸满腹胀、烦躁不安、大便秘结。菠菜性凉，质地润滑，功能清热通便。取鲜菠菜水煮，喝汤食菜。用于治小便不通、肠胃积热、胸膈满闷、便秘。

（3）养血止血。适用于血虚贫血、头昏眼花、两目干涩、心烦失眠。可配伍猪肝等同用。菠菜猪肝汤：菠菜、猪肝，调以姜、盐，煮汤食。用于贫血及产后血虚。菠菜汤：菠菜200g，调味煮汤食。用于衄血、便血。

［食用方法］菠菜宜开水焯后凉拌或煲汤、炖等食用。

［注意事项］脾胃虚寒、大便稀溏者不宜多食菠菜；肾炎以及肾、肝胆结石者应慎食菠菜。

花生

花生，别名落花生、长生果、地果，为豆科落花生属植物落花生（*Arachis hypogaea* L.）的成熟种子。原产南美洲巴西，明朝时由福建传来。《汇书》云："近时有一种名落花生者，枝上不结实，其花落地结实于土中，亦奇物也，此种皆自闽中来。"一说先传至南京，故又名南京豆。

［性味归经］味甘，性平。归脾、肺经。

［食养功效］健脾养胃，润肺化痰。主治脾虚反胃，乳妇奶少，脚气，肺燥咳嗽，大便燥结。

［饮食应用］

（1）补中益气。适用于脾胃虚弱引起的食欲不振、脘腹胀满、上腹冷痛、得温则减、倦怠乏力、大便稀溏等症。花生味甘，补益脾胃之气。民间验方取生花生30～60g，咀嚼为乳糜状服食，具有制酸止痛的作用，主治脾胃虚寒型十二指肠溃疡之泛酸腹痛，效果显著。用花生仁30g、糯米60g、红枣30g、冰糖3～6g，煮粥食之。可用于治脾胃失调、营养不良。

（2）养血下乳。适用于气血亏虚引起的血虚、产后乳汁不足等。花生味甘，补益脾胃之气，以助气血化生，故有养血下乳的功效。用花生米90g、猪蹄（前蹄）1只，炖熟，适量食之。可用于治乳汁少。

［食用方法］鲜或干花生生食、煮食、炒食、制酱食、磨汁饮等均可。

［注意事项］平素消化不良者不宜多食花生；发霉变质的花生严禁食用。

阿胶

阿胶，别名驴皮胶、傅致胶、盆覆胶，为马科驴属动物驴（*Equus asinus* Linnaeus）的去毛之皮经熬制而成的胶，以乌黑发亮而透明者为优，为补血滋阴养生佳品。阿胶主产于山东、河北、浙江等地，以山东东阿产者最为著名。阿胶与人参、鹿茸并称为中药三宝。男子以补气为先，女子以养血为本。阿胶性味甘平，补血止血功效卓著，且能滋阴润燥，故历来被作为妇科良药使用。

［性味归经］味甘，性平。归肺、肝、肾经。

［食养功效］补血止血，滋阴润肺。主治血虚眩晕，吐血，衄血，便血，血痢，妊娠下血，崩漏，虚烦失眠，肺虚燥咳。适于血虚内燥体质、阴虚体质、妇女胎前产后、老人体衰以及无病强身者食用。常用养生方如阿胶酒。

［饮食应用］

（1）滋阴润肺。用于治肺阴虚所致干咳少痰、咽干或痰中带血或久咳不愈等症，常与杏仁、麦冬、桑叶配伍使用。

（2）补血止血。适用于血虚所致的面色苍白、心慌头晕等症，多与党参、黄芪、当归配用。也可用于各种出血证，如咯血、衄血、尿血、便血、崩漏等。本品是止血佳品。单用有效，或配伍生地、白芍使用。

（3）安胎。适用于孕期胎动不安、流产，或产后出血淋漓不尽等症。可与生地、白芍、艾叶炭配伍使用。

［食用方法］打碎，加水（或黄酒）烊化，加入适量冰糖，蒸成膏状，开水冲食。

［注意事项］阿胶比较黏腻，有碍消化，脾胃虚弱、消化不良者慎服。

鹿筋

鹿筋，为鹿科鹿属动物梅花鹿（*Cervus nippon* Temminck）或马鹿（*C.elaphus* Linnaeus）四肢的肌腱，主产东北地区、河北、青海、甘肃、四川等地。以粗大而有光泽者为佳。

［性味归经］味淡、微咸，性温。归肝、肾经。

［食养功效］补肝肾、强筋骨。主治手足无力，劳损绝伤，转筋。日常食之可补肝肾、强筋骨、壮阳气。适于肝、肾不足体质、肾阳虚体质、老人体衰以及无病强身者食用。常用养生方如枸杞鹿筋汤。

［饮食应用］

主要用于肝肾不足、虚弱劳损、风湿关节疼痛、肢软无力及转筋。多配伍枸杞子同用。此外，本品尚能壮肾阳，还可用于畏寒、下元痿弱。枸杞鹿筋汤：枸杞子15g、鹿筋1根，调味炖食。用于虚弱劳损、筋骨痿弱。鹿筋炖鸡：鹿筋2根、净鸡1只，调味炖食。用于肝肾亏损、腰膝酸痛、阳痿。

［食用方法］宜煮食。

［注意事项］诸养生不忌。

猪肝

猪肝，为猪科猪属动物猪（*Sus scrofa domestica* Brisson）的肝脏。《随息居饮食谱》："补肝明目。治诸血病，用为向导。"

［性味归经］味甘、苦，性温。归肝、胃、脾经。

［食养功效］补肝明目，养血健脾。主治肝虚目昏，夜盲，血虚萎黄，小儿疳积，脚气浮肿，水肿，久痢，脱肛，带下。

［饮食应用］

（1）补肝明目。适用于肝阴血不足引起的两目干涩、视物不清或目赤肿痛等症。猪肝味甘则能补，既能滋肝阴又能养肝血，肝开窍于目，阴血充足，目受血则能视，是故具有补肝明目的功效。对肝阴血不足之目疾诸证可单味制熟服食有效。若配伍苍术煮熟，喝汤食肝即可。取猪肝1具（去筋膜、细切）、葱白1握（去须，切）、鸡子3枚。以豉汁中煮作羹，临熟打破鸡子，投在内食之。主治目难远视。

（2）利水消肿。适用于肝肾不足导致的水肿、小便不利或脚气浮肿等症。猪肝味甘而补肝益肾，肾气得补，水液代谢有权，所以具有利水消肿的作用，凡水肿脚气等诸证皆可食之。取猪肝1具，切片加葱、豉、姜、椒、盐，令熟，待温，适量食之。主治浮肿胀满，不下食，心闷。

［食用方法］猪肝宜煮熟或炖熟，待冷凉拌食或做羹服食。

［注意事项］病死猪肝严禁食用。

猪心

猪心，为猪科猪属动物猪的心脏。

［性味归经］甘、咸，平。归心经。

［食养功效］养血补心、安神定志，为养血补心养生食品。日常食之可养血补心、安神强壮，适于血虚体质、易惊易汗、夜寐多梦者食用。常用养生方如猪心粥。多配伍大枣、人参等同用。此外，还可用于治不睡、嗽血，心急痛。近代用于神经性心脏病。

［饮食应用］

（1）猪心大枣汤。猪心1个、大枣10枚，调以作料，煮汤食。用于血虚心悸。

（2）猪心汤。猪心1个，入豉汁煮汤，调以五味进食。用于产后中风、血气惊邪。

（3）猪心萝卜汤。猪心1个、白萝卜100g，调味煮汤食。用于恍惚惊悸、癫痫。

（4）猪心人参汤。猪心1个、人参5g，煮汤食。用于血虚惊悸、多汗不睡。

［食用方法］猪心宜煮熟或炖熟后服食。

［注意事项］病死猪心严禁食用。

猪蹄

猪蹄，为猪科猪属动物猪的蹄。《随息居饮食谱》谓"填肾精而健腰脚，滋胃液以滑皮肤，长肌肉。可愈漏疡，助血脉，能充乳汁，较肉尤补，煮化易凝。"

［性味归经］味甘、咸，性平。归胃经。

［食养功效］补血，润肤，通乳，托疮。为补血益精养生佳品。日常食之可益精血、健腰脚、滋胃液、润皮肤，且较肉尤补。适于精血不足体质、肌肤枯燥、产后虚弱以及无病强身者食用。常用养生方如清炖猪蹄、猪蹄炖草鱼等。

［饮食应用］

（1）养血下乳。适用于气血不足引起的产后乳汁分泌减少。猪蹄味甘则补益脾气，脾为后天之本，主运化，为气血生化之源，脾气得补，运化有权，气血充足，乳乃气血所化，故有养血下乳的作用。取猪蹄4双、葱白4茎、通草160g，水煎温服，每次100～200mL，一日2次。主治产后乳汁不通。

（2）托疮消肿。适用于气血亏虚导致的疮疡痈肿，久溃而不愈合。猪蹄味甘补益脾气，促进气血生化以助正气祛疮毒外出，疮毒去，正气盛，疮疡痈肿消退而愈合，因此具有托疮消肿的功效。对疮疡痈肿后期正气不足者可适量选食之。例如《梅师集验方》：取母猪蹄2只（切）、通草18g。以绵裹和煮作羹食之。主治痈诸疽发背，或发乳房，初起微赤。

［食用方法］猪蹄宜煮、炖、烧食或做羹食之。

［注意事项］凡病死猪蹄严禁食用；肥胖、高血压、高血脂、动脉硬化、心脑血管疾病及糖尿病者宜少食。

乌贼

乌贼，别名墨鱼、缆鱼，为乌贼科动物金乌贼（*Sepia esculenta* Hoyle）、针乌贼（*Sepia andreana* Steenstrup）和无针乌贼（*Sepiella maindroni* de Rochebrune）的肉。

［性味归经］味咸，性平。归肝、肾经。

［食养功效］墨鱼具养血滋阴功效，可治血虚经闭、崩漏、带下。《医林纂要》谓其可"补心通脉，和血清肾，去热保精。作脍食，大能养血滋阴，明目去热。"《本草求真》："乌贼鱼肉……其性属阴，故能入肝补血，入肾滋水强志，而使月事以时而下也。"《随息居饮食谱》则谓其可"疗口咸，滋肝肾，补血脉。理奇经，愈崩淋，利胎产，调经带，疗疝瘕，最益妇人。"

［饮食应用］

（1）养血通经催乳。适用于肝肾两虚、阴血不足而致的经闭、崩漏或月经量少、产后乳汁不足等症。本品可滋补肝肾，调经养血，且能滋养阴血而下乳。墨鱼与桃仁同煮，治疗妇女经闭；墨鱼加当归煮汤，用于治月经不调；用墨鱼炖猪肉，治疗乳汁不足。

（2）补脾益肾滋阴。适用于精血亏损所致头晕、耳鸣、遗精、早泄等症。本品可滋阴养血，健脾补肾。乌贼鱼配鹌鹑蛋煮食，用于血虚头晕。

［食用方法］煮食或鲜用炒食。

［注意事项］乌贼鱼肉属动风发物，故有病之人酌情忌食。

第三节　补阳类食物

补阳类食物是指扶助人体阳气，增强人体的功能活动和抗寒能力，消除或改善阳虚证的食物。

补阳类食物多甘、辛、咸，性多温热，主要入肾经，适用于肾阳虚证，重在补助肾阳，一般具有补精髓、强筋骨、壮阳事的作用，特别适用于肾阳不足引起的阳痿、滑精、腰酸腿软、小便频数、遗尿、大便泄泻以及肾不纳气的虚喘等。补阳类食物性多温燥，容易助火生热，伤及阴液，热盛者、阴虚者慎重食用。

气虚和阳虚均是表示人体功能的不足，因此，补气类食物与补阳类食物经常配合使用。

核桃仁

核桃仁，别名胡桃仁、胡桃肉，为胡桃科核桃属植物胡桃（*Juglans regia* L.）的种仁。

《本草求真》："养血去皮用，敛涩连皮用。"

[性味归经] 味甘、涩，性温。归肺、肾、肝经。

[食养功效] 补肾益精，温肺定喘，润肠通便。主治腰痛脚弱，尿频，遗尿，阳痿，遗精，久咳喘促，肠燥便秘，石淋及疮疡瘰疬。

[饮食应用]

（1）平喘。适用于肺寒或肺肾两虚咳喘证。核桃仁味甘性温，上能温肺而散寒邪，寒邪既去，肺之宣发肃降功能得以恢复；下能温肾纳气而平喘，故有温肺补肾定喘的作用。例如《济生方》人参胡桃汤：用人参3~9g、胡桃5个（去壳，取肉，切片）、生姜5片。水煎食，每日3次。主治肺肾两虚、咳嗽气喘。

（2）固精缩尿。适用于肾气不足引起的小便频数、腰痛、阳痿滑精等症。核桃仁甘温益气助阳，补肾固精缩尿。例如《本草纲目》中用胡桃煨熟，卧时嚼之，温酒送下。可治小便频数。

（3）润肠通便。适用于老年或病后肠燥便秘证。核桃仁甘温油腻、润滑肠道。例如《中药学》载单用核桃仁30~60g，嚼食可用于治肠燥便秘证。

[食用方法] 核桃仁生食、煨熟食、炖食皆可。

[注意事项] 不可与浓茶同服。变质核桃仁禁止食用。痰火积热，阴虚火旺，以及大便溏泄者禁服。

益智仁

益智仁，为姜科山姜属植物益智（*Alpinia oxyphylla* Miq.）的果实，与槟榔、砂仁、巴戟天并称我国四大南药。现代研究发现，益智仁含醇、烯、酮类和萜类成分，具有强心、抗癌等作用。

[性味归经] 味辛，性温。归脾、肾经。

[食养功效] 有温脾止泻摄涎，暖肾缩尿固精的作用。用于治疗寒性胃痛，脾胃虚寒，呕吐，泄泻，腹中冷痛，口多唾涎，肾虚遗尿，尿频，遗精，白浊。

[饮食应用]

（1）温肾固精缩尿。适用于肾阳虚所致的腰酸腿软、遗精、尿浊、遗尿、尿频等症。常与山药、人参等配用。唐代陈藏器撰著《本草拾遗》载："夜多小便者，取二十四枚（益智），碎，入盐同煎服。"以益智仁9g、乌药6g和山药12g配伍而成的方剂缩尿丸，对膀胱虚寒、小便频数或遗尿不止起到温肾祛寒、缩尿止遗的作用。

（2）温脾止泻。适用于脾胃虚寒引起的食少多唾、恶心呕吐、大便泄泻等症，可与党参、白术配用。也可用于治疗因脾肾虚寒而引起的口流涎唾。

[食用方法] 益智仁生食、煨熟食、炖食皆可。海南、广东人采摘未成熟的益智仁，用糖醋盐腌渍，作为助餐的副食品，有开胃、健脾、促进食欲、帮助消化的作用。

[注意事项] 阴虚火旺者禁服。

韭菜子

韭菜子,为百合科葱属植物韭(*Allium tuberosum* Rottl. ex Spreng.)的种子。现代研究,韭菜子含有生物碱、皂苷等成分,具有较强的抗菌作用,能抑制多种革兰氏阳性菌和阴性菌、真菌、阿米巴原虫、阴道滴虫等致病微生物。

[性味归经]味辛、甘,性温。归肝、肾经。

[食养功效]补益肝肾,壮阳固精。主治肾虚阳痿,腰膝酸软,遗精,尿频,尿浊,带下清稀,及顽固性呃逆。适于肾阳不足体质者食用。常用养生方如韭子粥。

[饮食应用]

(1)补肝、肾。适用于肝肾虚所致的阳痿早泄、遗精遗尿、尿频、白带过多等症,与补骨脂、益智仁配用。

(2)暖腰膝。适用于肝肾不足所致的腰膝冷痛、腿软无力、步履艰难、屈伸不利等症。可以单用,也可以与枸杞子、巴戟天等配用。

[食用方法]煮粥或研末调食。

[注意事项]本品性质温热,阴虚火旺或实热者禁食。

冬虫夏草

冬虫夏草[*Cordyceps sinensis*(Berk.)Sacc.],为麦角菌科虫草属真菌冬虫夏草菌的子座及其寄主蝙蝠蛾科昆虫蝙蝠蛾等幼虫体(菌核)的复合体。蝙蝠蛾幼虫被虫草菌感染,死后尸体、组织与菌丝结成坚硬的假菌核,在冬季低温干燥土壤内保持虫形不变达数月之久(冬虫),待夏季温湿适宜时从菌核长出棒状子实体(子囊座)并露出地面(夏草)。冬虫夏草分布于海拔3000~4200m的青藏高原,分为四川虫草、青海虫草、西藏虫草三大类。其中,四川虫草的虫体较细,大小不均匀,色较暗,呈黄褐色,子座长。青海虫草的虫体较粗,色泽金黄,子座短。西藏虫草的虫体粗,色黄净,子座也短。各地所产冬虫夏草,外形基本一致,大小随产地的虫种、植被、土壤、海拔高度等的差异而不同,质量以西藏及青海虫草为优,四川虫草较次。

[性味归经]味甘,性温。归肾、肺经。

[食养功效]补肺固表,补肾益精。主治肺虚咳喘,劳嗽痰血,自汗盗汗,肾亏阳痿、遗精,腰膝酸痛。冬虫夏草性质平和,无毒副作用,既可与补气、补血、补阴、补阳等补益类食物配合使用,增强其效果,又可与各种祛邪药配合,治疗虚实夹杂病症。"补而不峻,滋而不腻",使用后很少影响消化吸收。

[饮食应用]

(1)补肺肾。适用于肺肾不足、精血亏虚所致的阳痿遗精、腰腿酸软、气短懒言等症。可单用本品泡酒饮,或与熟地、杜仲、鹿茸、海狗肾配用。

(2)止咳喘。适用于肺肾虚所致的久咳虚喘或咯血等症,与川贝、沙参、阿胶等配用。

[食用方法]宜炖食、蒸食或做酒饮。宜与动物性原料配伍使用。

[注意事项]外感表邪未清者不宜食用。

羊肉

羊肉，为牛科山羊属动物山羊（*Capra hircus* Linnaeus）或绵羊属动物绵羊（*Ovis aries* Linnaeus）的肉。有"人参补气，羊肉补形"之称，为温补强壮养生佳品。

［性味归经］味甘，性热。归脾、胃、肾经。

［食养功效］温中暖肾，益气补虚。主治脾胃虚寒，食少反胃，虚寒泻痢，虚劳羸瘦，腰膝酸软，阳痿，小便频数，寒疝，产后虚赢少气，缺乳。

［饮食应用］

（1）温中散寒。适用于脾胃虚寒所致的食少纳呆、脘腹冷痛、呕吐反胃、大便稀溏等诸虚寒证。羊肉味甘，既能补脾益胃以助气血化生，性温又能散寒而止痛，故有良好的温中散寒的作用，凡属脾胃虚寒引起的诸证皆可适量选食，单味即可，若配伍生姜、大葱等疗效更佳。取精羊肉250g，切碎，加蒜、薤、酱、豉、盐五味，炖烂，空腹适量食之。主治脾胃虚寒、腹痛、反胃。

（2）补气助阳。适用于阳气、阴血不足及五劳七伤引起的面色无华、四肢发凉、腹中冷痛及产后虚寒诸证。羊肉味甘性温，长于益气养血。当归生姜羊肉汤：取羊肉250g、当归15g、生姜25g，小火炖烂，适量喝汤食肉即可。主治产后腹中绞痛、腹中寒疝、虚劳不足。

［食用方法］羊肉宜炖、煮、煨及做羹食。

［注意事项］外感时邪或有宿热者禁服。孕妇不宜多食。病死羊肉严禁食用。

狗肉

狗肉，为犬科犬属动物狗（*Canis familiaris* Linnaeus）的肉。

［性味归经］味咸、酸，性温。归脾、胃、肾经。

［食养功效］补脾暖胃、温肾壮阳，填精。主治脘腹胀满，浮肿，腰痛膝软，阳痿，寒疝，久败疮。

［饮食应用］

（1）治气水臌胀浮肿。狗肉500g，细切，和米煮粥，空腹吃，做羹吃也佳。

（2）治肝肾不足所致的性功能低下，男子不育、女子不孕等：金毛狗脊、金樱子、枸杞子各15g，狗肉500g，将金毛狗脊、金樱子布包，狗肉洗净、切块，与枸杞子一并同煮，待熟后去药包，调入食盐、味精适量后服食。

（3）治老年体弱、腰疼足冷。腊月取狗肉煮食。

［食用方法］煮食，适量。

［注意事项］阴虚内热、素多痰火及热病后者慎食。

黄狗肾

黄狗肾，又名狗精、犬阴、狗鞭（*Penis et Testis Canis*），为犬科犬属动物雄性狗带睾丸的阴茎。全国各地均产，以广东所产最为著名，故又称广狗肾。

［性味归经］味咸，性温。归肾经。

［食养功效］温肾壮阳，补益精髓。日常食之可壮肾阳、暖冲任、益精髓。适于阳虚体质、虚寒宫冷者食用，尤宜冬令养生进补。常用养生方如狗鞭汤、狗鞭羊肉汤等。主要用于肾虚阳痿、阴冷、妇女带下以及畏寒肢冷、腰酸尿频。可单用炖食或配伍鹿鞭、羊肉、枸杞子等同用。

［饮食应用］

（1）狗鞭汤。黄狗肾1具，调以姜、葱、盐，炖食。用于阳痿。

（2）狗鞭散。黄狗肾焙干研末，每服10g，黄酒调食。用于阳痿、精冷。

（3）双鞭壮阳汤。黄狗肾1具、牛鞭1具、枸杞子100g，调以椒、姜、葱、盐炖食。用于男子阳痿、女子宫冷不孕。

（4）狗鞭羊肉汤。黄狗肾1具、羊肉250g，佐以调料，炖食。用于畏寒肢冷、妇女虚寒腹痛、带下清稀。

［食用方法］可炖汤食或研末酒下。

［注意事项］阳盛体质及阴虚火旺者不宜食用。

鹿尾

鹿尾，为鹿科鹿属动物梅花鹿（*Cervus nippon* Temminck）或马鹿（*C.elaphus* Linnaeus）的尾巴，其中冬季猎取者称冬尾，春、秋猎取者称伏尾。主产东北地区等地，为著名山珍野味之一。《调疾饮食辩》谓："尾肉尤佳，为八珍味之一。"以马鹿尾为佳，以冬尾为优。

［性味归经］味甘、咸，性温。归肾经。

［食养功效］可补肾阳，益精气。主治腰脊疼痛不能屈伸、肾虚遗精及头昏耳鸣、阳痿，为补肾壮阳养生珍品。日常食之可补肾阳、益肾精，适于肾虚体质、阳事衰弱者以及老年人和冬季养生进补。常用养生方如枸杞子鹿尾汤、鸡汤鹿尾等。

主要用于肾虚腰脊疼痛、阳痿、遗精、头昏耳鸣。本品补肾阳、暖腰膝、益肾精，故适用于阳虚或阳虚精亏之肾虚证。可单用清炖或配伍人参、枸杞子等同用。

［饮食应用］

（1）鹿尾汤。发好鹿尾1个、鸡汤1000g，调以酒、盐、姜、葱，炖食。用于肾虚阳痿、头昏耳鸣。

（2）人参鹿尾汤。人参10g、发好鹿尾1个，调以作料，炖汤食。用于阳痿、遗精。

［食用方法］宜炖食。

［注意事项］阳盛体质及热病者不宜食用。

海参

海参，为刺参科刺参属动物刺参［*Apostichopus japonicus*（Selenka）］、绿刺参、花刺参（去内脏）的全体。

［性味归经］味咸、甘，性平。归肺、肾经。

［食养功效］补肾益精、养血润燥、止血。主治精血亏损，虚弱劳怯，阳痿，梦遗，小

便频数，肠燥便秘，肺虚咳嗽咯血，肠风便血，外伤出血。

［饮食应用］

（1）补肾益精。适用于肾虚不固、精血亏少之阳痿遗精、滑精、尿频、肾虚腰痛等症。本品甘温而质地柔润，既能补肾阴，又能补肾阳，常配以当归、巴戟天、龟板、枸杞、杜仲同用，或与羊肉炖食。例如《调疾饮食辩》中的海参羊肉汤，用于治疗肾虚阳痿遗精。

（2）养血润燥。适用于血虚乏力、面色萎黄或血虚经闭、肠燥便秘等症。本品味甘，滋阴养血。例如《调疾饮食辩》中的海参鸭羹可滋阴润肺，止咳止血，用海参与鸭肉加清水、黄酒、食盐共煮。用于治疗阴虚咯血、肺痨。

［食用方法］煎汤、煮食，或红烧。

［注意事项］脾虚便溏、出血兼有瘀滞或湿邪阻滞的患者禁食。

河虾

河虾，别名青虾，为长臂虾科沼虾属动物日本沼虾［*Macrobrachium nipponense*（de Haan）］等虾的全体或肉。虾之大者蒸曝去壳，谓之虾米。

［性味归经］味甘，性微温。归肝、胃、肾经。

［食养功效］补肾壮阳、通乳、托毒，为温补强壮养生佳品。主治肾虚阳痿，产妇乳少，麻疹透发不畅，阴疽，恶核，丹毒，臁疮。日常食之可补五脏、温肾阳、益精血、通乳汁。适于肾阳虚弱体质、妇女产后以及无病强身者食用。常用养生方如炒虾腰、枸杞子炒虾仁等。

［饮食应用］

（1）补肾壮阳。适用于肾虚阳痿、遗精、精少、遗尿或宫冷不孕、腰脚无力等症。本品甘温，补肾阳、益精髓。《本草纲目》中有虾蛤散，用河虾与蛤蚧同用，将虾米500g，蛤蚧2枚，茴香、蜀椒各120g，并以青盐化酒炙炒，以木香粗末30g和匀，趁热收新瓶中密封。每服一匙，空心盐酒嚼下。有补肾益阳之效。

（2）下乳汁。适用于无乳及乳病。本品可滋补肝肾，促进乳汁分泌而下乳。《纲目拾遗》中有虾米酒，用鲜虾米500g，取净肉捣烂，黄酒热饮，少时乳至，再用猪蹄汤饮之，一日几次，其乳如泉。用于治疗缺乳。

（3）温补托毒。适用于血风痛疮、痈疽肿毒、丹毒等症，外用为主。本品性温，可温补以托毒外出。以生虾、黄丹捣和贴之，日换一次。治疗血风臁疮。

［食用方法］内服，煮汤。外用，捣敷或焙干研末撒。

［注意事项］本品性温气腥，多食易化火伤阴，且易发疮疥，不宜食之过多。

海虾

海虾，别名对虾、明虾，为对虾科对虾属动物中国对虾［*Penaeus chinensis*（Osbeck）］、长毛对虾、墨吉对虾、斑节对虾等多种对虾的肉或全体。

［性味归经］味甘、咸，性温。归肾经。

［食养功效］补肾兴阳、滋阴息风。主治肾虚阳痿，阴虚风动，手足搐搦，全身瘙痒，

皮肤溃疡。

[饮食应用]

（1）补肾壮阳。适用于肾虚阳痿等症。本品甘温，可补肾兴阳。以活海虾100g浸酒中，醉死后服食或取出略加食盐和油，炒熟食。用于治疗阳痿。

（2）祛风通络。适用于痰火后半身不遂、筋骨疼痛等症。本品温补肾阳、祛风通络、强壮筋骨。用核桃仁、棉花子仁、杜仲、炒巴戟天、朱砂、骨碎补、枸杞、续断、牛膝各100g、海虾200g等，用烧酒10kg煮食。用于治疗痰火阻滞、半身不遂。

[食用方法] 炒食，煮汤，浸酒或做虾酱。

[注意事项] 过敏体质、皮肤病者，不宜多食。

第四节　补阴类食物

补阴类食物是指滋养人体阴液，滋润脏腑，改善或消除阴虚证的食物。

本类食物性味多甘寒，能滋阴、生津，有的还有清热作用，特别适用于阴虚证，如口干舌燥、失眠健忘、头晕目眩、耳鸣眼花、腰膝酸软等症状。也适用于阴虚内热证，除阴虚表现外，还可见夜间出汗、烦热等内热症状。

补阴类食物大多甘寒滋腻，不易消化，凡脾肾阳虚或痰湿阻滞所致食欲不振、腹满便溏者慎重食用。

血虚和阴虚都是表示人体阴液的亏损，补血类食物和养阴类食物往往配合使用。

枸杞子

枸杞子，为茄科枸杞属植物宁夏枸杞（*Lycium barbarum* L.）的果实，以宁夏、甘肃等地出产的品质为优。现代研究发现，枸杞子主要含有多糖类成分，具有促进和调节免疫功能、延缓衰老、降血脂与保肝、抗脂肪肝、降血糖、降血压等作用。

[性味归经] 味甘，性平。归肝、肾、肺经。

[食养功效] 养肝，滋肾，明目，润肺。治肝肾亏虚，头晕目眩、目视不清，腰膝酸软，阳痿遗精，虚劳咳嗽，消渴引饮等。

[饮食应用]

（1）滋补肝肾。可用于治肝肾亏损所致的腰膝酸软、头晕目眩、虚劳咳嗽、消渴、遗精等症。可与地黄、杜仲配用。怀山药50g，枸杞子15g，猪脑1具，生姜、葱、味精、食盐等适量。猪脑漂洗干净，怀山药、枸杞子洗净，一同放入砂锅中，入葱、姜、清水适量。将砂锅置武火上煮沸后，移文火上煮熟即可，食用时加食盐、味精调匀。分顿食用。

（2）滋阴润肺。用于治肺阴虚引起的干咳无痰、咽干口渴等症，与麦冬、玉竹、知母配合使用。

（3）明目。适用于中老年人目暗眼花、视物不清等症。常与菊花配合使用。

（4）治体弱乏力、贫血昏花、视物模糊、肾虚阳痿、腰痛。枸杞子100g、熟青笋100g、瘦猪肉500g、猪油100g，食油、白糖、味精、料酒、香油、水豆粉、酱油适量。猪瘦肉洗净，去筋膜，切成7cm长的丝。青笋切成同样长的细丝，枸杞子洗净待用。炒锅入油烧热，将肉丝、笋丝同时下锅划散，将料酒、白糖、酱油、食盐、汤、味精搅匀，与枸杞子一同加入锅中颠翻几下，淋入香油推匀，装盘即成。

［食用方法］浸泡，煎，煮，熬。

［注意事项］脾胃虚弱、大便泄泻者不宜食用。

桑椹子

桑椹子，为桑科桑属植物桑（*Morus alba* L.）的干燥果穗。

［性味归经］味甘、酸，性寒。归肝、肾经。

［食养功效］滋阴养血，生津，润肠。主治肝肾不足和血虚精亏的头晕目眩，耳鸣，须发早白，失眠，消渴，腰酸，肠燥便秘，秃疮。

［饮食应用］

（1）治肝肾不足、精血亏少、早衰、耳鸣失聪、视物昏花。桑椹酒：将本品5000g捣汁煮过，将大米3000g煮半熟沥干，与桑椹汁拌和均匀，蒸煮后下适量酒曲搅匀，装入瓦坛保温发酵后即可食用，每次食30～50mL，用开水冲服或加水煮热食之。

（2）治须发早白。《千金要方》里说要常食桑椹。

（3）治头晕脑涨、眼花干涩、视物模糊。桑龙酒：桑椹、龙眼肉各120g，浸于2000g白酒中密封，经10天后开封即可饮之以治之。

［食用方法］生食，适量。或加蜜熬膏、浸酒用。

［注意事项］因其有滋阴生津润肠之力，故脾胃虚寒而大便溏者忌食。

黑芝麻

黑芝麻，别名胡麻、巨胜、乌麻、黑脂麻、乌芝麻、小胡麻，为胡麻科胡麻属植物芝麻（*Sesamum indicum* L.）的黑色种子。《神农本草经》谓："主治伤中，虚羸，补五内，益气力，长肌肉，填髓脑。久服轻身，不老。"

［性味归经］味甘，性平。归肝、脾、肾经。

［食养功效］养血益精，润肠通便。主治肝肾精血不足所致的头晕耳鸣，腰脚痿软，须发早白，肌肤干燥，肠燥便秘，妇人乳少，痈疮湿疹，风癫疬疡，小儿瘰疬，汤火伤，痔疮。

［饮食应用］

（1）益寿延年，去客热。胡麻子、白茯苓（去黑皮）、生干地黄（焙）、天门冬（去心，焙）各400g。上4味，捣罗为细散。每服一汤匙，食后温水调下。

（2）治肝肾不足，时发目疾，皮肤燥涩，大便闭坚。桑叶（经霜者，去梗筋，晒枯）、黑芝麻（炒）等份。为末，以糯米饮捣丸（或炼蜜为丸）。日食20～25g，勿间断，自效。

（3）治老人四肢无力、腰酸膝痛。黑芝麻1000g（熬）、薏苡仁1000克、干地黄250g（切），上以绢袋贮，无灰酒渍之，勿令泄气，满五六日。空心温食一二盏。

（4）治白发还黑。《千金要方》谓："乌麻，九蒸九暴，末之，以枣膏丸食之。"

［食用方法］内服：煎汤；或入丸、散。外用，适量，煎水洗浴或捣敷。

［注意事项］脾弱便溏者禁食。

葵花子

葵花子，别名向日葵子、葵子，为菊科向日葵属植物向日葵（*Helianthus annuus* L.）的果实。

［性味归经］味甘，性平。归肝、大肠经。

［食养功效］透痈脓，止痢，透疹，为滋养强壮养生食品。日常食之可滋阴液、润五脏、益脾胃。适于阴虚体质、形体瘦弱以及无病强身者食用。常用养生方如葵子粥。

［饮食应用］

（1）杀虫止痢。适用于大肠热邪灼伤脉络而致的大便血痢腹痛及蛲虫引发的肛门作痒，夜间尤甚等症。向日葵仁甘缓而止痢杀虫。用向日葵子30g，开水煮1h，加冰糖3g服食。主治血痢。又，取向日葵子250g，去壳生食。可用于治蛲虫病。

（2）降血压。适用于肝气偏盛引起的头痛眩晕、视物不清、腰膝酸软等症。向日葵仁生食性微凉入肝经则能清肝热，阻止热邪损伤阴血而能平肝抑阳；味甘则能缓急止痛，所以具有平肝止痛的作用。取生向日葵子30g，去壳生食；也可用芹菜根汁60mL送食。可治高血压。

［食用方法］向日葵仁宜生食、炒熟食用或榨油食用。

［注意事项］发霉变质的向日葵仁当严禁服食；肥胖者不宜多食向日葵仁。

百合

百合，为百合科百合属植物卷丹、百合（*L.brownii* F. E. Brown ex Miellez）、细叶百合等的鳞茎。百合与猕猴桃、芦笋并称为"三大抗癌果蔬"。

［性味归经］味甘、微苦，性微寒。归肺、心经。

［食疗功效］养阴润肺，清心安神。主治阴虚久咳，痰中带血热病后期，余热未清，或情志不遂所致的虚烦惊悸、失眠多梦，精神恍惚，痈肿，湿疮。

［饮食应用］

（1）治病后虚弱、干咳痨嗽。鲜百合50g、杏仁10g、粳米50g、白糖适量，将杏仁去皮、尖，打碎，同鲜百合、粳米共煮为稀粥。加白糖适量温食。

（2）治支气管扩张咯血。大鲫鱼1条、百合100g、柿饼2个、冰糖50g、黄酒10g，取鲫鱼除去鳞、鳃及内脏，洗净，入锅加水适量，煎煮至沸。加入黄酒及事先洗净切丁的柿饼和百合，再煎煮60min。放入冰糖化开后出锅。分顿食用，吃鱼肉、百合、柿饼，喝汤。

（3）治产后虚羸不足。黄雌鸡1只，生百合、白粳米适量，五味调料适量。黄雌鸡宰杀后去毛及内脏，洗净备用。百合洗净备用。粳米淘洗干净并百合纳入鸡腹，并以线缝紧。以五味调料加水适量煮鸡令熟。开肚取饭，和鸡肉并汁取食。

［食用方法］浸泡、炖、蒸、煮、焖、熬。

［注意事项］风寒咳嗽及中寒便溏者禁食。

银耳

银耳，别名白耳、白木耳，为银耳科银耳属银耳（*Tremella fuciformis* Berk.）的子实体。

［性味归经］味甘、淡，性平。归肺、胃、肾经。

［食养功效］滋阴生津，润肺养胃，为滋阴强壮养生佳品。日常食之可滋阴润肺、养胃生津、补肾健脑、滋润肌肤、抗衰延年。本品甘淡性平，滋补不腻，补不峻猛，尤宜养生常食。适于阴虚体质、阴虚内燥体质、病后体虚、老年体衰以及秋燥进补和无病强身者食用。常用养生方如冰糖银耳大枣汤、银耳炖山鸡、西米银耳等。

［饮食应用］

（1）滋阴润肺。适用于阴虚劳嗽咯血等。银耳质地柔润，其性微凉，善入肺经，具有润肺止咳的作用，常作为阴虚咳嗽的食物之一。用银耳6g、竹参6g、淫羊藿3g，先将银耳与竹参用冷水浸胀捞出，加水200mL、冰糖5～10g、猪油5g，后将淫羊藿切碎，置碗中蒸15min，去淫羊藿渣，饮汁食银耳、竹参。主治肺阴虚，咳嗽。

（2）养胃生津。适用于胃虚所引起的虚热汗出、口干咽燥、体虚气弱、倦怠乏力等。银耳味甘，补益胃气，气旺津生，故有养胃生津的作用。取银耳10g、大米100g、冰糖3～6g，小火煮粥，日食1次。可用于治自汗、盗汗、遗精腰痛、妇女带下、乏力、腹痛、食欲不振。

［食用方法］银耳宜水浸后凉拌、做羹食。

［注意事项］风寒咳嗽者及湿热酿痰致咳者禁食银耳。

松子

松子，别名松子仁、海松子、新罗松子，为松科松属植物红松（*Pinus koraiensis* Sieb. et Zucc.）的种子。主产东北地区。可做果品供食。《随息居饮食谱》谓："果中仙品，宜肴宜馅，服食所珍。"

［性味归经］味甘，性微温。归肺、肝、大肠经。

［食养功效］润燥，养血，祛风。为滋补强壮养生佳品。日常食之可滋阴液、润五脏、益气血、泽肌肤、肥健体、抗衰老。适于阴虚体质、液亏内燥体质、身体羸弱以及老年人和无病强身者食用。常用养生方如松子鸡卷、松子肉、松子鸭等。

［饮食应用］

（1）润肺止咳。适用于肺燥引起的干咳少痰或咳痰不爽等症。松子仁富含油脂，功能润肺燥而化痰止咳，凡肺燥咳嗽吐痰黏少者皆可适量选食之。取松子仁200g、白糖300g，制成糖块，适量服食。主治肺燥咳喘、肠燥便秘。

（2）滑肠通便。适用于津少肠燥所致的大便秘结或老年习惯性便秘等症。松子仁味甘则益气，气充则能推动大便下行，且松子含油较多而能润滑肠道，同时肺与大肠相表里，脏腑同治，故有滑肠通便的作用，特别是既有肺燥咳喘，又有肠燥便秘者尤为适宜。取松子仁、柏子仁、大麻仁各等份，共研，熔白蜡为丸如桐子大，以少黄丹汤送服20～30丸，食前。可用于治老人虚秘。

［食用方法］松子宜炒熟去壳食之；松子仁也可研粉做丸服食。

［注意事项］肥胖、高血脂、动脉硬化、高血压者不宜多食松子仁；变质腐烂的松子仁应严禁食用。

黄精

黄精，为百合科黄精属植物黄精（*Polygonatum sibiricum* Delar. ex Redoute）、多花黄精和滇黄精的根茎。

［性味归经］味甘，性平。归脾、肺、肾经。

［食养功效］养阴润肺，补脾益气，滋肾填精。主治阴虚劳嗽，肺燥咳嗽；脾虚乏力，食少口干，消渴；肾亏腰膝酸软，阳痿遗精，耳鸣目暗，须发早白，体虚羸瘦，风癞癣疾。

［饮食应用］

（1）补肺润燥。适用于肺虚干咳或咯血等症，常与沙参、知母配用。

（2）补肾滋阴。适用于肾虚精亏所致的腰酸腿软、头昏眩晕等症。可与枸杞子配用。

（3）健脾益气。适用于治脾虚乏力、饮食减少、疲倦乏力等症，常与谷类、粳米、党参、白术、茯苓配用。

［食用方法］浸泡、炖、蒸、煮、熬。

［注意事项］中寒泄泻，痰湿痞满气滞者禁食。

玉竹

玉竹，别名葳蕤、萎蕤，为百合科黄精属植物玉竹［*Polygonatum odoratum*（Mill.）Druce］的根茎。

［性味归经］味甘，性平。归肺、胃经。

［食养功效］滋阴润肺，养胃生津。主治燥咳，劳嗽，热病阴伤，咽干口渴，消渴，阴虚外感，头昏眩晕，筋脉挛痛。

［饮食应用］

（1）养阴润肺。可用于治肺胃阴虚所致的燥热咳嗽、口干消渴等症。可与麦冬、沙参配用。

（2）生津止渴。适用于热病伤津所致的口干舌燥等症。可与生地、麦冬配用。

［食用方法］浸泡、炖、蒸、煮、焖、熬。

［注意事项］痰湿气滞者禁食，脾虚便溏者慎食。

猪肉

猪肉，为猪科猪属动物猪的肉。

［性味归经］味咸、甘，性微寒。归脾、胃、肾经。

［食养功效］补虚，滋阴，润燥。主治体虚羸瘦，热病伤津，燥咳，消渴，便秘。

［饮食应用］

（1）滋阴润燥。适用于阴血不足引起的心慌、心悸、怔忡、哭笑不休及躁动不安等症。猪肉味甘则补，心神得气血之濡养，心慌怔忡诸证皆除。取猪肉2500g，炖熟，切作脍，入五味，适量食之。主治风邪癫狂病，经久不瘥，或歌或笑，行走无时。

（2）益气养血。适用于气血不足所致的头晕眼花、耳鸣耳聋、形体消瘦、神疲乏力等症。猪肉味甘而益脾胃之气。胃气得益而受纳腐熟水谷有权，脾气得补而运化有力，脾胃为后天之本，是故气血生化有源而充足，使五脏六腑、四肢百骸、肌肤毛发等得以濡养，故有补益气血的功能。取肥猪肉（切碎）250g、米100g，煮粥加盐、豉少许调匀，适量服食。用于治脾胃虚冷、腹中积寒，胀满刺痛。

［食用方法］猪肉宜炒、炖、煮、烧等烹调后食用。

［注意事项］凡患绦虫病猪肉（米粒猪肉）及其他病死猪肉严禁食用，特别是因猪链球菌病死的猪肉绝对禁食，严防人因感染猪链球菌而致死的悲剧再次发生。痛风患者不宜食猪肉，以免复发或加重；"瘦肉精"饲养的猪肉也当禁食。

猪脑

猪脑，为猪科属动物猪的脑髓，以新鲜者为佳。

［性味归经］味甘，性寒。归心、脑、肝、肾经。

［食养功效］补髓，润肤。日常食之可滋补脑髓、补益虚损。适于用脑过度、小儿益智、阴虚液亏体质及年老体衰者食用。常用养生方如枸杞子炖猪脑。主要用于头风眩昏，偏、正头痛，耳鸣，失眠，健忘。

［饮食应用］

（1）枸杞子炖猪脑。猪脑1个、枸杞子20g，隔水炖食。用于头风眩晕、脑外伤后遗症。

（2）红糖蒸猪脑。猪脑、红糖，蒸食。用于头昏耳鸣。

［食用方法］宜隔水炖食或蒸食。

［注意事项］病死及变质猪脑严禁食用。

牛乳

牛乳，别名牛奶，为母牛乳腺中分泌的乳汁。作乳类供食，或加工成奶粉、炼乳、酸乳、奶油、奶酪、牛油等供食。

［性味归经］味甘，性微寒。归心、肺、胃经。

［食养功效］补虚损，益肺胃，养血，生津润燥，解毒。主治虚弱劳损，反胃噎膈，消渴，血虚便秘，气虚下痢，黄疸。

［饮食应用］

（1）补虚损、益肺胃。适用于病后体虚、气血不足等证。本品性甘，既能补益强壮，又能滋阴润燥，可滋阴血、益五脏。黄牛乳饮，取黄牛乳1000mL、水4000mL，煎取1000mL，如人饥，稍稍饮之，不得过多。用于治大病后不足、万病虚劳等。

（2）生津润肠。适用于产后气血不足或阴血不足、肌肤枯燥、阴虚内燥体质。牛乳质润，可润肠胃、泽肌肤。取牛乳250mL煮沸饮用。用于产后二便不通。

［食用方法］宜煮沸饮用。

［注意事项］不宜久煮。脾胃虚寒作泻、中有冷痰积饮者慎用。《本草拾遗》："与酸物相反，令人腹中结瘕。"

鸡蛋

鸡蛋，别名鸡卵、鸡子，为雉科雉属动物家鸡（*Gallus gallus domesticus* Brisson）的卵。

［性味归经］味甘，性平。归心、肾经。

［食养功效］滋阴润燥，养血安胎。主治热病烦闷，燥咳声哑，目赤咽痛，胎动不安，产后口渴，小儿疳痢，疟疾，烫伤，皮肤瘙痒，虚人羸弱。

［饮食应用］

（1）清肺利咽。适用于咽喉肿痛，最好含服。

（2）清热解毒。适用于痈肿疮疡（尚未溃破），可以局部外敷。

（3）滋阴息风。适用于产后血晕或小儿惊痫等症。本品甘平，入心肾经，可补益心肾、交通上下、养阴息风。取鸡子1枚，去壳分清，以荆芥末6g调食。用于治疗产后血晕、身痉直、口角与目外眦向上牵急、不知人等。又，将鸡子黄和乳汁，量儿大小服之，用于治疗小儿惊痫。

（4）养心安神。适用于阴虚内热致烘热、烦躁、心神不宁等症。本品能交通心、肾，滋阴清热以除烦宁心。百合鸡子黄汤：取脱瓣百合，浸泡后放入清水中烧沸，加入鸡子黄搅匀，沸后调味食用。

［食用方法］可煎、炒、蒸、煮、冲或煮蛋花等。

［注意事项］脾胃虚弱者不宜多食，多食则令人闷满。

乌骨鸡

乌骨鸡，别名乌鸡、药鸡、武山鸡，为雉科雉属动物乌骨鸡（*Gallus gallus domesticus* Brisson）去羽毛及内脏的全体。《本草纲目》谓："乌骨鸡，有白毛乌骨者，黑毛乌骨者，斑毛乌骨者；有骨肉俱乌者，肉白骨乌者；但观鸡舌黑者，则骨肉俱乌，入药更良。"乌骨鸡原产江西省泰和县武山地区，故也称泰和鸡、武山鸡。

［性味归经］味甘，性平。归肝、肾、肺经。

［食养功效］补肝肾，益气血，退虚热。主治虚痨羸瘦痨热，骨蒸痨热，消渴，遗精，滑精，久泻，久痢，崩中，带下。

［饮食应用］

补益肝肾。适用于肝肾阴虚所致的耳聋、腰背疼痛、不能久立、乏力少气、身重盗汗等证。本品味甘温，可滋补强壮、补益肾精。例如《本草纲目》中治肾虚耳聋，可取乌雄鸡1只，洗净，以白酒3000mL，煮熟，趁热食之，三五只即效。

［食用方法］多炖、煮食用。

［注意事项］本品甘温滋腻，易助火留邪，故凡实证及外感病、邪毒未清者不宜食。普通鸡和乌骨鸡都味甘，具有补益作用。普通鸡性温，入脾胃经，偏于补益脾胃，温中益气；乌骨鸡性平，入肝肾经，以滋补肝肾之阴为主。

鸭肉

鸭肉，即白鸭肉，为鸭科鸭属动物家鸭（*Anas domestica* Linnaeus）的肉。

［性味归经］味甘、微咸，性平。归脾、肺、肾经。

［食养功效］补气滋阴，利水消肿。主治虚痨骨蒸，咳嗽，水肿。福建的白鹜鸭具有特殊的药理作用，被《中国家禽品种志》誉为"全国唯一药用鸭"，能治咯血、虚痨等病症，自古在民间常用其作为治疗麻疹、肝炎、无名低热、高烧、烦躁失眠和痢疾等病的辅助食物。

［饮食应用］

（1）滋阴养胃。适用于阴虚所致的骨蒸劳热、咳嗽、咽干口渴、盗汗、遗精、月经量少等症。本品味甘性寒，长于滋胃阴润燥而除热。取冬瓜2kg（不去皮），鸭1只（去毛及内脏），瘦猪肉100g，海参、芡实、薏苡米各30g，莲叶500g。共煮至烂，加调料食用。

（2）利水消肿。适用于各种浮肿、腹水。本品味甘微寒，能够利水消肿。取雄鸭1只，去毛及内脏，或加猪蹄或火腿，煮熟后调味食用；或将鸭肉切片，同大米煮粥，调味食用。用于治疗阴虚水肿。

（3）健脾补虚。适用于治疗脾虚水肿、消渴、肾虚遗精。鸭肉味甘补益，可健脾止泻。取老鸭1只，洗净，芡实200g，洗净入鸭腹中，置砂锅中用大火烧开，加入调料，小火炖熟。用于治疗脾虚泄泻。

［食用方法］适量煮食，内服饮汤。

［注意事项］本品甘微寒质润，多食腻胃滑肠，脾虚便溏、肠风下血、外感病邪气未清者禁食。

甲鱼

甲鱼，别名鳖、团鱼、水鱼。鳖肉，为鳖科鳖属动物中华鳖［*Trionyx sinensis*（Wiegmann）］或山瑞鳖的肉。

［性味归经］味甘，性平。归肝经。

［食养功效］滋阴补肾，清退虚热。主治虚劳羸瘦，骨蒸痨热，久疟，久痢，崩漏，带下，癥瘕，瘰疬。

［饮食应用］

（1）滋阴凉血。适用于阴血亏损所致骨蒸劳热、五心烦热、午后低热、遗精等症。本品为血肉有情之品，既能补阴，而又长于清血分之热。也用于妇女因阴血不足所致经少、经闭、崩漏、带下等，对经前期紧张综合征或更年期综合征也可使用。单用鳖肉加冰糖炖食，用于治疗阴虚诸损。

（2）补虚调中。适用于身体虚弱所致四肢乏力、腰膝酸软、赢瘦等症。本品养肝血，柔肝阴。可以清炖食用。

（3）止泻截疟。适用于身体虚弱所致久泻久痢。本品可养血截疟，止泻。用鳖卵煮食用于治疗小儿久泻久痢。

［食用方法］煮食、炖汤食或入丸剂。

［注意事项］本品滋腻，一次不宜进食过多，以免妨碍脾胃运化功能。脾胃阳虚及孕妇慎食。

牡蛎

牡蛎，别名蛎蛤、海蛎子，为牡蛎科牡蛎属动物近江牡蛎（*Ostrea rivularis* Gould）、长牡蛎或大连湾牡蛎等的肉。

［性味归经］味甘、咸，性平。归肝、肾经。

［食养功效］养血安神，软坚消肿，为滋阴养血养生佳品。日常食之可滋阴养血、补益五脏、养心安神、润泽肌肤。适于阴血亏虚体质、瘵病体虚、形体瘦弱以及无病强身者食用。常用养生方如牡蛎粥。

［饮食应用］

滋阴养血、宁心安神。适用于心血不足所致烦热失眠、盗汗等症。例如《本草拾遗》中的粢蛎黄，用牡蛎肉250g，洗净，倒入烧沸的鸡清汤中，汆熟即成，用于治疗心神不宁、失眠盗汗。若酒后头晕，可用蛎肉30g、雪菜10g，熬汤饮食。

［食用方法］可生食或煮食。

［注意事项］脾虚精滑者不可多食。

鲍鱼

鲍鱼，别名鳆鱼、石决明肉等，为鲍科鲍属动物杂色鲍（*Haliotis diversicolor* Reeve）、皱纹盘鲍、耳鲍、羊鲍等的肉。

［性味归经］味甘、咸，性平。归肝、肾经。

［食养功效］滋阴清热、益精明目，调经润肠，为补肝肾、益精血养生佳品。日常食之可补益肝肾、养血益精、明目开胃、强壮身体。适于肝肾亏虚体质、女子精血亏虚体质、瘵病后体虚、老年视力减退以及无病强身者食用，又为妇女和老年人保健食品。常用养生方如红焖鲍鱼。

［饮食应用］

（1）养血柔肝。适用于血枯经闭、乳汁不足，或血虚崩漏、带下等症。本品味甘补益，入于肝经，可养血柔肝。用鲍鱼2只、葱2茎煮食。用于治疗女子血枯经闭、乳汁不足。又如《名医别录》中鲍鱼汁饮，鲍鱼煮汁，微加醋饮，不得用盐，用于女子崩中血不止者。

（2）滋阴退热。适用于虚损劳瘵、骨蒸潮热、盗汗等症。本品滋阴养血、清虚热。用鲍鱼肉煮食，若加入黄芪，效果更佳。用于治疗阴虚潮热、盗汗。

（3）益精明目。适用于肝肾不足所致视物不清等症。本品养肝血、益肝阴、明目。可用鲍鱼壳（石决明）30g、鲍鱼肉30g煮食，以治疗肝阴不足的视物不清。

［食用方法］适量煮食或煎汤。滋阴清热宜用鲜品。

［注意事项］鲍鱼体坚难化，脾胃虚弱者可煮汤单饮为宜。鲍鱼壳名石决明，有滋阴、清热明目的作用。

哈士蟆油

哈士蟆油，是蛙科蛙属动物中国林蛙（*Rana temporaria chensinensis* David）或黑龙江林蛙的输卵管。每年的秋季，正是哈士蟆储存能量准备冬眠的时候，也是生命力最强之时，尤其是雌雪蛤的输卵管更是聚集了来年繁殖后代的所有营养。

［性味归经］味甘、咸，性平。归肺、肾经。

［食养功效］补肾益精、养阴润肺，有"补品之王"之称，为滋补强壮养生佳品。日常食之可滋补肺肾、益精添髓、润泽脏腑、补气助阳、旺盛精力、养颜护肤。适于肺肾阴虚体质、痨病体虚、病后产后虚弱、肾阳虚体质、精力不足者以及妇女和老年人食用。常用养生方如蛤蟆油蒸燕窝。

［饮食应用］

（1）用于久病虚损、产后虚弱。可单用蒸食。哈士蟆油蒸燕窝：蛤蟆油、燕窝，蒸食。用于神经衰弱。

（2）用于肺痨咳嗽吐血、盗汗。可单用或配伍白木耳等同用。银耳蒸哈士蟆油：蛤蟆油、白木耳、白糖，蒸食。用于肺痨吐血。

（3）润肤养颜。木瓜炖雪蛤：番木瓜1个（约750g）、雪蛤膏10g、鲜奶1杯、水1杯、冰糖50g。哈士蟆油用水浸4h或者一晚，放入滚水中煮片刻，盛起，滴干水分。番木瓜洗干净外皮，在顶部切出2/5作盖，木瓜盅切成锯齿状，挖出核和瓤，木瓜放入炖盅内。冰糖和水一起煲溶，然后放入雪蛤膏煲0.5h，加入鲜奶，待滚，滚后注入番木瓜盅内，加盖，用牙签插实木瓜盖，隔水炖1h即可。

［食用方法］可做汤食或蒸汤食。

［注意事项］有外感病及食少便溏者禁食。

燕窝

燕窝，为雨燕科金丝燕属动物金丝燕（*Collocalia esculenta* Linnaeus）的唾液与绒羽等混合凝结所筑成的巢窝。

［性味归经］味甘，性平。归肺、胃、肾经。

［食疗功效］养阴润燥，益气补中，化痰止咳。主治久病虚损，肺痨咳嗽，痰喘，咯血，吐血，久痢，久疟，噎膈反胃，体弱遗精，小便频数。

［饮食应用］

（1）治肺结核咯血。土燕窝10g、百合20g、冰糖适量。蒸熟，一次食之，日服2次。

（2）治老年痰喘。秋白梨1个，去心，入燕窝3g，先用滚水泡，再入冰糖5g蒸熟，每日早晨服下，勿间断。

（3）治体虚自汗。黄芪20g、燕窝5g，煎服，日服2次。

（4）治小便频数。土燕窝10g、益智仁5g、桑螵蛸5g，后两味研末与燕窝同蒸熟食。

［食用方法］水煎服，或炖服。先将燕窝用温水浸泡松软后，用镊子挑去燕毛，捞出用清水洗干净，撕成细条备用。

［注意事项］湿痰停滞及有表邪者慎食。

第八章
理气、理血类食物

理气、理血类食物是用来调理气、血运行的一类食物。

气、血是维持人体生命活动不可缺少的物质。它是通过脏腑功能活动而产生的，脏腑功能活动的进行，也需要有气、血作为物质基础。气、血的输布，是通过经脉来运行的，经脉也需要气、血的滋养。气、血是人体生命活动上不可缺少的物质。由于种种原因，会造成气、血运行不畅，形成气滞、气逆、血瘀等，可以通过理气、理血类食物调理气、血的运行。气与血是相互联系的，血瘀则气滞，因此活血类食物常与理气类食物同用，效果较好。

第一节　理气类食物

理气类食物是指疏理气机、舒肝解郁，消除或改善气滞或气逆证为主要作用的食物。

冷热失调、精神抑郁、饮食不节以及湿浊、瘀血、痰饮等均易引起"气滞"。理气类食物多辛香苦温，入脾、肝经，善于舒肝解郁、调理脾胃，适用于气机不畅所致的气滞或气逆证。具有行气理脾作用的食物，主要用于脘腹胀满，食欲不良或恶心呕吐，便秘或泻而不畅，胃脘疼痛等证；具有疏肝解郁作用的食物，主要适用于肝郁气滞所致的胁肋胀痛、月经不调、疝气痛、乳房结块或胀痛、脘闷吞酸等证。

理气类食物大多辛温香散，易伤阴耗气，故气虚、阴虚者慎重食用。

陈皮

陈皮，为芸香科柑橘属植物橘（*Citrus reticulata* Blanco）及其栽培变种的成熟果皮。广东新会所产陈皮质量好，因此陈皮又有新会皮、广陈皮之称。

［性味归经］味辛、苦，性温。归脾、胃、肺经。

［食养功效］理气调中，降逆止呕，燥湿化痰。主治胸膈满闷，脘腹胀痛，不思饮食，呕吐，哕逆；咳嗽痰多。

[饮食应用]

（1）陈皮牛肉丝。将牛后腿肉500g洗净，切成片，再顺着肉纹切成粗丝；陈皮25g用干净的湿布润软，切成细丝；干辣椒切成丝；姜块洗净，去皮切丝。炒锅置旺火上，倒入花生油烧至六成热，倒入牛肉丝炸干水分，捞出，控油。原炒锅复上旺火，放入花生油烧热，下干辣椒丝10g、姜丝25g爆香，加水、黄酒、食盐、白糖、味精烧沸，下陈皮丝、牛肉丝，用小火煮40min左右。待牛肉丝回软时，再上旺火收汁，淋入香油，炒匀即成。陈皮和牛肉配伍，补中益气、健脾化痰，很适合脾胃虚弱、痰湿较重和体质虚弱之人食用。

（2）陈皮海带粥。将海带100g切成碎末，陈皮2片用清水洗净。将粳米100g加水适量，置于火上，煮沸后加入陈皮、海带，不时地搅动，改小火煮至粥成，加白糖调味即可。此粥软糯可口，具有补气养血、清热利水、安神健身作用。产妇临产时食之，能积蓄足够力气完成分娩过程。

（3）陈皮鸭煲。洗净光鸭半只，沥干水，用老抽涂抹鸭身，放入沸油内炸，炸至鸭身焦黄时捞起，浸在冷水中，冲去油腻待用。瓦煲中注入小半煲清水，放入陈皮5g、八角和酌量老抽、冰糖、食盐等调味，下鸭加盖煲着。待鸭身完全煲熟，勾些粉芡或稀芡即成，鸭不用斩件，原煲上桌。此膳清热滋阴去火，适用于脾胃虚弱、食欲不振等症。健康人食用，滋补健身、防病延年。

[食用方法]浸泡、煮、煎、熬。

[注意事项]本品温燥，助热伤阴，热证或阴虚内热者慎用。橘子的全身都是宝，皮、核、络、实、叶都有食疗功效。橘红为橘柚的外层果皮，味辛、苦，性温，入脾、肺经，具有理气宽中、燥湿化痰的功效；橘络为橘子果皮内层的筋络，味甘、苦，性平，入肝、肺经，具有宣通经络、行气化痰的功效；橘核为橘子的种子，味苦性平，入肝经，具有行气止痛的功效；橘叶为橘树的叶子，味辛、苦，性平，入肝经，具有疏肝、行气、散结的功效。

薤白

薤白，别名藠子、薤根、薤白头、野蒜，为百合科葱属植物小根蒜（*Allium macrostemon* Bunge）、藠头、长梗薤白或天蓝小根蒜等的鳞茎。

[性味归经]味辛、苦，性温。归肺、心、胃、大肠经。

[食养功效]理气宽胸，通阳散结。主治胸痹心痛彻背，胸脘痞闷，咳喘痰多，脘腹疼痛，泄痢后重，白带，疮疖痈肿。

[饮食应用]

（1）豆豉薤白粥。粳米100g淘洗干净，用冷水浸泡0.5h，捞出，沥干水分；淡豆豉50g洗净；薤白50g去皮，冲洗干净，切细，备用。锅中倒入粳米，加入约1200mL冷水，先用旺火煮开，下入淡豆豉，再改小火煮至半熟时，加入薤白、食盐，续煮成粥即可。此粥下气导滞、宽胸理气。适用于饮食不消化，或痢疾腹泻、腹部胀满、经常胸闷作痛者。

（2）拌薤白。薤白200g洗净，放在清水中浸泡1天后，取出沥干水分；大蒜100g捣成泥。将醋、白糖、酱油、蒜泥、食盐、辣椒面等作料放在一起搅拌均匀，成调味汁，浇在泡好的薤白上，拌匀装盘，即成。此菜蒜香可口，又有保健功效，可作为应季凉菜。

（3）糖醋薤白。将薤白500g洗净，控干水，置入密封的容器中，加白糖、白醋，浸泡10天后即可食用。此品具有开胃、健脾醒酒、助消化的作用。适宜于食欲不振、纳差食少、消化不良引起的脘腹饱胀等病症。

（4）薤白三七鸡汤。三七12g洗净，打碎成小粒状；鸡肉500g洗净，切块；陈皮6g水浸洗净；薤白60g除去根须，洗净；生姜、红枣去核洗净。将三七、鸡肉、陈皮、生姜、红枣放入开水锅内，用大火煮沸后，转小火煲2h，放入薤白再煮沸片刻，调味，加入米酒搅匀。此汤行气消肿，通阳散结。

［食用方法］煮、浸泡、蒸、炖、熬、焖。

［注意事项］本品辛温，热证或阴虚内热者慎用。

刀豆

刀豆，别名刀豆子、刀鞘豆、白凤豆、挟剑豆、刀培豆，为豆科植物刀豆［*Canavalia gladiata*（Jacq.）DC.］的种子。

［性味归经］味甘，性温。归脾、胃、肾经。

［食养功效］温中下气、益肾补元。主治虚寒呃逆，腹胀，久痢，肾虚腰痛。

［饮食应用］

（1）刀豆鸽肉汤。先将鸽子1只去内脏洗净，用开水汆烫滤去血水，放入炖锅中，将鸽肉煮酥，然后将刀豆30g去蒂洗净，山药20g刨皮切片，加入锅中再煮20min，加葱1根、料酒、食盐煮开即可。此汤壮阳散寒、和中健胃，适合食欲不振、脾胃欠佳者食用。

（2）刀豆煨猪腰。先将猪腰子劈成两半，洗净，剔除白色筋膜，以去除异味；然后将刀豆30g放入其中，又将两半腰子合拢，外用荷叶包裹，入炭灰中煨熟猪腰子，取出刀豆，将猪腰子切片装盘即可。食用时少加作料，味更鲜美。此菜肴具有补肾健腰之功，适用于肾虚腰膝酸软、疼痛，活动不利患者食之，是民间验方。

（3）酱汁刀豆。刀豆500g择去两头及老筋，洗净，切段；茭白50g去皮，洗净，切长条；生姜切为末。油入锅中烧至七成热，刀豆入内炸约2min，外壳起泡发软浮于油面时捞出沥油。锅内留少许底油，入甜面酱略炒，放入刀豆、茭白及黄酒、酱油、生姜末，翻炒片刻，加入鲜汤、味精，略闷，以湿淀粉勾芡，起锅即可。此菜补中益气、滋阴润燥、通利肠胃、止呕逆。

（4）刀豆梨。将梨挖去核，放入红糖30g，放满刀豆，封盖好，连同剩余的刀豆同放碗中。入笼蒸1h，去净刀豆后即成。经常食用，吃梨喝汤，有利咽、退肿之功效。

［食用方法］内服：煎汤，9~15g；或烧存性研末。

［注意事项］不可生食，要烧熟透。胃热患者禁食。

豌豆

豌豆，为豆科豌豆属植物豌豆（*Pisum sativum* L.）的种子。

［性味归经］味甘，性平。归脾、胃经。

［食养功效］和中下气，通乳利水，解毒。主治消渴，吐逆，泄痢腹胀，霍乱转筋，乳少，脚气水肿，疮痈。

［饮食应用］

（1）补中益气。适用于脾胃虚弱、纳呆食少、体倦乏力等。豌豆味甘补脾益胃，补脾而助运化精微，益胃而腐熟水谷，具有补益中气的作用，因此用于治中焦虚弱诸证。如《饮膳正要》中有取豌豆50g，捣去皮，与羊肉煮熟食。主治中气不足。

（2）止消渴。适用于脾虚胃弱、口干消渴等。豌豆甘则补益脾胃，水谷之精微化生充分，津生液足，消渴自除，故能生津止渴。用于治口干消渴证。用豌豆煮熟淡食。

（3）下乳汁。青豌豆加水炖熟，食用后可使乳汁增多，适用于产后缺乳者。

［食用方法］煎汤，或煮食。

［注意事项］多食发气痰。

荞麦

荞麦，为蓼科荞麦属植物荞麦（*Fagopyrum esculentum* Moench）的种子。

［性味归经］味甘、微酸，性寒。归脾、胃、大肠经。

［食养功效］健脾消积，下气宽肠，解毒敛疮。主治肠胃积滞，泄泻，痢疾，绞肠痧，白浊，带下，自汗，盗汗，疱疹，丹毒，痈疽，发背，瘰疬，烫火伤。

［饮食应用］

（1）下气消积。适用于饮食积滞，脘腹胀满泄泻。荞麦味甘，益脾助运；其性偏凉而下气，故可用于食积不化、腹胀泄泻证。用荞麦面做饭食之，可治胃肠积滞、慢性泄泻。

（2）止泻。适用于食积所致的脘腹疼痛泄泻证。荞麦味甘而缓急止痛，益脾助运而止泻。例如《本草纲目》用荞麦面30g，炒黄煮食之。用于治肚腹微微作痛，痛作即泻，泻亦不多，日夜数行；也治绞肠痧痛。

（3）止汗。适用于气阴两虚，自汗、盗汗证。荞麦味甘益气，气旺则固摄而止汗；性凉兼以除热；甘凉清热生津以资汗源。凡气阴不足、自汗、盗汗者皆可应用。荞倍饼：取荞麦面45g、五倍子末45g，两味和匀做饼，煨熟食之。具有消积，清热、敛汗之功。用于治夜间盗汗、自汗。

（4）止带浊。适用于赤白带下或白浊症。荞麦味甘益气而具有固摄以止带的作用。例如《千金要方》所载荞麦鸡子白丸，用荞麦250g，炒焦为末，鸡子清1碗和丸，如梧桐子大。每次50丸，盐汤送服。主治女子带下赤白或男子白浊。

［食用方法］荞麦宜加工成食品食用。

［注意事项］荞麦性凉，脾胃虚寒者禁食。

佛手

佛手，为芸香科柑橘属植物佛手［*Citrus medica* L. var. *sarcodactylis*（Noot.）Swingle］

的果实。我国著名的佛手品种有：广东肇庆的广佛手，重庆合川的川佛手，浙江金华、兰溪的金佛手和兰佛手。因名字相近，市场上常有将佛手瓜当作药用佛手使用的情况。其实，二者有很大不同。佛手是芸香科植物，气香，味微甜而后苦；而佛手瓜是葫芦科植物，果实不具佛手之香气，味甜，是北方补时之蔬菜，不作药用。

［性味归经］味辛、苦，性温。归肝、脾、肺经。

［食养功效］疏肝理气，和胃化痰。主治肝气郁结之胁痛、胸闷，肝胃不和、脾胃气滞之脘腹胀痛、嗳气、恶心，久咳痰多。

［饮食应用］

（1）当归佛手炖黄鳝。当归10g、佛手6g洗净切片；黄鳝300g去骨和内脏，切片，加入食盐、料酒，腌渍20min待用；姜切片；葱切段。黄鳝置炖锅内，放入当归、佛手、姜、葱，加清水600mL，置大火上烧沸，加入食盐，用小火炖煮35min即成。每日1次，每次吃黄鳝50g，随意喝汤。此品行气祛瘀，用于肋间神经痛、肝郁气滞瘀血内阻患者。

（2）玫瑰佛手茶。将佛手10g切片，与玫瑰花6g一同用沸水冲泡5min即成，代茶饮。每日1剂，温服。此茶理气解郁，用于肝胃不和、胁肋胀痛、胃脘疼痛、嗳气少食。

（3）佛手炖猪肠。将猪小肠100g洗净切段，与佛手20g共放锅中，加适量水用小火炖熟，加盐调味即成。食肉喝汤，每日1剂，分2次食用。此品健脾行气，收敛止带。适用于妇女脾虚湿盛而引起的白带过多。

（4）佛手粥。将佛手15g煎汤去渣，再加入粳米100g、冰糖适量同煮为粥。可供早、晚餐或作点心食用。此粥健脾养胃、理气止痛，适用于年老胃弱、胸闷气滞、消化不良、食欲不振、嗳气呕吐等病人。

［食用方法］浸泡、煎、煮、熬。

［注意事项］阴虚有火、无气滞者慎食。

香橼

香橼，为芸香科柑橘属植物枸橼（*Citrus medica* L.）与香圆的成熟果实。

［性味归经］味辛、苦、酸，性温。归肝、脾、肺经。

［食养功效］理气降逆，宽胸化痰。主治胸腹满闷，胁肋胀痛，咳嗽痰多。

［饮食应用］

（1）理气和中。适用于肝气郁滞、脾胃气滞所致的胸闷、胃脘胀痛、胁痛、少食呕吐等症。可与陈皮、郁金、香附配用。

（2）化痰止咳。适用于痰湿引起的咳嗽、痰多等症，可与茯苓、半夏配用。

［食用方法］香橼味酸苦，不宜鲜食。通常被制成蜜饯。

［注意事项］气虚者慎食。

茉莉花

茉莉花，别名柰花、末梨花，为木樨科茉莉属植物茉莉［*Jasminum sambac*（L.）Ait.］

的花，主产江苏、四川、广东等地。多熏制茶叶供饮。《随息居饮食谱》谓："熏茶蒸露，入药皆宜。珍珠兰更胜。"

［性味归经］味辛、微甘，性温。归肝、脾、胃经。

［食养功效］理气开郁，辟秽和中。主治泻痢腹痛，胸脘闷胀，头晕，头痛，目赤肿痛。

［饮食应用］

（1）茉莉花茶。茉莉花开水冲泡代茶饮。用于下痢腹痛。

（2）茉莉花粥。鲜茉莉花、糯米、白糖、葡萄干，先煮成粥，再入茉莉花、葡萄干、白糖，稍煮即成。用于胸腹胀满、下痢腹痛。

［食用方法］可泡茶或煮食。

［注意事项］诸养生不忌。

玳玳花

玳玳花（*Citrus aurantium* L. var. *amara* Engl.），别名代代花、枳壳花、酸橙花，是芸香科柑橘属植物玳玳花的花蕾。

［性味归经］味辛、甘、微苦，性平，归肝、脾、胃经。

［食养功效］和胃止呕，理气宽胸。常用于治疗胸中痞闷，脘腹胀痛，恶心呕吐、不思饮食。

［饮食应用］

（1）治肝郁化火所致慢性咽炎。野菊、玉兰花、玫瑰花、月季花、玳玳花各10g，用沸水冲泡或水煎，加入白糖适量，代茶饮。

（2）治消化不良之胃痛。玳玳花2g，煎服。每日1剂。

（3）解忧郁情绪。白萝卜150g去皮切丁；胡萝卜250g盐水煮3min后，去皮切条；香菜15g切末；葱切末。锅中加入植物油烧热，放入两种萝卜煸炒，加入鲜汤500mL，小火煮20min至萝卜烂熟，加黄酒、食盐、胡椒粉拌匀，停火，撒入鲜玳玳花瓣15g、香菜末、葱花即成。此汤消食导滞、疏肝和胃。

（4）和胃理气。冰糖打为碎屑后，与玳玳花1.5g同入茶杯中，沸水冲泡，加盖闷5～10min即可。每日1剂，可反复冲泡。食欲不振、消化不良或食后呕逆者宜饮。

［食用方法］可泡茶或煮食。

［注意事项］因含有挥发油，故不可久煎。孕妇慎食。

小茴香

小茴香，别名土茴香、谷茴香、香子等，为伞形科茴香属植物茴香（*Foeniculum vulgare* Mill.）的果实。作调味品供食，是五香粉的原料之一。

［性味归经］味辛，性温。归肝、肾、膀胱、胃经。

［食养功效］温肾暖肝，行气止痛，和胃。主治寒疝腹痛，睾丸偏坠，脘腹冷痛，食少吐泻，胁痛，肾虚腰痛，痛经。

［饮食应用］

（1）治胃脘部、脘腹部胀痛。小茴香、枳壳各12g，台乌药10～12g，川厚朴8～12g，佛手8～10g，陈皮、甘草各8g，加水煎成300mL，每日分2次温服。

（2）治痛经。小茴香20g，肉桂、吴茱萸各10g，共研为细末，用适量白酒炒热，敷脐即可。

（3）治睾丸鞘膜积液。小茴香15～18g，川楝子（炒香）15g，橘核12～15g，猪苓18g，台乌药12g，青皮、赤芍各10g，海藻（另包，用水洗去盐分）12g，蜜枣4枚，加水煎成400mL，每日分2次服。

（4）治小肠疝气。小茴香15g，加食盐少许，炒至焦黄色，研为细末，再以鸡蛋或鸭蛋2个，拌和煎炒，每晚临睡前与温黄酒同食，每日1剂。

（5）治寒疝小腹痛。小茴香、橘核、山楂等份，各炒研细末，混合，每次服6g，每日2～3次，温黄酒送下。

（6）治小便夜多及引饮不止。小茴香与少量盐炒后研末，睡前糯米蘸食，佐以温酒服下。

（7）治痔疮。小茴香研末，每次8g，开水泡饮。

［食用方法］作调味品，或煎汤。

［注意事项］阴虚火旺者禁食。

木香

木香，为菊科云木香属植物木香（*Aucklandia lappa* Decne.）的根，可作调味品供食。

［性味归经］味辛、苦，性温。归脾、胃、肺、肝经。

［食养功效］行气止痛，调中导滞。主治胸胁胀满，脘腹胀痛，呕吐泄泻，痢疾后重。

［饮食应用］

（1）行气止痛。适用于气滞所致的不思饮食、食积不化、脘腹胀满、大便泄泻等，可与枳壳、川楝子配用。

（2）调和脾胃。适用于脾胃不和所致的食欲不振、胃脘胀痛、腹泻、消化不良等症。

［食用方法］浸泡、炖、蒸、煮、焖。

［注意事项］脏腑燥热、阴虚津亏者禁服。

第二节 理血（活血）类食物

理血类食物是指调理人体之血为主要作用的食物。理血类食物有的能制止出血，疏通血脉，消散瘀血。

理血类食物一般可分为活血类食物、止血类食物、补血类食物、凉血类食物四大类。本节重点介绍活血类食物和止血类食物，后两类食物分别列入补益类食物和清热类食物中叙述。

活血类食物是指具有疏通血脉、促进血行、消散瘀血作用的食物。特别适用于血滞经闭、痛经、产后瘀血、胸胁刺痛、腹痛、癥瘕积聚、跌扑损伤、骨折、痹证血行不畅、痈肿疮疡等症。活血类食物对月经过多、孕妇应忌用或慎用。

慈姑

慈姑，又名藉姑、茨菰、槎牙、白地栗，为泽泻科慈姑属植物慈姑 [*Sagittaria trifolia* L. var. *sinensis* （Sims）Makino] 或野慈姑的球茎。

[性味归经] 味甘、微苦、微辛，性微寒。归肝、肺、脾、膀胱经。

[食养功效] 活血凉血，止咳通淋，散结解毒。主治产后血闷，胎衣不下，带下，崩漏，衄血，呕血，咳嗽痰血，淋浊，疮肿，目赤肿痛，角膜白斑，瘰疬，睾丸炎，骨膜炎，毒蛇咬伤。

[饮食应用]

（1）治肺虚咯血。生慈姑数枚（去皮捣烂），蜂蜜10g，和煮米汤的汤沫拌匀，然后放在米饭上蒸熟，热服有效。

（2）治淋浊。慈姑块根180g，加水适量煎服。

（3）治睾丸炎。慈姑40g，酒水各半，炖后取汤煮鸡蛋服用。

（4）治乳腺结核。慈姑30g、核桃仁3粒，共捣烂，每日分2次，白酒送服。

[食用方法] 去皮，煎汤，或绞汁。

[注意事项] 孕妇慎食。

甜菜

甜菜，别名莙荙菜、荙菜，为藜科甜菜属植物厚皮菜（ *Beta vulgaris* L. var. *cicla* L. ）及荙菜的茎、叶。

[性味归经] 味甘、苦，性寒。归肺、肾、大肠经。

[食养功效] 清热解毒，行瘀止血。主治时行热病，痔疮，麻疹透发不畅，吐血，热毒下痢，闭经，淋浊，痈肿，跌打损伤，蛇虫伤。

[饮食应用]

（1）治时行热病初得。用甜菜捣汁皆饮，得除。

（2）治吐血。红牛皮菜、白及，炖猪肉食。

（3）治成人及小孩出麻疹应期不透。红牛皮菜、芫荽子、樱桃核各9g，煎水服。

（4）治痢疾。甜菜3棵连根，洗净放入砂锅内，另加清水3茶碗，煎至1h，过滤取汁，温服。

[食用方法] 煎汤，或捣汁。

[注意事项] 脾虚泄泻者慎食。

油菜

油菜，别名胡菜、寒菜、薹菜、青菜、芸薹等，为十字花科芸薹属植物油菜（*Brassica campestris* L.）的根、茎和叶。

［性味归经］味辛、甘，性平。归肺、肝、脾经。

［食养功效］凉血止血，解毒消肿。主治血痢，丹毒，热毒疮肿，乳痈，风疹，吐血。

［饮食应用］

（1）行瘀散血。适用于血热血瘀引起的吐血便血或疼痛等症。油菜性凉清热而凉血止血，故可用于血热血瘀引起的出血证。取油菜250g，捣碎绞汁200mL，加蜂蜜100mL，混匀温服之。用于治血痢日夜不止，腹中疼痛，心神烦闷。

（2）解毒消肿。适用于热毒蕴结所致的疮疡肿毒、乳痈或产后恶露等。油菜性凉清热，味辛散结化瘀而消肿，甘味则缓急止痛，性味功用协同。具有解毒消肿的作用，所以凡属热毒疮疡、产后恶露等证皆可选食之。用油菜适量，煮汁或捣碎绞汁，每次温服一杯，1日3次。主治急性乳痈、无名肿毒。

［食用方法］油菜宜爆炒或炖食。

［注意事项］麻疹后、疮疥、目疾患者不宜食用。

桃仁

桃仁，为蔷薇科桃属植物桃（*Amygdalus persica* L.）或山桃的种子。

［性味归经］味苦、甘，性平。归心、肝、大肠经。

［食养功效］活血祛瘀，润肠通便。主治痛经，血滞经闭，产后瘀滞腹痛，癥瘕结块，跌打损伤，瘀血肿痛，肺痈，肠痈，肠燥便秘。

［饮食应用］

（1）活血化瘀。适用于血瘀所致的痛经、闭经、产后腹痛及跌打损伤、肿瘤等，可与当归、红花、川芎、赤芍相配。

（2）润肠通便。适用于肠燥大便秘结。常与火麻仁、当归配合使用。

［食用方法］做炒货或做甜菜、点心配料供食。

［注意事项］无瘀滞者及孕妇禁食。过量食用可引起中毒。

姜黄

姜黄，为姜科姜黄属植物姜黄（*Curcuma longa* L.）的根茎。咖喱粉由几十种香料组成，姜黄是其中最主要的组成成分。

［性味归经］味苦、辛，性温。归肝、脾经。

［食养功效］破血行气，通经止痛。主治血瘀气滞诸证，胸腹胁痛，妇女痛经，闭经，产后瘀滞腹痛，风湿痹痛，跌打损伤，痈肿，诸疮癣初生时痛痒。

［饮食应用］

（1）破血行气。适用于血瘀气滞所致胸胁刺痛、腹中肿块及跌打肿痛等，常与当归、延胡索配用。

（2）通经止痛。适用于经闭腹痛、产后瘀阻、风痹臂痛等。

［食用方法］作调味品供食。

［注意事项］血虚无气滞血瘀及孕妇慎食。

鼠尾草

鼠尾草，为唇形科鼠尾草属植物鼠尾草（*Salvia japonica* Thunb.）的全草。

［性味归经］味苦、辛，性平。归肝、肾、心三经。

［食养功效］清热利湿，活血调经。主治黄疸，赤白下痢，湿热带下，月经不调，痛经，疮疡疖肿，跌打损伤。

［饮食应用］

（1）鼠尾草西西里猪排。里脊肉3片，先用刀背或肉槌打平成猪排，每片先铺上2片鼠尾草6片，再铺上生火腿薄片1片，利用肉槌较平滑的一面轻敲火腿片，使火腿片与鼠尾草黏附在猪排上。用橄榄油将猪排双面都煎熟后盛入盘中。将所有调味料放入煎肉排的余油中，用小火慢慢熬煮成浓稠的酱汁，淋在肉排上即可。

（2）鼠尾草香肠。将鼠尾草切碎备用。切好的鼠尾草20片及猪绞肉600g、猪油120g、白砂糖50g、盐20g、威士忌3大匙、鲜奶160mL、胡椒粉、豆蔻粉、蒜泥一起放入大碗中拌匀，并捶打至肉质松软，放入裱花袋或漏斗中，再将肠衣放在裱花袋或漏斗嘴外（肠衣末端先打1个结），接着把材料挤入肠衣内，挤满后便可依个人的喜好将香肠分成数小截，每一截分别用棉绳绑紧，并用针戳几个洞，让肠衣中的空气跑出来。将做好的香肠放入滚水中，用小火煮约30min即可食用。

［食用方法］干叶或鲜叶用作多种食物的调味料。

［注意事项］孕妇忌食。

红花

红花，为菊科红花属植物红花（*Carthamus tinctorius* L.）的花。《本草纲目》谓：红花"活血，润燥，止痛，散肿，通经。"产于浙江宁波者称为杜红花，质佳。红花容易和番红花相混。

［性味归经］味辛，性温。归心、肝经。

［食养功效］活血通经，祛瘀止痛。主治血瘀经闭，痛经，产后瘀阻腹痛，胸痹心痛，癥瘕积聚，跌打损伤，关节疼痛，中风偏瘫，瘀斑。

［饮食应用］

（1）红花山楂酒。红花15g，山楂30g，白酒500mL，密封酒浸1周即可饮用。治妇女血瘀性痛经。

（2）红花汁。鲜红花捣汁饮。用于喉痹咽塞不通。

［食用方法］可取汁作天然色素入馔或浸酒饮。

［注意事项］本品活血化瘀作用较强，孕妇、月经过多者禁食。

番红花

番红花（*Crocus sativus* L.），别名藏红花、西红花，是一种鸢尾科番红花属植物番红花的柱头，是一种常见的香料和药材，也是一种名贵的中药材，具有强大的生理活性。

［性味归经］味甘，性平。归心、肝经。

［食养功效］活血祛瘀，散郁开结。主治痛经，经闭，月经不调，产后恶露不净，腹中包块疼痛，跌扑损伤，忧郁痞闷，惊悸，温病发斑，麻疹。

［饮食应用］

（1）治经闭、经痛、产后腰痛。番红花2g、丹参15g、益母草30g、香附12g，水煎服。

（2）治产后瘀血。丹皮、当归各6g，大黄4.5g，番红花2g，干荷叶6g，研末调服。每日3次，每次6g，开水送下。

（3）治月经不调。番红花3g、黑豆150g、红糖90g，水煎服。

（4）治跌打损伤。番红花3g煎汁，加白酒少许，外洗患处。

（5）治吐血，不论虚实，何经所吐之血。藏红花1朵，无灰酒1盏，将花入酒，炖出汁食之。

［食用方法］番红花辛辣的金色柱头很名贵，用于食品调味和上色。在地中海地区和东方菜肴以及英国、斯堪的纳维亚半岛和巴尔干半岛的面包中作调色和调味作料。番红花也是法式菜肴浓味炖鱼的重要调料。

［注意事项］月经过多及孕妇忌食。有出血倾向者不宜多用。

玫瑰花

玫瑰花，别名徘徊花、笔头花、刺玫花，为蔷薇科蔷薇属植物玫瑰（*Rosa rugosa* Thunb.）和重瓣玫瑰的花。主产江苏、浙江、福建、四川，作调味品供食。《本草正义》中道："玫瑰花，香气最浓，清而不浊，和而不猛，柔肝醒胃，流气活血，宣通窒滞而绝无辛温刚燥之弊，推断气分药之中，最有捷效而最驯良者，芳香诸品，殆无其匹。"

［性味归经］味甘、微苦，性温。归肝、脾经。

［食养功效］理气解郁，和血瘀调经。主治肝气郁结，脘胁胀痛，乳房作胀，月经不调，带下，痢疾，泄泻，痈肿，跌打损伤。

［饮食应用］

（1）治肝胃气痛及噤口痢。玫瑰花阴干，每次6g，代茶饮。

（2）治肺病咳嗽吐血。鲜玫瑰花捣汁，与冰糖炖食。

（3）治肝风头痛。玫瑰花3～6g，蚕豆花9g，同泡代茶频饮。

（4）治乳痈初起。初开放玫瑰花30朵，阴干，去心蒂，与陈酒适量煎，饭后，每日分3次食。

（5）治新久风痹。玫瑰花去心、蒂阴干9g，红花、当归各3g，水煎。酒适量调食。

（6）治肿毒初起。玫瑰花去心蒂，焙干研为细末3g，好酒调服。

［食用方法］可泡茶、浸酒、制膏或煮食。

［注意事项］阴虚有火者勿食。

醋

醋，为用米、大麦、高粱、小米、玉米等或低度白酒为原料酿制而成的含有乙酸的液体。

[性味归经] 味酸、甘，性温。归肝、胃经。

[食养功效] 散瘀消积，止血，安蛔，解毒。主治产后血晕，癥瘕积聚，吐血，衄血，便血，虫积腹痛，鱼肉菜毒，痈肿疮毒。

[饮食应用]

（1）一味米醋饮。米醋30～50mL，调以少量开水温饮，用于胆道蛔虫症急性发作、腹痛剧烈；又方含饮，用于咽喉肿痛。

（2）米醋姜糖饮。米醋、生姜、红糖各适量，煮汤饮。用于食鱼、蟹过敏，发风疹，遍身瘙痒。

（3）糖醋猪骨汤。米醋1000g，鲜猪骨500g，红糖、白糖各200g，共煮（不加水）至沸后30min，滤汁，成人每次30～40mL，小儿10～15mL，每日3次饭后饮，1个月为1个疗程，慢性者可服2～3个疗程。用于急、慢性肝炎。有高热者不宜食用。

（4）醋拌芹菜。芹菜100g，开水略烫后捞出，拌以醋食。用于高血压病。

（5）醋浸花生仁。醋浸花生仁，每次7～10粒，第二天早晨连醋食，连食10～15天。用于高血压病。

[食用方法] 可冲饮或作调料食。

[注意事项] 脾胃湿重、痿痹、筋脉拘挛者慎服。溃疡病患者慎食。

螃蟹

螃蟹，别名河蟹、毛蟹、大闸蟹，为方蟹科绒螯蟹属动物中华绒螯蟹（*Eriocheir sinensis* H. Milne Edwards）和日本绒蟹的肉或全体。

[性味归经] 味咸，性寒。归心、肝、肾经。

[食养功效] 清热，散瘀，消肿解毒。主治湿热黄疸，产后瘀滞腹痛，筋骨损伤，痈肿疔毒，漆疮，烫伤。

[饮食应用]

（1）活血祛瘀、续筋接骨。合骨散，以螃蟹焙干研末，每次10～12g，酒送服。用于治疗骨折损伤。

（2）治妇人产后血瘀腹痛。螃蟹、山楂各半，焙干，共研末，每次15～20g，酒送服。

（3）清热利湿退黄。将蟹烧存性研末，与酒、蜂蜜和丸如梧桐子大，每服50丸，每日2次，用于治疗湿热黄疸。

[食用方法] 酒浸、清蒸、煎汤，作丸、散服。

[注意事项] 脾胃虚寒者及孕妇慎食。以姜、醋蘸食，能减寒凉之性。死河蟹不可食。本品易动风，素有风痰（如曾患中风、面瘫症）者不宜用。

第三节　理血（止血）类食物

止血类食物是指具有防止和制止体内外出血，保护血脉正常运行，消除或改善出血症候为主要作用的食物。止血类食物具有凉血止血、收敛止血、化瘀止血、温经止血等不同类型，适用于各种出血的病证，如咯血、吐血、衄血、便血、尿血、崩漏、紫癜等。

藕

藕，别名莲藕，为睡莲科莲属植物莲（*Nelumbo nucifera* Gaertn.）的肥大根茎。《随息居饮食谱》谓：“亦可入馔。果中灵品。久食休粮。以肥白纯甘者良。生食宜鲜嫩，煮食宜壮老。用砂锅桑柴缓火煨极烂，入炼白蜜，收干食之，最补心脾。”

［性味归经］味甘，生者性凉，熟者性温。归心、肝脾、胃经。

［食养功效］生用凉血散瘀、清热生津。生用为清热生津养生佳品。日常食之可清内热、生津液、润肠肺、散瘀血、解酒毒，适于热性体质、津亏内燥体质者以及妇女产后和酒后食用。熟用健脾开胃、养血生肌、止泻，为健脾、养血、养生佳品。日常食之可健脾胃、补五脏、养阴血、实下焦。适于脾胃虚弱体质、血虚体质、病后体虚以及妇女产后和无病强身者食用。

［饮食应用］

（1）健脾开胃。莲藕味甘，熟用可以健脾开胃。湖北民间常用莲藕炖排骨。

（2）止泻固精。莲藕有收涩之性，熟用可以健脾止泻，用于脾虚大便泄泻，还可以补肾固精用于年老肾虚的遗精。

（3）清热凉血。适用于热盛所致的吐血、咯血和痢疾等证。生藕性偏凉，既能清热凉血，又能止痢，故可用于血热出血、霍乱及泻痢证。藕豆煎：取莲藕（连节）200g、绿豆25g，将绿豆填入藕孔中，水煎200mL。喝汤食藕、豆。用于治眼热赤痛。藕蜜膏：用藕500g捣汁，加蜜糖20g，隔水炖膏，每次60g，每日3次。治红白痢。

（4）清热润肺。适用于热痰咳嗽、黏稠难咳。藕味甘，性凉，甘则补益，寒则清热，具有清肺热、养肺阴、化黏痰的作用。凡属肺热咳痰黏稠者皆可食之。用藕汁、梨汁100mL，和匀饮。用于治上焦痰热。

［食用方法］新鲜生藕洗净宜生食、凉拌、爆炒及炖食。

［注意事项］禁用铁器加工藕。

茄子

茄子，别名茄瓜、落苏、矮瓜，为茄科茄属植物茄（*Solanum melongena* L.）的果实。

［性味归经］味甘，性凉。归脾、胃、大肠经。

［食养功效］清热，止血，消肿。主治肠风下血，跌打损伤，热毒疮痈，乳痈，皮肤溃疡。

［饮食应用］

（1）清热解毒。适用于温热毒邪所致的牙齿肿痛、咽喉红肿、疮疡肿毒及跌打肿痛等。茄子性凉而清热，解毒散结而消肿，故能用于热毒所致牙痛、咽肿及疮疡的辅助治疗。用隔年糟茄60g，烧灰频频干擦。可治牙齿肿痛。

（2）凉血止血。适用于热邪灼伤脉络而引起的便血或崩漏等。茄子性偏寒，清热凉血而止血，常用作血热出血证的辅助治疗果蔬之一。取霜茄连蒂60g，烧存性研末，每日空心温酒服1～3g。主治肠风下血。

（3）治年久咳嗽。生白茄子30～60g，煮后去渣，加蜂蜜适量，每日2次分服。

［食用方法］茄子宜蒸熟拌、炖、红烧食用。

［注意事项］茄子不宜生食；茄子性凉，食时往往配以温热的葱、姜、蒜、香菜等。体质虚冷之人、慢性腹泻者不宜多食。

蕹菜

蕹菜，别名空心菜、瓮菜，为旋花科番薯属植物蕹菜（*Ipomoea aquatica* Forsk.）的嫩茎叶。

［性味归经］味甘，性寒。归胃、肠经。

［食养功效］凉血清热，利湿解毒。主治鼻衄，便血，尿血，便秘，淋浊，痔疮，痈肿，蛇虫咬伤。

［饮食应用］

（1）凉血止血。适用于血热所引起的鼻出血或者小便尿血。蕹菜性凉，清热凉血，血中热邪得清，血不得妄行，故有凉血止血的作用，通常用于血热出血证。用蕹菜数根，和糖捣烂，冲入沸水服之，主治鼻血不止。

（2）通便解毒。适用于热结便秘或者因误食蕈类以及野葛等有毒物质的轻度中毒。蕹菜性寒而清热，质地润滑而通便，大便通畅能较快地将肠道中的有毒物质排出体外，故有通便解毒的作用。对于素体偏热、时有大便秘结不畅及误食蕈类、野葛等所致的轻度中毒可用之。用蕹菜，捣汁一大碗，或水煎服，可解蕈类及野葛中毒。

［食用方法］蕹菜除生食外，开水烫后凉拌、炖食皆可。

［注意事项］脾胃虚寒、大便稀溏者应慎食或禁食蕹菜。

马兰

马兰，别名马兰头、马兰青、紫菊、鸡儿肠，为菊科马兰属植物马兰［*Kalimeris indica*（L.）Sch. -Bip.］的全草。

［性味归经］味辛，性凉。归肺、肝、胃、大肠经。

［食养功效］凉血清热，利湿解毒。日常食之可清热泻火、凉血泄热。适于内热火重体质、血热易出血体质及湿热体质者食用。

［饮食应用］

（1）清热凉血。适用于热邪蕴结引起的咽喉红肿或热邪灼伤血络所致的紫斑、鼻衄、齿衄、痔血等血热出血证。马兰头性凉而清热，热去血凉，脉络不得灼伤，血行于脉，故有凉血止血的作用，可用于多种血热出血证。用马兰头30~60g，水煎服；或者将马兰头50g，切细，压去水，加盐、白糖及香油拌食。可治鼻衄、齿衄、紫斑及咯血。

（2）利水消肿。适用于湿热蕴结导致的小便短赤、淋漓涩痛及水肿证。马兰头味甘淡渗湿而消肿，性凉而清热，所以具有利尿通淋的作用。取马兰头30g，黑豆、小麦各6g，酒、水各200mL煎之，食前温服。主治水肿、小便赤。

［食用方法］马兰嫩芽宜做羹、凉拌、腌制食。

［注意事项］凡腐烂变质或农药污染的马兰嫩芽当禁食。孕妇慎食。

木耳

木耳，别名黑木耳、云耳、木蛾，为木耳科木耳属真菌木耳［*Auricularia auricula*（L. ex Hook.）Underw.］、毛木耳及皱木耳的子实体。

［性味归经］味甘，性平。归肺、脾、肝、大肠经。

［食养功效］补益气血，润肺止咳，止血。主治虚劳，咯血，衄血，血痢，痔疮出血，妇女崩漏，跌打伤痛。

［饮食应用］

（1）益气养血。适用于气血不足、体倦乏力、面色无华。黑木耳味甘，补脾益气，气旺则能生血，故用于气血不足证。生活实践中，若素体倦怠乏力、脸面色黄者宜选食。用黑木耳30g、红枣30枚，同煮，加红糖饮食之。可治疗贫血。

（2）凉血止血。适用于血痢不止、腹痛、心烦等。黑木耳味甘，补脾益气，脾气得补，统摄血液有权而止血。选用黑木耳30g，水煮至木耳熟，先加盐与醋拌食木耳，后饮汤。用于治血痢日夜不止、腹中疼痛、心神烦闷。

（3）治大便干燥，痔疮出血。木耳5g，柿饼30g，同煮烂，随意吃。

（4）治高血压病，眼底出血。木耳3~6g、冰糖5g，加清水适量，慢火炖汤，于睡前1次顿服。每日1剂，10天为1个疗程。

［食用方法］黑木耳宜水浸后凉拌、做羹食。

［注意事项］虚寒溏泻者慎服。

槐花

槐花，豆科槐属植物槐（*Sophora japonica* L.）的花及花蕾。每当夏季槐花尚未开放时采收的花蕾，称作"槐米"，当花初开时采收的花朵称"槐花"。槐米以花蕾足壮、花萼绿色而厚、无枝梗者为佳，槐花则以色黄白、整齐、无杂质者为优。原卫生部公布的"既是食品又是药品的物品名单"中，将槐米、槐花分别列出，其实两者都作槐花用，只有特别强调时才将前者直称槐米。

［性味归经］味苦，性微寒。归肝、大肠经。

［食养功效］具有清肝明目，凉血止血的作用。主治肠风便血，痔疮下血，赤白痢，血淋，崩漏，吐血、衄血，疮疡肿毒。

［饮食应用］

（1）马齿苋槐花粥。将鲜马齿苋100g拣杂，洗净，入沸水锅中焯软，捞出切成碎末，备用；将槐花30g拣杂，洗净，晾干或晒干，研成极细末，待用。粳米100g淘洗干净，放入砂锅，加水适量，大火煮沸，改用小火熬煮成稀粥，粥将成时，兑入槐花细末，并加入马齿苋碎末及红糖20g，再用小火续煮至沸，即成。早晚2次分服。此粥清热解毒、凉血止血。适用于大肠癌患者引起的便血，血色鲜红者。

（2）槐花清蒸鱼。将鲫鱼或鲤鱼500g洗净，去鳞、鳃、内脏，鱼体躯干部斜切3～5刀，放入砂锅，加葱、姜、蒜、盐、料酒和适量清水，在文火上蒸20min。然后放入洗净的槐花15g，加味精、香油少许，即可食用。此方重在清热利湿，对寻常型银屑病且湿热盛者，有较好疗效。此方还可治暑疖、痈疽、淋巴结核、痔疮下血等症。

（3）粉蒸槐花。将槐花350g洗净，加入小米面，鸡蛋2个、食盐、味精拌匀，做成团状，然后将花团放到笼屉中蒸3～5min，出笼即可。此品口感鲜香、滑嫩，既可以食疗保健，也可以用于防治因毛细血管脆性过大、渗透性过高引起的出血、高血压和糖尿病。

（4）槐花藕节粥。将槐花20g、藕节12g、栀子12g、生石膏20g放入砂锅，加适量清水，煎煮后取汁留用。将淘洗净的粳米60g加入药汁中，加适量水煮至成粥，加少许白糖调味即可。此粥具有清热泻火、消肿止痛之功效，适用于牙龈红肿疼痛、出血、烦渴多饮者。

［食用方法］食用的槐花应为干燥花朵。最好在夏季花初开时采收，除去杂质，当天晒干。这种槐花干呈黄色或淡棕色，色泽鲜艳，不易变质。

［注意事项］脾胃虚寒及阴虚发热而无实火者慎食。

大蓟

大蓟，为菊科蓟属植物大蓟（*Cirsium japonicum* Fisch. ex DC.）的地上部分或根。

［性味归经］味微苦、甘，性凉。归心、肝经。

［食养功效］凉血止血，行瘀消肿。主治吐血，咯血，衄血，便血，尿血，妇女崩漏，外伤出血，疮疡肿毒，瘰疬，湿疹，肝炎、肾炎。

［饮食应用］

（1）凉血止血。适用于血热所致的各种出血证，如咯血、鼻出血、吐血、尿血等。可与小蓟同用。

（2）散瘀解毒。适用于热毒痈肿。可以单味使用。

［食用方法］可捣汁饮或煮食。

［注意事项］虚寒出血、脾胃虚寒者禁食。

小蓟

小蓟，别名刺儿菜，为菊科蓟属植物刺儿菜 [*Cirsium setosum* (Willd.) MB.] 的地上部分或根。苏颂《本草图经》谓："不着所出州土，小蓟处处有之。俗名青刺蓟……二三寸时，并根作茹，食之甚美。"

[性味归经] 味微苦、甘，性凉。归肝、脾经。

[食养功效] 凉血止血，解毒消肿，为清热凉血养生食品。常食之可清解内热、凉血泻火。适于热性体质、血热体质、易生疮痈体质者以及妇女产后食用。常用养生方如小蓟粥、炒刺儿菜等。

[饮食应用]

（1）凉血止血、散瘀解毒。与大蓟功效应用大致相同，常配伍使用。其散瘀消痈之功效略逊大蓟。

（2）用于咯血、吐血、衄血、血淋、便血等血热出血病证。本品清热凉血以止血，兼可利尿，尤宜治疗尿血、血淋。可单用捣汁饮或配伍藕、白茅根等同用。

[食用方法] 可捣汁饮或煮食。

[注意事项] 不宜用铁器炊具加工，不宜久煮。有虚寒出血及脾胃虚寒者禁食。

白茅根

白茅根，为禾本科白茅属植物白茅 [*Imperata cylindrica* (L.) Beauv. var. *major* (Nees) C. E. Hubb.] 的根茎。

[性味归经] 味甘，性寒。归心、肺、胃、膀胱经。

[食养功效] 凉血止血，清热生津，利尿通淋。主治热病烦渴，肺热喘咳，胃热呕逆，血热出血，小便淋沥涩痛，水肿，黄疸。

[饮食应用]

（1）治水肿、小便不利。鲜茅根200g（干茅根50g）、大米200g，先将茅根洗净，加水适量，煎煮0.5h，捞去药渣。再加淘净的大米，继续煮成粥。分顿1日内食用。

（2）治血小板减少性紫癜热毒郁营型。猪皮500g、白茅根60g（布包）、冰糖适量，将猪皮去毛洗净，加入煎好的白茅根，水炖至稠黏，再入冰糖拌匀食之。

（3）治小儿病毒性肝炎，伴口渴便干，小便黄赤且少。白茅根（鲜品）50g（干品15g）、瘦猪肉100g、盐少许，将白茅根洗净，剪成段状，加水2碗。煮沸，小火煎至1碗，滤汤去渣。猪肉切丝或剁成末，倒入白茅根汤中，继续加热至肉烂时，加盐少许调味。食肉喝汤。

[食用方法] 浸泡、焖、炖、煮、蒸。

[注意事项] 虚寒出血、呕吐、溲多不渴者禁食。

猪肠

猪肠，为猪科猪属动物猪（ *Sus scrofa domestica* Brisson ）的肠。

［性味归经］味甘，性微寒。归大、小肠经。

［食养功效］祛风，解毒，止血。日常食之可厚肠胃、强身体。适于肠胃薄弱体质、易于便血、易于脱肛者食用。常用养生方如猪肠粥。主要用于肠风便血、血痢、痔漏、脱肛。可单用煮食或配伍槐花等同用。此外，还可用于肠燥便秘、小便频数。

［饮食应用］

（1）槐花炖猪肠。猪肠1条，装入槐花，加米醋炖食。用于痔瘘下血。

（2）芫荽猪大肠汤。猪大肠1条，入芫荽煮食。用于肠风脏毒。

（3）芝麻炖猪肠：猪肠1条，入黑芝麻炖食。用于肠燥便秘。

［食用方法］宜炖食。

［注意事项］外感不清，脾虚滑泄者忌食。

第九章
祛湿类食物

祛湿类食物是指以调节体内水液代谢、促进水湿排出以及消除或改善水湿证为主要作用的一类食物。

湿是长夏的主气，长夏时期湿气最盛，所以长夏多湿病。湿有内湿与外湿的区别，外湿致病除与季节有关外，还与工作、生活环境有关。如水中作业、涉水淋雨、居处潮湿等都能成为感受湿邪的条件。内湿，是由于脾失健运，水谷津液运化转输的功能受到障碍，蓄积停滞而成。所以《黄帝内经·素问·至真要大论篇》有："诸湿肿满，皆属于脾"之说。

祛湿类食物可以分为利水渗湿类食物、芳香化湿类食物和祛风湿类食物。

第一节　利水渗湿类食物

利水渗湿类食物是指以通调水道，渗泄水湿，调节体内水液代谢以及消除或改善水湿证候为主要作用的一类食物。这类食物味多甘、淡，性多平或微寒，淡能渗湿，偏于利水渗湿。

利水渗湿类食物通过增加尿量，通畅小便，使体内蓄积的水湿从小便排出体外。部分食物兼有清热利湿的作用。主要用于调节体内水液代谢和治疗小便不利、水肿、淋病、腹水、痰饮、湿温、黄疸、湿疮、带下等水湿病证。

利水渗湿类食物容易耗伤津液，故阴虚津亏者慎重食用。

茯苓

茯苓，别名茯菟、松苓、白茯苓，为多孔菌科卧孔属真菌茯苓 [*Poria cocos*（Schw.）Wolf.］的菌核。主产安徽、湖北、河南、云南等地，其中云南的茯苓质量高、效用好，称为"云苓"。作食用菌供食。

［性味归经］味甘、淡，性平。归心、脾、肺、肾经。

［食养功效］利水渗湿，健脾和胃，宁心安神。主治小便不利，水肿胀满，痰饮咳逆、

呕吐，脾虚食少、泄泻，心悸不安，失眠健忘，遗精白浊。

［饮食应用］

（1）治各种失眠。白茯苓（去黑皮取末）15g、粳米100g，先以粳米煮粥，半熟即下茯苓末，熟后食用。

（2）治水肿、心悸、失眠、神疲、食少、便溏等症。茯苓饼：茯苓、米粉、白糖各等份、水调成糊，文火煎烙成薄饼。早晚作点心用，宜长服。

（3）治脾虚水肿。鲫鱼1条、云茯苓25g，先将茯苓加水煎汤取汁100mL，再将鱼洗净处理后入锅中，加入药汁、适量清水及葱、姜、味精及少量盐，煮熟服用。

［食用方法］多以茯苓粉做粥、饼、糕、酒等食用。

［注意事项］阴虚而无湿热、虚寒滑精、气虚下陷者慎食。

赤小豆

赤小豆，别名赤豆、红豆，为豆科豇豆属植物赤豆［*V. angularis*（Willd.）Ohwi et Ohashi］和赤小豆［*Vigna umbellata*（Thunb.）Ohwi et Ohashi］的种子。

［性味归经］味甘、酸，性微寒。归心、小肠、脾经。

［食养功效］利水消肿退黄，清热解毒消痈。主治水肿，脚气，黄疸，淋病，便血，肿毒疮疡，癣疹。

［饮食应用］

（1）利水消肿。适用于水肿及腹水证。赤小豆味甘，功能利水消肿。赤小豆500g、白茅根100g，水煮去白茅根，食豆。用于治大腹水肿。

（2）渗湿止痒。适用于皮肤湿疹作痒。赤小豆渗湿而止痒。例如《本草纲目》用赤小豆、荆芥穗各等量，研末，鸡蛋清调服。用于治皮肤湿疹作痒。

（3）治水气、脚气。赤小豆500g、葫芦1头、生姜5g（并破碎）、商陆根1条（切）。同水煮，豆烂汤成，适寒温，去葫等。细嚼豆，空腹食之，旋旋啜汁令尽，肿立消便止。

［食用方法］赤小豆宜熬汤、煮粥及做豆沙面食等多种食品。

［注意事项］阴虚津伤者慎食。

薏苡仁

薏苡仁，别名薏仁、苡仁、米仁、起实，为禾本科薏苡属植物薏苡［*Coix lacryma-jobi* L. var. *ma-yuen*（Roman.）Stapf］的种仁。薏苡仁在我国栽培历史悠久，是我国古老的药食皆佳的粮种之一。由于薏苡仁的营养价值在禾本科植物中位列第一，又被誉为"世界禾本科植物之王"和"生命健康之禾"。早在我国第一部药物学专著《神农本草经》中就被列为"上品"。清代曹庭栋在《老老恒言》第五卷《粥谱说》中，列有上、中、下三品之粥百种之多，其中薏苡仁粥位列上品36种之中，可谓"调养治疾，二者兼可"。

［性味归经］味甘、淡，性微寒。归脾、胃、肺经。

［食养功效］利湿健脾、舒筋除痹、清热排脓。主治水肿，脚气，小便淋沥，湿温病，

泄泻，带下，风湿痹痛，筋脉拘挛，肺痈，肠痈，扁平疣。

［饮食应用］

（1）治水肿喘急。郁李仁100g，研末，以水滤汁，煮薏苡仁饭，日食二次。

（2）治风湿痹痛。薏苡仁粉，同曲米酿酒或袋盛煮酒饮之。

（3）治脾虚泄泻。薏苡仁为末，同粳米煮粥，日日食之。或薏苡仁、白扁豆各30g同煎服。

（4）治肠痈。薏苡仁100g、附子20g、败酱50g，以上三味杵为末，以水500mL煎减半，顿服，小便当下。

［食用方法］内服：煎汤；或入丸、散、浸酒、煮粥、做羹。健脾益胃，宜炒用；利水渗湿、清热排脓、舒筋除痹，均宜生用。

［注意事项］脾虚无湿、大便燥结者及孕妇慎食。

冬瓜

冬瓜，为葫芦科冬瓜属植物冬瓜［*Benincasa hispida*（Thunb.）Cogn.］的果实。

［性味归经］味甘、淡，性微寒。归肺、大肠、小肠、膀胱经。

［食养功效］利尿，清热，化痰，生津，解毒。主治水肿胀满，淋证，脚气，痰喘，暑热烦闷，消渴，痈肿痔漏；并解丹石毒、鱼毒、酒毒。

［饮食应用］

（1）清热生津。适用于暑热湿浊所致的发热汗出、口渴心烦或消渴多饮等。冬瓜入肺经，肺主皮毛，性凉清解暑热，味甘则补，甘凉相合，故能清热生津而止渴。冬瓜500g，煮汤600mL，每次200mL，每日3次，用于治暑热。

（2）利水消肿。适用于水湿内停引起的水肿、淋证等。冬瓜甘淡则能渗利水湿。冬瓜瓤汤：用冬瓜瓤250g，水煎服。可用于治水肿烦渴、小便少者。

（3）解毒。适用于食蟹中毒证。冬瓜味甘能和解毒性，味淡则能渗利小便，既能使食蟹之毒得到中和，又能促进毒性物质从小便排出体外，从而发挥解毒的作用。冬瓜汁方：取冬瓜500g，绞汁，一次饮下。用于治食蟹中毒。

［食用方法］冬瓜宜去皮与瓤后做羹或炖食。

［注意事项］冬瓜性凉，脾胃虚寒、大便稀溏者应慎食或禁食。

荠菜

荠菜，为十字花科荠属植物荠菜［*Capsella bursa-pastoris*（L.）Medic.］的全草。

［性味归经］味甘、淡，性凉。归肝、脾、膀胱经。

［食养功效］凉肝止血、平肝明目、清热利湿。主治吐血，衄血，咯血，尿血，崩漏，目赤疼痛，眼底出血，高血压病，赤白痢疾，肾炎水肿，乳糜尿。

［饮食应用］

（1）荠菜30g、蜜枣30g，水煎服。可治内伤吐血。

（2）荠菜30g、龙芽草30g，水煎服。治崩漏及月经过多。

（3）鲜荠菜125g，水煎，调冬蜜食，或加陈棕炭3g，冲食。治尿血。

（4）荠菜、夏枯草各60g。水煎服。治高血压。

［食用方法］适于煮、炒、焓、拌，可做配料及包子、饺子、春卷等的馅心。

［注意事项］荠菜性味平和，诸无所忌。

莴苣

莴苣，别名莴笋，为菊科山莴苣属植物莴苣（*Lactuca sativa* L.）的茎和叶。

［性味归经］味甘、苦，性凉。归胃、小肠经。

［食养功效］利尿，通乳，清热解毒。主治小便不利、尿血、乳汁不通、虫蛇咬伤、肿毒。

［饮食应用］

（1）清热利尿。适用于湿浊内停、小便不利。莴苣味苦燥湿而下行，故有利尿的功效。凡湿浊阻滞、小便不畅者可选食之。用莴苣捣泥，做饼食之，主治小便不利。

（2）通乳汁。适用于产后乳汁不足。莴苣味甘而益气，气旺有助乳汁的生成，所以具有通乳的作用，一般常作为产后乳汁减少或不通的食物之一。例如《本草纲目》所载莴苣子粥，用莴苣子50g、生甘草15克，糯米、粳米各25g，煮粥频食之。用于治乳汁不行。

（3）治胸痛。莴苣叶30g，荷叶30g，白扁豆30g，水煎服，每日2次。

［食用方法］莴苣的嫩茎、叶皆可凉拌、做羹、炒食。

［注意事项］脾胃虚弱者慎食。

金针菜

金针菜，别名萱草花、川草花、鹿葱花、萱萼、黄花菜，为百合科萱草属植物黄花菜（*Hemerocallis citrina* Baroni）的花蕾。

［性味归经］味甘，性凉。归心、肝、脾经。

［食养功效］利热湿，解郁，凉血。主治小便短赤，黄疸，胸膈烦热，夜少安寐，痔疮出血，疮痈。

［饮食应用］

（1）治痔疮出血。黄花菜30g，红糖适量，煮熟，早饭前1h服，连服3～4天。

（2）治乳痈。金针菜、皂荚子、射干各15g，共炙研末，分3次，砂仁汤下。

（3）治月经少、贫血、胎动不安、老年性头晕、耳鸣、营养不良性水肿。金针菜30～60g，炖肉（或鸡）服。

［食用方法］煮汤、炒菜。

［注意事项］食用黄花以加工的干品为好，不要食鲜黄花菜及腐烂变质品，以防中毒。

枳椇子

枳椇子，别名木蜜、树蜜、木饧、鸡距子，为鼠李科拐枣属植物北枳椇（*Hovenia dulcis* Thunb.）、枳椇和毛果枳椇的成熟种子。除东北外，我国大多数地区均有分布。秋季采收成熟的带果柄的果实，洗净鲜用，或晒干用。被誉为"解酒良药"。

［性味归经］味甘，性平。归胃经。

［食养功效］解酒毒，止呕，止渴除烦，利大小便。主治醉酒，烦渴，呕吐，二便不利。

［饮食应用］

（1）枳椇猪肺汤。鲜枳椇子120g、猪心、猪肺各1具、红糖30g。枳椇子洗净，猪心、猪肺洗净并切成小块，将枳椇子、猪心、猪肺、红糖共同放入瓦罐中，加清水1000mL，文火慢炖60min后，调入少许精盐、味精即可食用。本肴具有解渴除烦之功效，可作为酒痨吐血患者的饮食治疗。

（2）枳椇子酒。枳椇子干2枚、低度烧酒500mL。先将枳椇子洗净，用刀切开，浸入烧酒中，密封，1周后启封饮用，每日2次，每次20mL。本酒具有祛风胜湿的功效，适宜于风湿性关节炎患者饮用。

（3）枳椇子鸡肝。干枳椇子2枚、黄鸡肝1具，先将枳椇子杵成细末备用；鸡肝洗净，用刀切十字刀花，盛于盘中，撒上枳椇子末、适量精盐，入笼中蒸20min取出食用。本菜肴具有健脾消疳的效果，可用来治疗小儿疳积。

（4）枳椇子四莓汤。鲜枳椇子4枚、银线草、蛇莓各10g。以上三味用清水洗净后，共入瓦罐中，加水适量，先以旺火烧沸，改用小火炖20min，滤出汤汁顿服。本汤具有祛风通络的功效，可用于治疗肝风内动、手足抽搐、小腹疼痛拘急、头风等病症。

［食用方法］枳椇子的食用部分是果柄，果实反而不能食用。其味甘甜而略带涩，经霜之后，涩味尽去，其味尤其甘美，在古代就被妇人做成馈赠亲友的蜜饯，是消化人体过多脂肪的保健果品，常吃可以减肥健美，也可制成糖、酱、膏、汁、口服液、罐头等食用。

［注意事项］脾胃虚寒者禁食。

鲤鱼

鲤鱼，为鲤科鲤属动物鲤（*Cyprinus carpio* Linnaeus）的肉或全体。

［性味归经］味甘，性平。归脾、肾、胃、胆经。

［食养功效］健脾和胃，下气利水，通乳，安胎。主治胃痛，泄泻，水湿肿满，小便不利，脚气，黄疸，咳嗽气逆，胎动不安，妊娠水肿，产后乳汁稀少。

［饮食应用］

（1）补脾健胃。适用于脾胃虚弱所致食欲不振等症。本品味甘、性平而补脾胃。可用单味鲤鱼煮汤内服。用于治疗劳倦伤脾、气短乏力、纳食减少。若兼脾胃虚寒，可加胡椒、生姜等同用。

（2）利水消肿。适用于脾虚水肿、小便不利等症。鲤鱼其功长于健脾而利小便，既能补脾，又可利尿。鲤鱼500g、赤小豆50g，共煮熟烂，去滓饮汁。用于治疗水肿、脚气病等。

（3）通乳。适用于产后气血亏虚所致乳汁不足等症。本品健脾胃以资化源，通利而下乳。可用鲤鱼1条，加当归15g、黄芪50g，煎汤服，每日1剂。用于气血虚弱所致缺乳。

［食用方法］煮汤或炖食。

［注意事项］风热者慎食。

鲫鱼

鲫鱼，为鲤科鲫鱼属动物鲫鱼［*Carassius auratus*（Linnaeus）］的肉。

［性味归经］味甘，性平。归脾、胃、大肠经。

［食养功效］健脾和胃，利水消肿，通血脉。主治脾胃虚弱，纳少反胃，产后乳汁不行，痢疾，便血，水肿，痈肿，瘰疬，牙疳。

［饮食应用］

（1）补脾健胃。适用于脾胃虚弱体质、久病虚弱、妇女产后及痰湿体质者食用。鲫鱼性质平和，不濡不燥，可益脾胃，补虚羸。可单用，或配伍赤小豆、冬瓜、砂仁、生姜、陈皮等同用。鲫鱼250g细切，做羹，投入煮沸的豉汁中，加入胡椒、干姜、莳萝、橘皮等末，空腹食之。治疗虚弱无力、脾胃气冷、不能下食。

（2）下乳汁。适用于产后气血不足所致乳汁减少等症。本品宣通，善于通利血脉。可与猪蹄同煮汤。

（3）除湿利水。适用于脾虚水肿、小便不利等症。本品可健运脾胃、利水除湿。鲫鱼3条，去肠留鳞，用赤小豆、商陆等份，填满扎定，水3L，煮糜去鱼，食豆饮汁，2日1作，小便利愈。用于治疗卒病水肿。又如将鲫鱼3条，去肠留鳞，用茶叶填满，纸包煨熟，食数枚。用于治疗消渴饮水。

［食用方法］适量煮食。

［注意事项］热疾者尤不宜食之，泻痢忌食。

黑鱼

黑鱼，别名乌鳢、乌鱼、鳢鱼，为鳢科鳢属动物乌鳢（*Ophiocephalus argus* Cantor）的肉。

［性味归经］味甘，性凉。归脾、胃、肺、肾经。

［食养功效］补脾益胃，利水消肿。主治身面浮肿，妊娠水肿，湿痹，脚气，产后乳少，习惯性流产，肺痨体虚，胃脘胀满，肠风及痔疮下血，疥癣。

［饮食应用］

（1）补脾益气、利水消肿。适用于脾虚所致水肿、小便不利等症。黑鱼为补益利水养生食品。本品利水而不伤正，补脾而不滋腻，能起补泻兼施之功。黑鱼冬瓜汤：黑鱼大者1条，冬瓜250g，葱白适量，煮汤内服。用于多种水气病。若以本品配赤茯苓、桑白皮、杏仁、紫苏同用，可用于身面浮肿、上气喘息、咳嗽痰鸣等症。

（2）清热解毒。适用于疥癣、疮疹、麻风病等年久不愈者。本品性寒清热而解毒，可配苍耳子等祛风解毒药同用。苍耳黑鱼汤：以黑鱼1条，去肠肚，用苍耳叶填鱼腹内，另外在锅中放苍耳叶60g，再将鱼放置其上。加水适量，慢火煨熟，去皮骨，淡食，勿入盐酱。用于治疗疥癣。

［食用方法］煮食或煨熟食。

［注意事项］有疮者不可食。

第二节　芳香化湿类食物

芳香化湿类食物是指气味芳香、性偏温燥，以化湿运脾、增强脾胃运化湿浊的能力以及消除或改善湿浊中阻证候为主要作用的一类食物。

芳香化湿类食物气味芳香，味多辛、苦，性多温性，入脾、胃经，能宣化湿浊、醒脾健胃、调畅气机，适用于脾为湿困、运化失职所致的脘腹胀满、呕吐酸水、不思饮食、身体倦怠、大便溏泄、舌苔白腻等症。

芳香化湿类食物性偏温燥，容易伤阴，阴虚体质者慎重食用。芳香化湿类食物多属辛香调味品，使用时量不宜大。芳香化湿类食物的芳香气味是因为含有挥发油，入馔不宜久烹。

白豆蔻

白豆蔻，别名白蔻、豆蔻、扣米，为姜科豆蔻属植物白豆蔻（*Amomum kravanh* Pierre ex Gagnep.）和爪哇白豆蔻的成熟果实。

［性味归经］味辛，性温。归肺、脾、胃经。

［食养功效］化湿行气，温中止呕，开胃消食。主治湿阻气滞，脾胃不和，脘腹胀满，不思饮食，湿温初起，胸闷不饥，胃寒呕吐，食积不消。

［饮食应用］

（1）化湿行气。适用于湿阻中焦或脾胃气滞之证。症见脘腹胀满、不思饮食，可与厚朴、苍术配合使用。

（2）温中止呕。适用于胃寒呕吐。可以配合砂仁、藿香使用。

（3）治气滞腹胀、食欲不振、胃脘冷痛、恶心呕吐、舌苔白腻。白豆蔻15g、面粉1000g、酵面50g、食用碱粉（或小苏打）适量，先将白豆蔻研为细末备用，面粉加水并入酵面和匀，发酵后加适量碱粉（或小苏打）及豆蔻粉一起揉匀，并制作馒头。上笼蒸熟，每食适量作主食。

（4）治小儿食欲不振、恶心呕吐。白豆蔻3g、鲜生姜5g，先将白豆蔻连壳捣碎，或剥去果壳，取仁打碎用。生姜洗净刮皮，切薄片。再将白豆蔻末和姜片同放入茶杯内，用沸开水冲泡，加盖焖5min左右，去渣即可。

［食用方法］可作调味品。不宜久煎，后下。

［注意事项］本品性温，阴虚血燥者禁食。

草豆蔻

草豆蔻，别名草果，为姜科山姜属植物草豆蔻（*Alpinia katsumadai* Hayata）的种子团。

[性味归经] 味辛，性温。归脾、胃经。

[食养功效] 温中燥湿，行气健脾。主治寒湿阻滞脾胃之脘腹冷痛，痞满作胀，呕吐，泄泻，食谷不化，痰饮，脚气，瘴疟，口臭。

[饮食应用]

（1）草蔻蒸乌肉鸡。将乌肉鸡1只宰杀后，去毛、肠杂洗净，吊干水；草豆蔻15g、草果6g共研细末，掺入鸡腹内，加盐5g涂匀，缝好鸡腹；把鸡隔水蒸至刚熟，或放入上汤中小火煮熟，斩件即可。可补虚益气、健脾止泻，适宜于慢性肠炎、结肠炎属脾虚寒湿者。脘腹胀满、胃中冷痛、饮食减退、大便溏薄、恶心呕吐、消化不良、肠胃湿热者不宜食用。

（2）草蔻鲫鱼汤。将草豆蔻6g捣烂，放入洗净的2条鲫鱼鱼腹内，将鱼与陈皮3g、胡椒3g、生姜4片一起放入锅中，加清水适量，武火煮沸后，文火煮1h，调味即成。本品化湿醒脾，对慢性胃炎有效。

[食用方法] 可作调味品，浸泡、煎、煮、熬。

[注意事项] 阴虚血少，津液不足者禁食，无寒湿者慎食。草豆蔻与白豆蔻功用大致相同，但草豆蔻偏用于破气开郁、温中燥湿，其除寒燥湿、开郁化食之力较胜；白豆蔻常偏于行气宽膈，其芳香燥湿之力不及草豆蔻。

草果

草果，别名草果仁、草果子、老蔻，为姜科砂仁属植物草果（*Amomum tsao-ko* Crevost et Lemarie）的果实。

[性味归经] 味辛，性温。归脾、胃经。

[食养功效] 燥湿温中，祛痰截疟。主治脘腹冷痛，恶心呕吐，泄泻，胸膈痞满，疟疾。

[饮食应用]

（1）治脾虚湿重，骨节疼痛，食少便溏。将草果仁10个、薏苡仁50g炒香后，捣碎，加水煎煮两次，提取滤液5000mL；将猪排骨洗净，边角修砍整齐、放入药液中，再把生姜、葱各50g拍破，放入锅内，加花椒，将排骨煮至七成熟，打尽浮沫，捞取排骨，凉凉。将卤汁倒入锅内，用文火烧沸，放入排骨，卤至透熟，即刻起锅。取适量卤汁倒入锅中，加冰糖、味精、食盐，在文火上收成浓汁，烹入料酒后，均匀涂在排骨外面，再把香油抹在表面上即成。本品健脾燥湿、行气止痛、消食和胃。

（2）治水肿，消渴。羊肉500g、草果10g、瓠子5个、生姜5g、葱5g，取羊肉洗净，切片。草果洗净。与羊肉一同入锅加水适量，煮至羊肉熟后除去草果，加已去皮、瓤的瓠子片，煮沸。再放姜末、葱丝及醋等作料，出锅凉温。吃肉及瓠子并喝汤。

（3）治疗脾胃虚弱之胃呆食少、脘胀嗳气。羊肉100g、草果10g、大麦仁50g，取羊肉洗净，切成丁。草果除去杂质，加水适量，煎煮两次，去渣取汁。以草果汁加入羊肉及大麦仁同煮至羊肉熟透，放盐少许，出锅凉温。吃肉喝汤。

［食用方法］可作调味品。可煮汤或浸酒饮。

［注意事项］本品燥热容易伤阴，阴虚血少者禁食。

砂仁

砂仁，别名缩砂蜜、缩砂仁、缩砂蓉，为姜科砂仁属植物阳春砂仁（*Amomum villosum* Lour.）、绿壳砂仁和海南砂仁的成熟果实或种子。砂仁共有三种：一种是阳春砂仁，主产于广东、广西等地；另一种是海南砂仁，主产于海南岛、湛江等地；第三种是进口的西砂仁，主产于越南、泰国、印度尼西亚等国。以阳春砂仁为最佳，习称春砂仁，并以个大、坚实、仁饱满、气味浓厚者为上品。

［性味归经］味辛，性温。归脾、胃、肾经。

［食养功效］化湿，行气，温脾，安胎。主治湿阻气滞，脘腹胀满，不思饮食，恶心呕吐，腹痛泄泻，妊娠恶阻，胎动不安，血崩，一切食毒。

［饮食应用］

（1）治脾胃虚弱、饮食不振、胎动不安。砂仁末1g、猪肚1000g、胡椒粉、花椒、生姜、葱适量、猪油100g、料酒50g、水淀粉30g、味精3g、食盐5g。砂仁烘脆，打成细末。猪肚洗净，放入沸水锅内氽透捞出，刮去内膜。锅内入清汤，放入猪肚、姜、葱、花椒，置火上煮熟，打去浮沫，捞起肚子，待冷后切成手指条块。锅内放原汤500g，置火上烧沸，下入肚条、砂仁末、胡椒粉、料酒、猪油，调好味，加入味精，用水淀粉勾芡炒匀，起锅装盘即成。分顿食用。

（2）治小儿食欲不振、消化不良。砂仁2~3g、大米50~75g，先把砂仁捣碎为细末。再将大米淘洗后，放入小锅内，加水适量，如常法煮粥。待粥将熟时，调入砂仁末，稍煮即可。早晚餐温热服。

（3）治脾胃虚弱、食少腹胀、腹痛泄泻。砂仁6g、大鲫鱼2条、陈皮、荜茇各3g、胡椒、辣椒、葱、姜、食盐、蒜适量、小茴香6g、花生油1000g。鲫鱼去鳃、鳞、鳍，剖腹去内脏，洗净沥干。胡椒捣碎，同辣椒、陈皮、砂仁、荜茇、小茴香、葱段、姜片、蒜片用食盐和匀，装入鱼腹内。锅中放花生油烧至七成热时，将鲫鱼下锅炸制，待鱼色黄至熟，捞出沥去油。锅内放少许油，煸炒姜、葱，注入清汤，调好味后，放入炸熟的鲫鱼，待汤沸后，即可起锅，装盘即成。佐餐时用。

［食用方法］可作调味品。可研末调食、煮食或浸酒饮。

［注意事项］阴虚有热者禁食。

藿香

藿香，为唇形科藿香属植物藿香［*Agastache rugosa*（Fisch. et Mey.）O. Kuntze］的地上部分。

［性味归经］味辛，性微温。归脾、胃、肺经。

［食养功效］祛暑解表，化湿和胃。主治夏令感冒，寒热头痛，胸脘痞闷，呕吐泄泻，妊娠呕吐，鼻渊，手、足癣等。

［饮食应用］

（1）治暑天外感而见恶寒发热、恶心呕吐、不思饮食。鲜藿香、粳米各30g，先煮粳米粥，临熟，入鲜藿香，搅匀，煮出香味，空腹食用。

（2）治夏季头晕、恶心。藿佩茶：茶叶6g，藿香、佩兰各9g。冲泡，代茶饮。

（3）治脾胃不健、食后腹胀等。①鲜嫩藿香叶、黄鳝各适量，先将黄鳝做成菜肴，再将藿香叶洗净、切碎，放入黄鳝菜肴中调匀，佐餐食用。②鲜嫩藿香叶、嫩胡豆各适量，将胡豆炒好，放入洗净、切碎的藿香叶，拌匀，佐餐食用。

［食用方法］干品、鲜品均可。

［注意事项］阴虚火旺者禁食。

第三节　祛风湿类食物

祛风湿类食物是指以祛除风湿、解除肢体疼痛以及消除或改善风湿痹证为主要作用的一类食物。

祛风湿类食物味多辛、苦，辛能散，苦能燥，性有温凉，能祛除肌表、经络、筋骨的风湿之邪，有舒筋、通络、止痛、强筋骨等作用，主要用于舒筋通络、消除或改善风湿痹痛。

痹症多属于慢性疾病，为了服用方便，可做成酒剂服用，能增强祛风湿药的功效。但是酒性辛热，容易耗伤阴血，阴血虚弱者慎重食用。

木瓜

木瓜，为蔷薇科木瓜属植物皱皮木瓜 [*Chaenomeles speciosa*（Sweet）Nakai］的成熟果实。木瓜为我国特有的果树，以安徽宣城产的宣木瓜果大肉厚、体糯味酸、果色鲜黄、馥花浓郁而闻名于世。

［性味归经］味酸，性温。归肝、脾、胃经。

［食养功效］舒筋活络，和胃化湿。主治风湿痹痛，肢体酸重，筋脉拘挛，脚气，水肿，吐泻转筋，痢疾。

［饮食应用］

（1）舒筋活络。适用于风湿痹痛、关节屈伸不利、腰酸腿痛、腓肠肌痉挛等症。可与防己、牛膝配用。

（2）化湿和胃。适用于脾胃有湿所致的呕吐、大便泄泻等症，可与薏苡仁同用。

（3）治妇女产后乳少。生木瓜400g，鲜带鱼350g，生姜、葱、醋、食盐、酱油、料酒、味精适量。鲜带鱼去头、尾、内脏，洗净，切成3cm长的段。生木瓜去皮、核，洗净，切成长3cm、厚2cm的块。将鱼与木瓜块共入锅内，加入葱、生姜、醋、食盐、酱油、料酒、水适量。将砂锅置武火上烧沸后改用文火炖至鱼肉熟即成，食用时入味精少许，分顿食用。

（4）治脾湿下注之腿足肿痛、麻木不仁。羊肉1000g、草果5g、木瓜1000g、豌豆300g、粳米500g、白糖200g，食盐、味精、胡椒少许。木瓜取汁待用。羊肉洗净切小方块。粳米、草果、豌豆分别洗净，与羊肉块同入锅内，加木瓜汁及水适量。锅置武火上烧沸，移文火上炖熬，至豌豆烂肉熟即可。食用时加入白糖、食盐、味精、胡椒粉，佐餐食用。

［食用方法］木瓜味酸带涩，一般不能鲜食，常加工成蜜饯、果酱等食用，还可制成"青丝""红丝"，为甜食、糕点中不可缺少的作料。可浸泡、煎、煮、熬。

［注意事项］本品酸温，有收敛之性，内有郁热者忌食。胃酸过多者不宜食。

海棠

海棠，别名海红、赤棠、海棠梨，为蔷薇科苹果属植物西府海棠（*Malus micromalus* Makino）的果实。原产我国，现主要分布在华北，河北怀来是知名的产地之一。东北南部、内蒙古及西北也有。云南西北部的大理、丽江等地区也有种植。

［性味归经］味酸、甘，性平。归脾、胃经。

［食养功效］涩肠止痢。主治泄泻，痢疾。

［饮食应用］

（1）糖腌海棠。海棠果1个去皮核，切成果条上盘，撒上白砂糖50g，腌渍30min。嚼服，每天2次。本品健脾和中，对病后体弱、孕妇口淡乏味、不思饮食有疗效。

（2）海棠荠菜汤。把海棠30g去皮核，切薄片。荠菜30g与海棠片放入锅中，加水、生姜3片、葱白2根，煮沸，放调料。一次吃完，每天2次，连服5天。本品健胃消食、化积止泻，对伤食型泄泻有疗效。

（3）海棠山楂煎。海棠30g去皮核，与山楂40g、生姜10g同放入瓦罐中，加水200mL，用旺火煮沸后用小火炖15min。本品消积止泻，对小儿腹泻有疗效。

［食用方法］海棠果的果实大多加工成海棠干、果酱、果醋、果酒、果丹皮等，也可生吃。

［注意事项］一般人群均可食用。海棠味酸，胃溃疡及胃酸过多患者忌食。

五加皮

五加皮，为五加科五加属植物细柱五加［*Eleutherococcus nodiflorus*（Dunn）S. Y. Hu］和无梗五加的根皮。

［性味归经］味辛、苦、微甘，性温。归肝、肾经。

［食养功效］祛风湿，补肝肾，强筋骨，活血脉。主治风寒湿痹，腰膝疼痛，筋骨痿软，小儿行迟，体虚羸弱，跌打损伤，骨折，水肿，脚气，阴下湿痒。

［饮食应用］

（1）治小儿行迟证。五加皮粥：五加皮粉3g、粳米30g。将粳米煮稀粥，粥成后调入五加皮粉（可再加白糖适量调味）。1日分2次食用。

（2）治风痹不仁、四肢拘挛疼痛。五加皮酒：五加皮（切细）1000g，以清酒10L渍

10天，温服1中盏，1日3服。

（3）治风湿痿痹、关节疼痛。五加皮醪：五加皮50g，加水适量，泡透后煎煮，每30min取煎液1次，共取2次；后将煎液与糯米共同做成干饭，待冷却后，加入适量的酒曲，拌匀发酵即成。

［食用方法］浸酒或煎汤。

［注意事项］阴虚火旺者慎食。

乌梢蛇

乌梢蛇，为游蛇科乌梢属动物乌梢蛇［*Zaocys dhumnades*（Cantor）］除去内脏的全体。

［性味归经］味甘，性平。归肺、脾、肝经。

［食养功效］祛风湿，通经络，止痉。主治风湿顽痹，肌肤麻木，筋脉拘挛，肢体瘫痪，破伤风，麻风，风疹疥癣。

［饮食应用］

（1）治破伤风见项颈紧硬，身体强直。定命散：乌蛇、白花蛇各5cm（项后取，先酒浸，去骨，并酒炙），蜈蚣1条（全者）。以上三味，为细散。每服10~15g，煎酒小沸调服。

（2）治风湿顽痹、肌肤不仁、骨关节结核、风疹疥癣、麻风、小儿麻痹等病症。清炖乌蛇：乌蛇1条，洗净切段，武火烧沸，加入料酒、精盐、姜片、葱片、葱段、香菇、笋片后，再改用文火炖至熟透，加入味精即可食用。

（3）治肌肤不仁、手足软弱、不能伸举、风湿性关节炎等症。炒蛇片：乌蛇1条，去皮、头、尾和内脏，洗净，切成薄片，入锅煸炒，八成熟时加入盐、料酒、姜、葱，继续煸炒至熟即成。

［食用方法］泡酒或焙干研成末食。

［注意事项］血虚生风者慎食。

白花蛇

白花蛇，别名蕲蛇、五步蛇，为蝰科蝮蛇属动物尖吻蝮［*Agkistrodon acutus*（Güenther）］除去内脏的全体。

［性味归经］味甘、咸，性温。有毒。归肝、脾经。

［食养功效］祛风通络止痉。主治风湿顽痹，筋脉拘挛，中风口㖞，疥癣，小儿惊风，破伤风，杨梅疮，麻风，半身不遂。

［饮食应用］

治风湿痹痛，偏瘫及肢节屈伸不利。白花蛇1条、白酒500g，共泡，每天服用。

［食用方法］泡酒或焙干研成末食。

［注意事项］阴虚内热及血虚生风者禁服。

第十章
消食类食物

消食类食物是指能消食化积、促进消化、增强食欲的食物。消食类食物可以增强脾胃运化功能，促进食物消化吸收以及消除或改善饮食积滞证候。

消食类食物性味多甘平，入脾胃经，能消食化积、健脾开胃，适用于饮食积滞证，对胃脘或腹部胀满、恶心欲呕、不思饮食、消化不良、大便泄泻或便秘等有一定效果。

食滞多致气滞，行气的食物是有助于消食，所以运用消食类食物时与理气类食物配伍效果会好。脾虚气弱者，如气虚体质的人，不宜过多食用消食类食物。

山楂

山楂，别名山里红果、映山红果、赤枣子，为蔷薇科山楂属植物山里红（*Crataegus pinnatifida* Bunge var. *ma-jor* N. E. Br.）、山楂的成熟果实。

［性味归经］味酸、甘，性微温。归脾、胃、肝经。

［食养功效］消食健胃，行气散瘀。主治肉食积滞，脘腹胀痛，泄泻痢疾，血瘀痛经、经闭，产后腹痛、恶露不尽，疝气或睾丸肿痛，高脂血症。

［饮食应用］

（1）开胃消食。适用于食少纳呆或饮食积滞、脘腹胀满。山楂酸甘，善开胃气，消食积，除胀满，尤长于消肉食积滞。不论单食或配伍其他食物均可。例如《食宪鸿秘》所载山楂膏，用山楂100g，蒸烂，去皮核，加白糖240g、红花膏和卤少许，捣匀制膏，外涂蜂蜜食之。主治肉积、食积或小儿疳积。

（2）活血散瘀。适用于瘀血内阻所致的痛经以及疝气胀痛或产后恶露不尽等症。山楂色红入血分，具有活血散瘀的功效。选山楂50g（浓煎），加砂糖少许调匀服，主治产后血瘀腹痛、下血块者。

（3）止泻。适用于脾虚泄泻证。山楂味甘补脾，酸则收敛而止泻。山楂神曲粥：取山楂30g、神曲15g、粳米100g、红糖6g。前两味水煎取汁，再加入后两味煮粥食之。常用于治脾虚消化不良、腹痛泄泻证。

（4）降胆固醇、降血压。近代用于治动脉硬化、高血压以及心脑血管诸病。山楂银花茶：取山楂10g、银花10g、菊花10g，水浸代茶饮。可用于治高血脂、肥胖症以及高血压病。

［食用方法］鲜山楂宜生、拔丝食或泡水饮；切片干燥山楂可浸水饮。孕妇慎食。

［注意事项］胃酸过多者不宜多食。脾胃虚弱及孕妇慎食。

萝卜

萝卜，别名莱菔，为十字花科萝卜属植物莱菔（*Raphanus sativus* L.）的鲜根。萝卜中含辛辣成分的芥子素和淀粉分解酶，具有良好的消化作用，所谓"晚食萝卜早食姜，不劳医生开处方"的谚语是对其保健价值的民间解释。

［性味归经］味辛、甘，性凉。熟者味甘，性平。归肺、胃、脾、大肠经。

［食养功效］消食，下气，化痰，止血。主治消化不良，食积胀满，吞酸，翻胃，吐食，肠风，泄泻，痢疾，便秘，痰热咳嗽，咽喉不利，咯血，吐血，衄血，便血，消渴，淋浊。外治疮疡肿痛，损伤瘀肿，烫伤及冻疮。

［饮食应用］

（1）行气化痰。适用于痰阻气滞引发的咳嗽气喘痰多或肺痿证。萝卜味辛入肺，辛开行气而化痰，痰化肺气得以宣发肃降而咳喘止，故有行气化痰、止咳平喘的作用。萝卜汤：取开花萝卜500g，切片煮烂，频频饮汁。主治小儿咳嗽痰多喘促、腹胀、痘疹不出。

（2）消积除胀。适用于饮食积滞、呕吐泄泻、脘腹胀满等。萝卜味辛，行胃、大肠气滞而消胀除满，味甘而健脾助运，益胃而消谷化食。具有消积除胀的作用。萝卜粥：用鲜萝卜250g、粳米100g，大火煮沸后，改小火煮粥食。主治肝气不舒、胃气上逆之呃逆、食不消化，腹胀及经前乳房胀痛、痛经等症。

［食用方法］萝卜可生食、凉拌、炒或炖均宜。

［注意事项］萝卜禁与人参同食，脾胃虚寒、大便稀溏者不可生食或多食。

莱菔子

莱菔子，别名萝卜子，为十字花科萝卜属植物莱菔（*Raphanus sativus* L.）的成熟种子。

［性味归经］味辛、甘，性平。归脾、胃、肺、大肠经。

［食养功效］消食导滞，降气化痰。主治食积气滞，脘腹胀满，膈腹泻，下痢后重，咳嗽多痰，气逆喘满。

［饮食应用］

（1）小儿伤食腹胀，也可用于小儿急慢性气管炎、咳嗽多痰。莱菔子10～15g、大米30～50g，先把莱菔子炒至香熟，然后研成细末。把大米淘洗后，如常法煎粥。待粥煮成时，每次调入炒莱菔子末5～7g，稍煮即可。趁热吃粥约1碗，连用2天。

（2）治口、鼻、耳出血不止。莱菔子汁100mL、酒50mL。将50mL酒煎至20mL后，将莱菔子汁与之煎沸，候凉饮尽。

［食用方法］浸泡、炒、煎、煮、熬或生用。

［注意事项］无食积痰滞及中气虚弱者慎食。

麦芽

麦芽，别名大麦芽、大麦蘖，为禾本科大麦属植物大麦（*Hordeum vulgare* L.）的果实经发芽而制成。

［性味归经］味甘，性平。归脾、胃经。

［食养功效］消食化积，回乳。日常食之可健脾胃、助消化、疏肝气。主治食积，腹满泄泻，恶心呕吐，食欲不振，乳汁郁积，乳房胀痛。

［饮食应用］

（1）消食健胃。适用于食积不消所致脘腹胀满、食欲不振等症，尤其是过食米面食品所致的消化不良。常与山楂、神曲、鸡内金配合使用。

（2）回乳。乳母断乳时可用。炒麦芽100g，煎水服。

［食用方法］可煮食或炒后研末食。

［注意事项］妇女哺乳期禁食，孕妇、无积食者慎食。

谷芽

谷芽，为禾本科稻属植物稻（*Oryza sativa* L.）的颖果经发芽而成。

［性味归经］味甘，性平。归脾、胃经。

［食养功效］健脾开胃、消食化积。主治食积停滞，胀满泄泻，脾虚少食，脚气浮肿。

［饮食应用］

（1）谷芽露。谷芽蒸露，代茶饮服。用于消食、健脾、开胃、和中、生津液、益元气，治病后脾土不健者。

（2）谷芽饼。谷芽研末，调以姜汁、盐少许，和作饼，焙干食。用于启脾进食。

［食用方法］可煮食或研末食。

［注意事项］诸养生不忌。

锅巴

锅巴，别名锅焦、黄金粉，为烧干饭时所起的焦锅巴，以金黄焦厚不糊者为佳。

［性味归经］味苦，甘，性平。归脾经。

［食养功效］补气健脾、消食止泻，为补气健脾养生食品。日常食之可补脾胃、助消化。适于脾胃虚弱体质、消化不良及小儿和老年人食用。常用养生方如三鲜锅巴、锅巴海参、锅巴肉片等。

［饮食应用］

（1）锅巴饼。锅巴、神曲（炒）、砂仁（炒）、山楂（蒸）、莲肉（去心）、鸡肫皮（炒），共研细末，入白糖、米粉，和匀焙作饼食。常用于小儿健脾消食。

（2）锅巴莲肉散。锅巴、莲肉，共研末，调以白糖，每食3～5匙，每日3次，食后服下。用于老幼脾虚久泻不愈。

（3）锅巴粥。锅巴100g、山楂片10片、橘饼20g、白砂糖适量，煮粥食。用于小儿消化不良、食积腹痛、脾虚久泻。

（4）玉露霜。白术（炒）、陈皮、莲肉（去心）、薏苡仁（炒）、糯米（炒）、绿豆（炒）、熟陈米锅焦（炒）、糖霜适量，共研细末，开水调食。用于老人脾泻。

（5）炒锅巴。锅巴100g，姜丝、葱丝各适量，炒食。用于胃寒呕吐。

［食用方法］可研末调食、煮食或炒食。

［注意事项］诸养生不忌。

猪脾

猪脾，别名联贴、草鞋底、猪横利，为猪科猪属动物猪的脾脏。

［性味归经］味甘、涩，性平。归脾、胃经。

［食养功效］健脾胃、助消化。以脏补脏，为补益脾胃养生食品。日常食之可补益脾胃、促进消化。适于脾胃虚弱体质、消化不良者以及小儿食用。常用养生方如猪脾粥。

［饮食应用］

（1）猪脾羹。猪脾、陈橘皮、生姜、人参、葱白、陈米，煮作羹，去橘皮空腹进食。用于脾胃虚热。

（2）猪脾粥。猪脾1具、猪胃1具，洗净细切，加入米如常法煮粥，空腹进食。用于脾胃气弱、不下食、米谷不化。

（3）猪脾散。猪脾焙焦研末，蜂蜜调食。用于消渴。

［食用方法］宜煮食。

［注意事项］诸养生不忌。

鸡内金

鸡内金，别名鸡肫皮、鸡黄皮，为雉科雉属动物家鸡（*Gallus gallus domesticus* Brisson）的砂囊内膜。

［性味归经］味甘、涩，性平。归脾、胃、膀胱经。

［食养功效］健脾胃，消食积，化石。主治食积，泄泻，小儿疳积，胆石症，石淋，砂淋，癥瘕经闭，喉痹乳蛾，牙疳口疮。

［饮食应用］

（1）治食积腹满。鸡内金，研末，乳服。

（2）治反胃，食即吐出。鸡内金烧灰，酒服。

［食用方法］可研末服或制作面点食。

［注意事项］脾虚无积者慎食。

第十一章

温里、清热、解表类食物

表与里，是指病变部位深浅和病情轻重的两个纲领。病变在皮毛、经络的，为表证；病变在脏腑的，为里证。一般而言，表证病邪居于浅表，病症较轻；里证病邪深入，病症较重。

寒与热，是指病证两种不同的性质。寒证，多因人体受寒邪侵袭，或由于人体阳气不足所引起；热证，多因人体受热邪侵袭，或由于人体阴液不足而虚火内生所引起。

表、里，寒、热各证候，不是孤立出现的，而是相互交错，互相联系着的。如表证与里证，有属寒、属热的区别；寒证与热证，是在表还是在里。表、里，寒、热相对，形成里寒证、里热证、表寒证和表热证。相对应消除或改善这些症候，可对证食用温里、清热、解表类食物。表11-1表明了里寒证、里热证、表寒证和表热证与温里、清热、解表（包括辛温解表、辛凉解表）之间的关系。

表11-1　里寒证、里热证、表寒证和表热证与温里、清热、解表（包括辛温解表、辛凉解表）之间的关系

性质 纲领	寒	热
里	温里	清热
表	解表	
	辛温解表	辛凉解表

第一节　温里类食物

温里类食物是指温暖脏腑、温里祛寒、增强抗寒能力、消除或改善里寒证为主要作用的食物。

里寒证多为寒邪内侵，症见呕吐泄泻、腹中冷痛、食欲不振等，应温中散寒。温里类食物性味多辛温，辛能通散，温能散寒，可消除或改善里寒证，故适用于寒性体质，治疗寒邪

内侵、阳气被困，或脏腑阳气虚弱、阴寒内盛的里寒证候。

温里类食物性味多为辛温燥烈，易伤阴液，凡热证或阴虚内热者慎重食用。温里类食物中香辛调料较多，食用时一般量不会大。

韭菜

韭菜，别名壮阳草、起阳草、扁菜，为石蒜科葱属植物韭（*Allium tuberosum* Roxb.）的叶。

[性味归经] 味辛，性温。归胃、肾、肝、肺经。

[食养功效] 补肾，温中，散瘀，解毒。主治肾虚阳痿，胃寒腹痛，噎膈反胃，胸痹疼痛，气喘，衄血，吐血，尿血，痢疾，痔疮，乳痈，痈疮肿毒，漆疮，跌打损伤。

[饮食应用]

（1）温阳益肾。适用于肾阳不足，腰膝怕冷，四肢不温、阳痿滑精、尿频及痛经、带下等症。韭菜辛温入肾而助阳，故有温肾益阳的功效，凡肾阳不足所引发的诸证均可选食之。古代称韭菜为"壮阳草"。例如《本草纲目》所载韭菜粥方：取韭菜50g、粳米50g，煮粥。每日1次，早餐服食。主治脾肾阳虚所致的腹中冷痛、阳痿早泄、腰膝无力、小便频数、白带过多、经漏不止。

（2）散血止痛。适用于寒凝、气滞、血瘀等所致的多种疼痛证。韭菜味辛，行气散血而促进血液运行，气血运行通畅，通则不痛；且性温则能散寒，寒邪祛，气滞散，血脉通，诸痛悉除。例如《食疗本草》记载用生韭菜，捣汁内服，用于治胸痹急痛。韭汁牛乳饮：用韭汁、牛乳各50mL，调匀不拘时服，可治胃脘痛。此外，韭菜含有大量膳食纤维，不被肠道消化，故有排除胃肠道异物的作用。可取鲜韭菜适量，切成4cm长，爆炒，一次多量食，即可。

[食用方法] 韭菜宜生拌、爆炒、做馅等食之。

[注意事项] 阴虚内热及疮疡、目疾患者慎食。

辣椒

辣椒，为茄科辣椒属植物辣椒（*Capsicum annuum* L.）的果实。

[性味归经] 味辛，性热。归胃、脾经。

[食养功效] 温中散寒，下气消食。主治胃寒气滞，脘腹胀痛，呕吐，泻痢，风湿痛，冻疮。

[饮食应用]

（1）散寒燥湿。适用于脾胃虚寒所致的食欲不振、脘腹胀满、腹中冷痛、遇寒加重、得温则减以及泄泻、肿胀等。辣椒性热，温中散寒；味辛能行能散，性味协同，辛散行气，气行湿化，温则散寒，辛散温通，寒邪祛，湿邪除，胃能腐熟，脾能运化，诸症悉除。取辣椒1个，为丸，热豆腐皮裹，清晨食之。主治痢疾水泻。

（2）开胃消食。适用于脾胃虚弱、不思饮食、腹满胀痛等。辣椒味辛性热，助胃以腐熟水谷，益脾以运化精微，故能开胃气、增食欲，凡平素脾虚胃弱、食欲不振者均可常食之。用辣椒干后，研粉或调制酱，佐餐食之。可用于治食欲不振。

（3）治风湿性关节炎。辣椒20个、花椒30g，先将花椒煎水，煮数沸后放入辣椒煮软，取出撕开，贴患处，再用水热敷。

（4）治冻疮。辣椒50g切丝，浸泡于250g的白酒中，加盖密封15天即可用其涂擦局部。或用红辣椒2份、猪油8份，搅拌均匀后即成辣椒油膏，寒冷季节涂于易于生冻疮的部位。还可取红辣椒研为细末，放入约1L的开水，搅匀，待温度适宜时清洗患部，每天2次，连用3天。

［食用方法］辣椒鲜品宜凉拌、爆炒、盐渍食用；干品宜研粉制酱食之。

［注意事项］阴虚火旺及诸出血者禁食。

干姜

干姜，别名白姜、均姜，为姜科姜属植物姜（*Zingiber officinale* Rosc.）根茎的干燥品，作调味品供食。

［性味归经］味辛，性热。归心、肺、脾、胃经。

［食养功效］温中散寒，回阳通脉，温肺化饮。主治脘腹冷痛，呕吐，泄泻，亡阳厥逆，寒饮咳喘，寒湿痹痛。日常食之可温暖脾胃、散寒通阳。适于脾胃阴寒体质及寒性体质者食用。

［饮食应用］

（1）治寒性痛经以及黄褐斑。将干姜、大枣各30g洗净，干姜切碎末，大枣去核，加红糖30g煎，喝汤，吃大枣。具有温经散寒功效。

（2）治急性腹泻、寒湿入侵、脾胃受伤所致肠鸣腹痛、大便清稀。干姜3g，炒车前子10g，共研末，加红糖1匙，沸水冲泡，待稍凉饮之。

（3）治胃酸冷痛、呕吐清水。干姜粥：干姜10g、粳米适量，煮粥食。

［食用方法］可研粉调食或作调料煮食。

［注意事项］阴虚内热、血热妄行者及孕妇不宜食用。

高良姜

高良姜，别名良姜，为姜科山姜属植物高良姜（*Alpinia officinarum* Hance）的根茎。

［性味归经］味辛，性热。归脾、胃经。

［食养功效］温中散寒，理气止痛。主治脘腹冷痛，呕吐，噫气。

［饮食应用］

（1）苹果萝卜姜汁羊肉粥。粳米100g淘洗干净，用冷水浸泡0.5h，捞出，沥干水；羊肉100g洗净，切细丝；萝卜100g、苹果300g去皮，切块，备用；苹果、萝卜、陈皮10g、高良姜10g一同放入锅中煮烂，去渣取汁；粳米放入锅中，加入煮好的汁和适量冷水，先用旺火烧沸，再加入羊肉丝、胡椒、葱白，改用小火煮至米糯汤稠，加入食盐调味，即可盛起食用。粳米补脾和胃、益气生津，与羊肉、苹果、良姜等同煮，具有补虚养身、壮腰健肾的功效，适合保健之用。

（2）高良姜粥。将高良姜5g择净，水煎取汁，加粳米50g煮粥，待沸时调入白糖，煮至粥熟即成，每日1剂，连续3~5天。此粥温暖脾胃、散寒止痛，适用于脾胃虚寒、心腹冷痛、恶心呕吐、泛吐清水、酒醉呕吐等。

（3）良姜茶。高良姜、白僵蚕研末，同绿茶入杯中，冲入沸水，加盖闷15min即可。此茶祛风散寒、化痰止痛，风寒头痛者宜饮。

（4）良姜鸡块。将老公鸡1只（约1500g）洗净剁成块，放入沸水锅内焯水；葱洗净后切段；高良姜10g切成片；草果10g用刀拍裂口。炖锅置火上加水适量，大火烧开，将鸡块、高良姜、草果、陈皮4g、胡椒4g、酱油、糖色、葱、醋放入锅内，烧开后改小火炖30min，加食盐再炖10min左右，熟时放味精搅匀，即可食用。每日1碗。此药膳非常适合在冬春交替时食用，尤其是倒春寒时节，有健脾益气、散寒温中的功效，对胃痛、大便溏薄、面色无华、畏寒肢冷、呕吐清水等有一定的辅助食疗作用。注意：感冒或胃疼者不宜食用。

[食用方法] 作辛香调料供食。

[注意事项] 本品性热，阴虚内热者慎食。

八角茴香

八角茴香，别名大料、大茴香、八角大茴、八角香，为五味子科八角属植物八角茴香（*Illicium verum* Hook. f.）的果实。

[性味归经] 味辛、甘，性温。归肝、脾、肾、胃经。

[食养功效] 散寒，理气，止痛。主治寒疝腹痛，腰膝冷痛，胃寒呕吐，脘腹冷痛，寒湿脚气。八角茴香含有的茴香油能刺激胃肠神经血管，促进消化液分泌，增加胃肠蠕动，排除积存的气体，因而有增食欲、促消化的功效，还有助于缓解痉挛、减轻疼痛。

[饮食应用]

（1）八角炖雄鸡。将八角茴香20g去杂质后洗净；雄鸡宰杀后，去毛、内脏及爪并洗净；姜拍松；葱切段，备用。将八角茴香、鸡、姜、葱、料酒一同置于炖锅内，加入3000mL清水，用大火烧沸，再用小火炖45min，加入食盐、味精、胡椒粉略炖即成。此药膳具有补脾胃、益气血之功效，适合胃下垂患者食用。

（2）八角咸香鸡蛋。八角茴香5g洗净，煎取汁液150mL；鸡蛋2个煮熟，去壳，用筷子戳几下，入药汁中煮5min，加入适量食盐即可。八角茴香鸡蛋对骨劳疝气、腰痛等有一定食疗作用。

（3）茴香丸。将八角茴香、胡椒等份，研末，加蜂蜜做成丸，空腹，温酒送服，用于治疗寒疝少腹作痛。

（4）茴香粥。将八角茴香研末，入粥调食，用于治疗睾丸偏坠。

（5）理气和胃。适用于胃寒呕吐、食少、脘腹胀痛等症。八角茴香味辛性散，有理气行滞、和中开胃之功。可配生姜内服，用于治疗胃寒纳差；可单用酒煎内服，用于治疗脘腹胀痛。

[食用方法] 作辛香调料供食。

［注意事项］本品性温热，故阴虚火旺者禁食。

桂皮

桂皮，别名肉桂、官桂或香桂，为樟科樟属植物天竺桂（*Cinnamomum japonicum Sieb.*）、阴香和川桂的树皮。本品为常用中药，又为食品香料或烹饪调料。商品桂皮的原植物比较复杂，有十余种，均为樟科樟属植物。各地常用的有8种，其中主要有桂树、钝叶桂、阴香及华南桂等，其他种类多为地区用药。各品种在西方古代被用作香料。中餐里用它给炖肉调味，是五香粉的成分之一。

［性味归经］味辛、甘，性温。归胃、肝、脾、肾经。

［食养功效］温中散寒，理气止痛。主治脘腹冷痛，呕吐泄泻，腰膝酸冷，寒疝腹痛，寒湿痹痛，瘀滞痛经，血痢，肠风，跌打肿痛，创伤出血等。

［饮食应用］

（1）治妇女产后血瘀腹痛，或胃寒少食。桂皮6～9g，红糖适量，煎汤服。

（2）治小儿脾胃虚寒所致的腹泻。桂皮6g，丁香6g，共研细末，放入膏药中，贴患儿肚脐。

（3）治胃寒恶心呕吐。官桂、草豆蔻、藿香各等份，共研细末，每次4～5g，每日2次，开水送服。

（4）治小儿睡中遗尿。桂肝汤：肉桂、雄鸡肝1具，煮汤食。

［食用方法］作辛香调料供食。

［注意事项］阴虚火旺、里有实热、血热妄行者及孕妇慎食。

胡椒

胡椒，别名浮椒、昧履支、玉椒，为胡椒科胡椒属植物胡椒（*Piper nigrum* L.）的果实。因加工方法的不同，又分为黑胡椒和白胡椒。当果穗基部的果实开始变红时，剪下果穗，晒干或烘干后，即成黑褐色，取下果实，通称黑胡椒。如全部果实均已变红时采收，用水浸渍数天，擦去外果皮，晒干，则表面呈灰白色，通称白胡椒。

［性味归经］味辛，性热。归胃、大肠、肝经。

［食养功效］温中散寒，下气止痛，止泻，开胃，解毒。主治胃寒疼痛，呕吐，受寒泄泻，食欲不振，中鱼蟹毒。

［饮食应用］

（1）温中止痛。适用于中焦寒滞之脘腹冷痛、呕吐清水、泄泻等症。本品味辛性热，善祛中焦及大肠寒邪，而奏止痛之功。例如《食疗本草》胡椒酒服之，亦宜汤服之。或配高良姜、荜茇等药，或以大枣（去核）7枚，每1枚中放入胡椒7粒，用线扎好，蒸熟，捣为丸，每次温开水送服0.5～1g，用于治疗脘腹冷痛。

（2）开胃消食。适用于食欲不振、宿食不消等症。可配生姜、紫苏等药同用。

（3）治呕吐。胡椒1.5g为末，生姜50g，以水2大盏，煎取1盏，去滓，分3次服。

［食用方法］作辛香调料供食。

［注意事项］本品性热，易伤阴动火，故阴虚有火、痔疮者禁食，孕妇慎食。胡椒分黑、白两种。黑者为未成熟果实，气味较淡；白者为成熟果实，种仁饱满，气味浓烈，品质较好，故药用以白者为佳。

花椒

花椒，别名蜀椒、点椒，为芸香科花椒属植物花椒（*Zanthoxylum bungeanum* Maxim.）、青椒的果皮。

［性味归经］味辛，性温。归脾、胃、肾经。

［食养功效］温中止痛，除湿止泻，杀虫止痒。主治脾胃虚寒型脘腹冷痛，蛔虫腹痛，呕吐泄泻，肺寒咳喘，龋齿牙痛，阴痒带下，湿疹皮肤瘙痒。

［饮食应用］

（1）治脘腹寒痛呕吐。川椒3~5g、白面粉150g、生姜3片，先将川椒为末，与面糊和匀，入水煮粥，后加生姜稍煮即可。

（2）治胆道蛔虫病。花椒3g、醋60mL，煎服。

（3）治冷痢。花椒（微炒出汗）15g，捣为末，炼蜜和丸，如绿豆大。每服以粥饮下5丸，日三四服。

［食用方法］作辛香调料供食。

［注意事项］本品性温燥热，易化火伤阴，故阴虚火旺、火热内盛者禁食，孕妇慎食。

丁香

丁香，为桃金娘科丁子香属植物丁香（*Eugenia caryophyllata* Thunb.）的干燥花蕾。

［性味归经］味辛，性温。归脾、胃、肾经。

［食养功效］温中，降逆，暖肾。主治胃寒呃逆，脘腹冷痛，呕吐，反胃，泻痢，疝癖，疝气，奔豚气，癣症。

［饮食应用］

（1）丁香粥。将丁香5g择净，水煎取汁100mL。加大米100g煮粥，待沸时调入红糖、姜片3片，煮至粥熟即成；或将丁香1g，研为细末，待粥沸时与姜片、红糖同入粥中，煮至粥熟服食，每日1剂。此粥适用于胃寒呕吐、呃逆食少、腹痛腹泻、阳痿阴冷、寒湿带下等症。

（2）丁香雪梨汤。公丁香4粒洗净沥干水，研末；雪梨洗净，挖出核和心，塞入丁香封好，放入炖盅内，加少许的水和冰糖适量，置锅内用小火炖1h，即可食用。此汤温中祛寒、暖胃止呕，适用于妊娠呕吐属脾胃虚寒者，症见妊娠期间，恶心呕吐、口淡流涎、食少脘胀、舌淡红苔薄白。

（3）丁香火锅。将蛤蜊肉200g、虾仁100g洗净备用；鱼圆100g切片；墨鱼2条除去腹内杂物洗净后，在开水锅里速烫一遍，切成2片，粉丝用热水泡软，切成段，芹菜切成寸段；冻豆腐切成小块；葱切小段；丁香6g。将以上各料先各放一半入锅，鸡汤也加入一半

（1000mL），并可加入适量葡萄酒、盐少量，旺火烧5～6min后，即可趁热吃，边吃边加。丁香具有强烈的芳香，有兴奋强身作用。当身体疲劳时，食丁香火锅能使人精神振奋，增强全身活力，消除疲劳。

（4）丁香鸭煲。将丁香5g、砂仁5g、肉桂5g等中药洗净装入纱布袋内，扎口；笋10g与香菇20g切片；净鸭1只（约2000g）切块。鸭块、笋、香菇、葱、姜、料酒、胡椒、盐、糖放入砂锅，加水适量。先以大火烧沸，然后投入药袋，再以小火煨2h，加入味精调味即可。本品适于胃脘隐痛、喜暖喜按、空腹痛甚、得食则减、泛吐清水、便溏、脘腹冷痛、食少吐泻、呃逆及胃肠功能紊乱患者佐餐。

（5）丁香姜糖。将红糖200g放入锅中，加水少许，以小火煎熬至较稠厚时，加入姜末40g及丁香粉5g调匀，继续煎熬至用铲挑起成丝状而不黏手时，停火。将糖倒在涂过食用油的大搪瓷盘中，稍冷切条块，即成。丁香辛温，温肾助阳；生姜辛温，温中止呕；佐红糖能祛胃寒、助阳气，预防冻疮发生。适宜严冬季节常服。

［食用方法］作辛香调料供食。

［注意事项］阳热诸证或阴虚内热者忌用。

荜茇

荜茇，别名荜拨、鼠尾，为胡椒科胡椒属植物荜茇（*Piper longum* L.）的果穗。

［性味归经］味辛，性热。归胃、脾、大肠经。

［食疗功效］温中散寒，下气止痛。主治脘腹冷痛，呕吐，泄泻，头痛，牙痛，鼻渊，冠心病心绞痛。

［饮食应用］

（1）温中止痛。适用于胃寒所致的脘腹冷痛、恶心呕吐、大便泄泻、偏头痛等症。可与人参、干姜、花椒配用。

（2）杀虫。适用于蛔虫引起的腹痛、呕吐等症。常与乌梅、干姜、黄连配用。

（3）荜茇粥。将荜茇3g、胡椒3g、肉桂1.5g一起研磨成细末，白米75g淘净与荜茇、胡椒、肉桂细末一起放入锅内，加入适量豆豉和水，煮成稀粥。空腹食用，每日2次。温中、散寒、止痛，对寒凝气滞型胃炎、脘腹冷痛、恶心呕吐、食欲不振者疗效甚佳。

［食用方法］作辛香调料供食。

［注意事项］阴虚火旺者忌用。

莳萝

莳萝，别名土茴香，为伞形科莳萝属植物莳萝（*Anethum graveolens* L.）的嫩茎叶和果实。

［性味归经］味辛，性温。归脾、胃、肝、肾经。

［食养功效］温脾开胃，散寒，止痛。治痧秽呕逆、腹中冷痛、寒疝、痞满少食，有抗痉挛、祛肠胃胀气、利消化、消毒、促进泌乳、助产、镇静、利胃、促发汗、帮助睡眠、预

防动脉硬化的作用。

［饮食应用］

（1）小儿疝气腹胀。莳萝子炒香研细末，以热黄酒调如糊，趁温敷包患部，一日2～3次换敷。

（2）闪挫腰疼。莳萝子炒香，每次3g，温黄酒送服，一日2～3次。

（3）莳萝腌三文鱼。三文鱼500g去皮，洗净吸干水，放入方盘中。用盐、胡椒涂在三文鱼上，涂上法国黄芥末15g。切碎莳萝叶150g涂满鱼肉上，在鱼上面再铺放柠檬片、青柠片，封好放入保鲜柜腌4～5h取出，切片，配吐司、麦包、咸饼干食用。

［食用方法］莳萝在俄罗斯、中东和印度菜式中特别受欢迎。助消化，缓解肠胃胀气、胃痛和失眠。莳萝香气近似于香芹，而更强烈一些，有点清凉味，温和而不刺激，味道辛香甘甜，适用于炖类、海鲜等。莳萝放到汤里、生菜沙拉与一些海产品的菜肴中，有促进风味之功效。莳萝种子的香味比叶子浓郁，更适合搭配鱼虾贝类等。

［注意事项］气阴不足及有火热者不宜食。

红糖

红糖，别名紫砂糖、赤砂糖、黑砂糖，通常是指禾本科甘蔗属植物甘蔗（*Saccharum officinarum* L.）茎中的液汁，经精制而成的赤色结晶体。

［性味归经］味甘，性温。归肝、脾、胃经。

［食养功效］补脾缓肝，活血散瘀。主治产后恶露不行，口干呕哕，虚羸寒热。

［饮食应用］

（1）活血化瘀。适用于瘀血内阻之恶露不尽、腹痛，或月经不调、痛经等症。本品性温而入血分，有活血化瘀止痛之功。例如《调疾饮食辨》用红糖搅热酒饮，或配茶叶少许用热黄酒冲服。用于治疗产后恶露不尽、痛经。

（2）补血养肝。适用于血虚诸证。本品有良好的补血养肝之功。可配鸡蛋2个，水煎，月经后服食。用于妇女血虚、月经量少，尤以妇女产后用之最佳。

（3）治下痢噤口。砂糖250g、乌梅1个。水2碗，煎1碗，时时饮之。

（4）治风寒感冒、胃寒作痛。红糖100g、鲜姜10g（切末），水煎或沸水冲服。

［食用方法］入汤剂或溶化后服，或用黄酒、药汁冲服。

［注意事项］白糖、冰糖、红糖均味甘，都有补益的作用。其中白糖性平，偏于平补；冰糖性凉，偏于清补滋润；红糖性温，偏于温补，还能活血化瘀。有痰湿中满或有内热者慎食。

鲢鱼

鲢鱼，别名白鲢、白脚鲢，为鲤科鲢属动物鲢鱼［*Hypophthalmichthys molitrix*（Cuvier et Valenciennes）］的肉。

［性味归经］味甘，性温。归脾、胃经。

［食养功效］利水，温中益气，通乳，化湿，为温中补气、暖胃、泽肌肤的养生食品，

适用于脾胃虚寒体质、溏便、皮肤干燥者，也可用于脾胃气虚所致的乳少等症。

［饮食应用］

（1）清蒸姜片鲢鱼。以鲢鱼500g、干姜6g，加食盐少许，蒸熟食。本品与温中健胃的干姜同用，能充分发挥补脾温中、健胃的作用。用于脾胃虚寒、少食纳呆、胃脘有冷感的患者，营养不良、脾虚气弱者也可食用。

（2）川芎白芷炖鱼头。鲢鱼头200g洗净，加入切成片的川芎6g和白芷9g，加水适量，隔水炖熟（注意：川芎用量不宜太多；若有月经过多或阴虚火旺的头晕、头痛则不宜食用）。功效：镇静止痛，祛风活血，治男女头风痛。

［食用方法］适量煎汤或煨熟食。

［注意事项］患痘疹、疟疾、痢疾、目疾及疮疡者慎食。

鳙鱼

鳙鱼，别名胖头鱼、包头鱼、黑鲢，为鲤科鳙属动物鳙鱼［*Aristichthys nobilis*（Richardson）］的全体。

［性味归经］味甘，性温。归胃经。

［食养功效］温中健脾，壮筋骨。主治脾胃虚弱，消化不良，肢体肿胀，腰膝酸痛，步履无力。

［饮食应用］

（1）暖胃补虚。适用于脾胃虚寒所致脘腹冷痛。本品甘温，味甘可补益强壮，性温可暖脾胃，温补力量较强。可单用煮食。

（2）化痰平喘。适用于喘咳之痰多黏腻、咳引胸痛等症。本品可化湿祛痰、止咳平喘。与核桃肉同煮，治老年多痰。

［食用方法］煎汤、煮、炖、蒸皆可。

［注意事项］性偏温，热病及内热者慎食。《本草纲目》中有"多食动风热，发疮疥。"

草鱼

草鱼，别名鲩鱼、鳟鱼、鳗鱼、草鲩、草青、混子，为鲤科草鱼属动物草鱼［*Ctenopharyngodon idellus*（Cuvier et Valenciennes）］的全体。

［性味归经］味甘，性温。归脾、胃经。

［食养功效］温中和胃，平肝息风。主治虚劳，肝风头痛，久疟，食后饱胀，呕吐泄泻。

［饮食应用］

（1）蔻砂草鱼汤。草鱼1条，调以白蔻、砂仁，煮汤食。用于胃寒冷痛。

（2）草鱼汤。草鱼加葱煮食，或用香菜煮食。用于风虚头痛。

［食用方法］宜煮食或蒸食。

［注意事项］诸养生不忌。

第二节 清热类食物

清热类食物是指清解里热、解除热毒、调整热性体质、消除或改善里热证为主要作用的食物。

清热类食物性质多寒凉，具有清热泻火、清热解毒、清热凉血、清虚热的作用，通过清热使里热得以清解，从而消除或改善各种热证。

清热类食物寒凉之气偏盛，易损伤人体阳气，特别是脾胃阳气。脾胃虚弱、寒性体质以及阴虚者慎重食用。孕妇不宜食用。

绿豆

绿豆，别名青小豆，为豆科豇豆属植物绿豆〔*Vigna radiata*（L.）R. Wilczak〕的种子。

[性味归经] 味甘，性寒。归心、肝、胃经。

[食养功效] 清热，消暑，利水，解毒。主治暑热烦渴，感冒发热，霍乱吐泻，痰热哮喘，头痛目赤，口舌生疮，水肿尿少，疮疡痈肿，风疹丹毒，药物及食物中毒。

[饮食应用]

（1）清热解暑。适用于汗出口渴、头晕无力、小便短赤之中暑证。绿豆性凉清热，具有清热解暑作用。例如《遵生八笺》记载：绿豆淘净，下锅加水，大火一滚，取汤停冷色碧。食之。可解暑热烦渴。

（2）用绿豆适量，捣碎，水煮20min，饮汁。用于黄药子等植物轻度中毒。中、重度中毒者应及时就医。

[食用方法] 绿豆宜煮汤饮用或加工成副食品食用。

[注意事项] 药用不可去皮。脾胃虚寒滑泄者慎服。

苋菜

苋菜，为苋科苋属植物苋（*Amaranthus tricolor* L.）的茎叶。

[性味归经] 味甘，性微寒。归大肠、小肠经。

[食养功效] 清热解毒，通利二便。主治痢疾，二便不通，蛇虫螫伤，疮毒。

[饮食应用]

（1）透发麻疹。适用于热邪蕴于肌肤、身热烦躁、疹出不畅、色红紫等。苋菜性凉而清热，故有解热透疹的作用，凡麻疹不畅者可食之。用红苋菜30g，水煎服。

（2）清热止痢。适用于湿热蕴于大肠所致的腹痛泄泻、大便红白。苋菜味甘，缓急而止痛；性凉而清利湿热，大肠湿热随大便而去，传导得以恢复，具有清热止痢的作用。可用于治湿热泻痢。例如《本草纲目》记载：紫苋菜1000g，取汁去渣，用粳米30g，煮粥，空腹食之。用于治产前产后痢疾、大便脓血。

（3）利尿通淋。适用于湿热蕴结于下焦引起的小便短赤、淋漓涩痛。苋菜性凉，功能清膀胱之湿热而利尿通淋，常用于湿热淋证。用带子及根的苋菜适量，生甘草9g，水煎服。主治尿道炎、膀胱炎、小便涩痛。

[食用方法] 苋菜宜开水焯后凉拌或爆炒食之。

[注意事项] 脾虚便溏者不宜大量食用苋菜。

莼菜

莼菜，别名水葵，为睡莲科莼菜属植物莼菜（*Brasenia schreberi* J. F. Gmel.）的茎叶。

[性味归经] 味甘，性寒。归肝、脾经。

[食养功效] 利水消肿，清热解毒。主治湿热痢疾，黄疸，水肿，小便不利，热毒痈肿。

[饮食应用]

（1）清热解毒。适用于疔疮肿毒或胃脘嘈杂胀痛等。莼菜性寒清热，味甘既能调和而解毒，又能缓急而止痛，故凡疔疮胃痛等证均可食之。取莼菜、大青叶、臭紫草各等量，捣烂，用酒适量浸之，去渣，适量温饮。

（2）利水消肿。莼菜炖汤煮食。可用于水肿、小便不利等症。

（3）治高血压。鲜莼菜加冰糖适量炖服。

（4）治慢性胃炎、胃溃疡、胃癌等。鲜莼菜与鲜鲫鱼同煮食。也有单用莼菜治疗胃癌，获得满意疗效的报道。

[食用方法] 莼菜宜炒或做羹食。

[注意事项] 脾胃虚寒者应少食或禁食。

茭白

茭白，别名茭笋、茭瓜，为禾本科菰属植物菰 [*Zizania caduciflora*（Turcz.）Hand. -Mazz.] 的嫩茎秆被菰黑粉菌刺激而形成的纺锤形肥大部分。

[性味归经] 味甘，性寒。归肺、肝、脾经。

[食养功效] 解热毒，除烦渴，利二便。主治烦热，消渴，二便不通，黄疸，痢疾，热淋，目赤，乳汁不下，疮疡。

[饮食应用]

（1）清热除烦。适用于烦热或热性便秘。茭白味甘补益正气，性凉则清热，甘凉相合，清热生津除烦。用鲜茭白60g、旱芹菜30g，水煎服。主治热伤津液所致的心胸烦热，大便秘结。

（2）下乳汁。适用于阴虚血少导致的产后乳汁分泌不足。茭白甘凉，生津养阴而益血，故可用于阴虚血少、产后乳汁不足者。用茭白15～30g、通草9g，与猪蹄同煮，喝汤食肉。可用于治产后无乳。

（3）治便秘、心胸烦热、高血压。鲜茭白60g、旱芹菜30g，水煎服。

（4）治酒皶鼻。生茭白捣烂，每晚敷患部，次日洗去；另取生茭白30～60g，煮服。

[食用方法] 茭白宜爆炒食之。

[注意事项] 脾胃虚寒者应禁食茭白；腐烂变质的茭白当忌食。

苦瓜

苦瓜，别名凉瓜，为葫芦科苦瓜属植物苦瓜（*Momordica charantia* L.）的果实。

[性味归经] 味苦，性寒。归心、脾、肺经。

[食养功效] 祛暑涤热，明目，解毒。主治暑热烦渴，消渴，赤眼疼痛，痢疾，疮痈肿毒。

[饮食应用]

（1）清热解暑。适用于暑热汗出、头目晕眩、口渴心烦等暑热证。苦瓜性寒清解暑热，味苦降泻，故能清热解暑。苦瓜茶：用鲜苦瓜1个、茶叶1～3g，将苦瓜截断，去瓤，纳入茶叶，再结合，悬挂于通风处阴干，每次3～9g，开水浸泡15min，代茶饮。可用于治中暑发热。

（2）清热明目。适用于火热上炎所致的目赤肿痛。苦瓜入肝经，性寒善清肝热，肝中热邪得清，不得上炎于目，目赤肿痛得以消退，所以具有清肝热而明目的作用。苦瓜蒲公英汤：用苦瓜30g、蒲公英50g、白糖6～9g，先煎蒲公英15min取汁，再用小火煮苦瓜至熟取汤，加白糖化开，适量服，每日1～2次。可用于治热毒旺盛引起的目赤肿痛、鼻衄。

（3）解毒止痢。适用于湿热蕴结大肠所致的痢疾泄泻、腹痛等。苦瓜入大肠经，性寒清热泻火，味苦能燥湿，大肠之湿热已去，传导功能得以恢复，所以具有清热燥湿止痢的作用。用苦瓜12个、六一散9g，水浸10min，代茶饮。主治痢疾，以白痢尤宜。

（4）治烦热消渴引饮。苦瓜绞汁调蜜冷服。

[食用方法] 苦瓜宜切片冰水浸制蘸蜜食；或同辣椒爆炒食。

[注意事项] 苦瓜味苦、性寒，脾胃虚寒者应少食或禁食。

水芹

水芹，为伞形科水芹属植物水芹（*Oenanthe javanica* DC.）的全草。

[性味归经] 味辛、甘，性凉。归肺、肝、膀胱经。

[食养功效] 清热解毒，利尿，止血。主治感冒，烦渴、浮肿、小便不利，淋痛，尿血便血，吐血衄血，崩漏，目赤，咽痛，口疮，牙疳，乳痈，瘰疬，痄腮，带状疱疹，麻疹不透，痔疮、跌打伤肿。

[饮食应用]

（1）清热利湿。适用于发热、小便短少涩痛。水芹甘凉而清热，通利小便，故有清热通淋的作用，凡发热小便涩痛者均可食之。用水芹菜、大麦芽、车前子，水煎服。主治小儿发热。取水芹菜白根者，去叶捣汁，井水和服。用于治小便淋痛。

（2）止血止带。适用于小便色赤、淋漓涩痛以及带下赤白。水芹性凉，清热凉血而具有止血止带的功效，故可用于治尿血带下证。用水芹捣汁，每次50～100mL，内服。主治小便出血。用水芹12g、红景天6g，水煎内服。可用于治白带。

（3）治感冒发热、咳嗽、神经痛、高血压。鲜水芹菜15～30g，煎服或捣汁服。

（4）治小儿食滞发热。水芹30g、大麦芽15g、车前子9g（包），水煎服。

（5）治黄疸。鲜水芹根60g、连钱草90g、虎刺60g、猪精肉90g，水煎服。

［食用方法］水芹宜开水焯后凉拌或爆炒食之。

［注意事项］脾胃虚弱、大便稀溏者不宜大量食水芹。

香椿

香椿，别名香椿芽、香椿叶、香椿头，为楝科香椿属植物香椿（*Toona sinensis* M. Roem.）的嫩芽，分布于长江南北的广泛地区。

［性味归经］味辛、苦，性平。归胃、脾经。

［食养功效］祛暑化湿、解毒、杀虫，主治暑湿伤中、恶心呕吐、食欲不振、泄泻、痢疾、痈疽肿毒、疥疮、白秃疮。

［饮食应用］

（1）化湿止痢。适用于湿热蕴结于大肠所致的泻痢腹痛、大便红白。香椿味微苦，生用性偏凉，入大肠经，既能燥大肠之湿，又能清大肠之热；气味芳香助脾化湿和胃，大肠湿热之邪随大便而去，泻痢腹痛可解。用香椿叶100～200g，水煎内服。可用于治赤白痢疾。

（2）解毒消肿。适用于疔疮肿毒。香椿味芳香兼苦，行中有散，升中有降，调和气机，故有解毒散结消肿的作用。凡疔疮肿毒者也可食之。用香椿嫩叶适量，捣烂，和酒服之。用于治唇上生疔。

（3）治气滞食欲不振。嫩香椿叶适量，切碎，用开水泼成半生半熟，加酱油食用。

［食用方法］香椿宜凉拌、盐渍、炒食之。

［注意事项］气虚汗多者慎食。鲜香椿不宜生食；腐烂变质的香椿芽禁食。

马齿苋

马齿苋，为马齿苋科马齿苋属植物马齿苋（*Portulaca oleracea* L.）的全草，生于田野路边及庭园废墟等向阳处。

［性味归经］味酸，性寒。归大肠、肝经。

［食养功效］清热，解毒，凉血，消肿。主治热毒泻痢，热淋血淋，赤白带下，崩漏，痔血痈肿，丹毒瘰疬，湿癣白秃。

［饮食应用］

（1）绿豆马齿苋汤。先将马齿苋200g去除根、老茎，清水洗净，切成段；大蒜切片，备用；放适量清水在煲内，把绿豆150g淘洗干净后，直接放入煲内煮至烂熟，再放瘦肉丝150g、马齿苋、蒜片，至瘦肉软熟，放入猪油15g、食盐、味精调味，即成。此汤清热解毒，可作为腹泻患者的调理食谱。

（2）马齿苋包子。将干马齿苋200g用温水泡发，去杂物及老黄叶片，再用凉水清洗1～3遍，用刀切碎；将油豆腐100g洗净，切碎。二者同放入盆中，加入食盐、味精、植物油，拌匀成包子馅，待用；把面粉500g放入泡好酵母的盆内和成面团，放在温暖处发酵，将发酵的面团兑上碱水中和酸味，揉匀，擀成包子皮，包馅成生包子，上笼蒸熟，即成。此品具有滋补、抗菌的功效，食之可以增强体质，减少疾病。

（3）马齿苋薏苡仁瘦肉粥。将马齿苋30g去根，洗净，切碎；生薏苡仁30g、粳米60g洗净；猪瘦肉60g洗净，切粒。把全部用料一起放入锅内，加清水适量，大火煮沸后改小火煮成稀粥，食盐调味即可。此粥健脾去湿，适合慢性肝炎、急性肝炎恢复期属脾虚有湿者调养之用。

（4）蛋花马齿苋汤。先将马齿苋60g洗净，捣烂取汁。再将鸡蛋2个去壳，打入沸水锅中，煮熟后，对入马齿苋汁即成。饮服，每日2次。此汤清热解毒止血，适用于月经过多、色深、有块。

［食用方法］煎汤、炒食或绞汁。

［注意事项］本品性寒，脾虚便溏者及孕妇忌食。

芦荟

芦荟，为百合科芦荟属植物库拉索芦荟（*Aloe vera* L.）、斑纹芦荟、好望角芦荟的叶汁经浓缩的干燥品。

［性味归经］味苦，性寒。归肝、大肠经。

［食养功效］泻下，清肝，杀虫。主治热结便秘，肝火头痛，目赤惊风，虫积腹痛，疥癣，痔瘘。

［饮食应用］

（1）芦荟海带粥。将芦荟15g洗净，切2cm见方的块；粳米淘洗干净；海带100g发好，切成2cm见方的块。将芦荟、粳米150g、海带同放锅内，加水500mL，置武火上烧沸，再用文火煮35min即成。泻热通便、泄泻利水，适用于便秘、瘰疬、瘿瘤、疝气下坠、痈肿、小便不畅等症。

（2）生芦荟。新鲜芦荟先除去外面的绿色外皮，切成条，用清水冲一下，放入开水中焯，之后再用冷水冲洗。去掉黏液后，先放白糖，稍腌一下，吃的时候浇上炼乳。美容养颜。

［食用方法］生食、炒食、煮食。

［注意事项］本品性质寒凉，泻下力强，脾胃虚寒者及孕妇忌用。

菊苣

菊苣（*Cichorium intybus* L.），别名苦苣、欧洲菊苣，为菊科菊苣属植物菊苣或毛菊苣的地上部分。菊苣为药食两用植物，菊苣叶可调制生菜，有鹅黄、酒红等几种颜色。这种蔬菜于20世纪80年代传入我国，我国四川（成都）及广东等地有引种栽培，现已成为一种新兴的高档蔬菜。

［性味归经］味苦、性寒。

［食养功效］清热利湿，健胃消食。主治湿热黄疸，肾炎水肿，胃脘胀痛，食欲不振。

［饮食应用］

（1）剁椒菊苣。菊苣200g择洗干净控净水，放到盘中，撒上盐腌渍。将青、红椒粒各

15g和姜末用油炒香后，烹入辣酱油、食盐、白糖、醋，待炒锅离火，汁凉后浇在菊苣上即可。菊苣鲜嫩清脆，微有酸辣，可以增进食欲。

（2）菊苣粥。菊苣15g洗净，煎取药汁50mL；粳米50g淘洗干净，如常法煮至粥将成，加入菊苣药汁，再两沸，加入白糖调味即可。温热服食，分1～2次食。每日1剂。此粥清热利胆，适合黄疸型肝炎患者食用。

（3）双味菊苣。先将红、黄菊苣各100g分别用食盐腌渍后码入盘中；芥末油、醋调汁放入一碟，沙拉酱放另一碟，一同上桌蘸汁食用。一菜双味，制作简便。

（4）茄汁菊苣。菊苣200g择洗干净控干水，放到盘中，先用食盐、白糖腌渍；番茄沙司10g放入小碗中，加入柠檬汁、胡椒粉调匀，与菊苣一同上桌。菜叶蘸汁食用。口味酸甜清脆爽口。

［食用方法］颜色鲜艳的菊苣以其脆嫩的口感、微苦带甜的味道、适宜鲜食的特点，在蔬菜中占有独特的地位。既可开胃，又可解荤腻，其嫩叶可以炒食、做汤或做沙拉，用菊苣做成的沙拉叶肉叶脉红白相间，颜色鲜艳，别具一格；软化栽培后的菊苣芽球可用以生吃，或做成鲜美开胃的凉拌菜；欧美等国还有人把菊苣的肉质根加工成咖啡的代用品或添加剂。

［注意事项］脾胃虚寒腹泻者慎食。

淡竹叶

淡竹叶，为禾本科淡竹叶属植物淡竹叶（*Lophatherum gracile* Brongn.）或中华淡竹叶的地上部分。

［性味归经］味甘、淡，性寒。归心、胃、小肠经。

［食养功效］清热，除烦，利尿。主治烦热口渴，口舌生疮，牙龈肿痛，小儿惊啼，小便赤涩，淋浊。

［饮食应用］

（1）竹叶豆腐汤。淡竹叶15g洗净，加水100mL，煮25min，过滤取汁，备用；豆腐150g洗净，切为4cm见方的块。淡竹叶药汁、豆腐块同入锅中，再加适量清水，大火烧沸，改小火煮20～30min，加入白糖，待糖均匀溶化即可。此汤清热、解毒、明目，特别适合结膜炎患者食用。

（2）淡竹叶粥。淡竹叶30g洗净，加水煎汤，去渣留汁，备用；冰糖打碎。粳米50g洗净，加淡竹叶药汁，再加适量水，如常法煮粥，粥成，加入冰糖，搅拌均匀即可。温服，每日早晚各1次。此粥清热利尿通淋，适用于热病心烦、不寐、小便短赤涩痛、口舌生疮等症。

（3）淡竹叶酒。淡竹叶30g洗净，剪成长约2cm的节，纱布袋包扎好后，置于酒罐中。将白酒500mL倒入酒罐，加盖密封，浸泡3天后即可饮用。每次1小盅。此酒疏风热、畅心神，风湿热痹、关节热痛、心烦、小便赤黄之人饮用颇佳。

（4）豆叶茅根粥。将竹叶、白茅根各15g水煎取汁，加赤小豆30g、粳米50g煮粥，用白糖调味服食。每日1次。此粥清热利湿、健脾生精，适用于湿热蕴结下焦，精液黏或有凝块，小便短黄等。

［食用方法］煮食、浸泡。

［注意事项］无实火、湿热者慎服，体虚有寒者禁服。淡竹叶并非淡竹（*Phyllostachys nigra*）之叶。鲜竹叶与淡竹叶两药都能清心除烦、利小便，但鲜竹叶清心热的效果较好，且能凉胃，又能用于治上焦风热；淡竹叶的利尿作用较好，以渗湿泄热见长。

鲜芦根

鲜芦根，为禾本科植物芦苇（*Phragmites communis* Trin. Fund.）的根茎。

［性味归经］味甘，性寒。归肺、胃、膀胱经。

［食养功效］清热除烦，透疹解毒。主治热病烦渴，肺热咳嗽、肺痈吐脓，胃热呕哕，热淋，麻疹；解河豚毒。

［饮食应用］

（1）鲜芦根粥。将新鲜芦根100～150g洗净，切成1cm长的段，与竹茹20g同放入锅内，加适量冷水，浸泡30min。用大火煮沸，然后改小火煎20min，捞出药渣，加入粳米60g，煮至粳米开花为度。在起锅前，放入两片生姜，每日分两次温服。此粥滑利可口，可用于高热引起的口渴心烦、胃热呕吐呃逆及肺热咳嗽、肺痈食疗。

（2）鲜芦根薏苡仁粥。先将鲜芦根60～100g、冬瓜仁20g、淡豆豉15g洗净，煎取药汁，去渣，再与洗净的粳米、薏苡仁各30g合煮为粥。每日1～2次，温热服食。此粥适用于湿温症，症见身热，午后热症较显、头重如裹、身重肢倦、胸闷脘痞、苔白腻、脉濡缓等症。

（3）薄荷芦根茶。将鲜薄荷10g、鲜芦根60g洗净后切碎，共置杯中，用沸水冲泡，代茶频饮。此茶疏散表邪、宣肺利咽，适于夏燥秋热，夜卧露宿冒风致咽痛、干咳、口渴欲饮，伴畏寒、无汗者。暑湿症、发热、泄泻、舌苔厚腻者忌用。

（4）麦冬芦根汤。鲜芦根30g、麦冬15g，头道冲入沸水，加盖闷10min即可饮用，其后可加开水频频代茶饮。此汤是唐代孙思邈创制的保健方，对热病伤阴、口干舌燥、心烦不眠、便秘、胃热呕吐、咽喉干痛、齿龈出血或肿痛等有极佳效果。

［食用方法］绞汁、煎、煮、焖。

［注意事项］脾胃虚寒者慎用。鲜芦根清热、生津、利尿作用大于干芦根。

蒲公英

蒲公英，别名地丁，为菊科蒲公英属植物蒲公英（*Taraxacum mongolicum* Hand. -Mazz.）的全草。

［性味归经］味苦、甘，性寒。归肝、胃经。

［食养功效］清热解毒，消痈散结催乳。主治乳痈，肺痈，肠痈，痄腮，瘰疬，疔毒疮肿，目赤肿痛，感冒发热，咳嗽，咽喉肿痛，胃炎，肠炎，痢疾，肝炎，胆囊炎，尿路感染，蛇虫咬伤，烧烫伤。

［饮食应用］

（1）蒲公英粥。蒲公英30g、粳米100g，煮成粥，可清热解毒、消肿散结。

（2）蒲公英茵陈红枣汤。蒲公英50g、茵陈50g、大枣10枚、白糖50g，制成汤，是治疗急性黄疸型肝炎的上等辅疗药物。

（3）蒲公英桔梗汤。蒲公英60g、桔梗10g、白糖少许，一起煎成汤，对痈有一定疗效。

（4）蒲公英玉米汤。蒲公英60g、玉米芯60g，加水浓缩煎服或代茶饮。用于治疗热淋、小便短赤。

［食用方法］蒲公英可生吃、炒食、做汤、炝拌，风味独特。

［注意事项］非实热之证及阴疽者慎食。

金银花

金银花，别名忍冬花、双花、银花，为忍冬科忍冬属植物忍冬（*Lonicera Japonica* Thunb.）的花蕾。

［性味归经］味甘，性寒。归肺、胃经。

［食养功效］清热解毒，主治外感风热或温病发热，中暑，热毒血痢，痈肿疔疮，喉痹及多种感染性疾病。

［饮食应用］

（1）金银花肉片汤。猪瘦肉250g洗净，切薄片；金银花10g、小白菜100g择洗干净；生姜切片。锅置火上，加入植物油，烧至六成热，加生姜爆锅，再加适量水，大火烧沸，加入猪肉片、金银花、小白菜，熟后加入食盐、味精即可。此药膳补虚损、清热解毒，对痢疾、伤寒恢复期较为适宜。

（2）金银花萝卜蜜。将白萝卜100g去皮，洗净，切块，同金银花10g、蜂蜜80g拌匀置碗中，隔水蒸熟服食，每日1剂，分3次服食。此药膳具有疏风宣肺、化痰止咳之功效，适用于风热外袭、头身疼痛、咽干喉痒、咯痰黏稠、畏风身热、口渴喜饮等症。

（3）金银花粥。将金银花15g择洗干净，放入锅中，加清水适量，浸泡5～10min后，水煎取汁，加粳米100g煮粥，待粥熟时调入白糖，再煮一二沸即成，每日1～2剂，连续3～5天。此粥清热解毒，适用于防治夏令中暑，以及风热感冒、热毒疮疡、咽喉肿痛等。

（4）金银梨藕汤。先将生梨250g、鲜藕200g去皮，切块备用；金银花15g择净，水煎取汁，加入梨、藕煮熟后，白砂糖调服，每日1剂，分两次食完，连续10～15天。此药膳可清热解毒，适用于肺热咳嗽、疔疮疖肿、痤疮等。

［食用方法］煎汤，或入丸、散。

［注意事项］脾胃虚寒者及疮疡属阴证者不宜服用。

鱼腥草

鱼腥草，别名蕺菜、折耳根，为三白草科蕺菜属植物蕺菜（*Houttuynia cordata* Thunb.）的带根全草。

［性味归经］味辛，性微寒。归肺、膀胱、大肠经。

［食养功效］清热解毒、排脓消痈、利尿通淋。主治肺痈吐脓，痰热咳喘，喉蛾、热

痢、痈肿疮毒、痔疮，热痢，热淋，水肿，带下，疥癣。

[饮食应用]

（1）凉拌鱼腥草。将鱼腥草250g去杂洗净，切成段，再用盐水泡几分钟，放味精、精盐、花椒粉、辣椒油、白糖，拌匀即可上桌。调理各种病菌、病毒感染，如风热感冒、疱疹、泌尿系统感染等。

（2）鱼腥草炒鸡蛋。将鱼腥草150g去杂洗净切小段，鸡蛋4个磕入碗内搅匀。锅内油烧热，投入葱花煸香，放入鱼腥草煸炒几下，倒入鸡蛋一起煸炒至成块，加入适量水和盐，炒至鸡蛋熟而入味，点入味精推匀即成。具有清热解毒、滋阴润肺的功效。可作为肺炎、肺脓疡、痈肿、虚劳出血、目赤、热痢等病症患者辅助营养食疗菜肴使用。

（3）鱼腥草蒸鸡。将嫩母鸡1只（重约1500g）宰杀，去毛、内脏，脚爪洗净，放入沸水锅内焯一下，捞出洗净血污。将鱼腥草200g去杂洗净切段。取汤盆1个，放入全鸡、精盐、姜、葱、胡椒粉和适量清水，上笼蒸至鸡熟透，再加入鱼腥草、味精，略蒸即可出笼。有消炎解毒、温中益气的功效。可作为肺脓疡、虚劳瘦弱、水肿、脱肛等病症患者的辅助食疗菜食用。

（4）鱼腥草烧猪肺。将猪肺250g切成块，多次洗去血水。鱼腥草100g去杂洗净切段。锅加猪油烧热，放入猪肺煸炒至干，烹入料酒、酱油煸炒几下，加入葱、姜、精盐和适量水，烧至猪肺熟，加入白糖、料酒继续烧至猪肺熟透，投入鱼腥草烧至入味，点入味精即可出锅。消炎解毒、滋阴润肺，可作为肺炎、肺脓疡、肺虚咳嗽、咯血及肺痿等病症患者的辅助食疗菜食用。

[食用方法]生食，炒或炖汤。

[注意事项]本品性寒，虚寒证及阴性疮疡者忌服。

栀子

栀子，别名越桃、山栀，为茜草科栀子属植物栀子（ *Gardenia jasminoides* Ellis ）的果实。

[性味归经]味苦，性寒。归心、肝、肺、胃、三焦经。

[食养功效]泻火除烦，清热利湿，凉血解毒。主治热病心烦，肝火目赤，头痛，湿热黄疸，淋证，吐血、衄血、尿血，口舌生疮，疮疡肿毒、扭伤肿痛。

[饮食应用]

（1）栀子窝头。将细玉米面500g、黄豆粉150g、白糖200g、桂花酱5g、栀子粉25g拌匀，加温水适量和成面团，揉匀后，搓成圆条，揪成50g 1个的小面团，制成小窝头，上屉用旺火蒸熟。早晚作主食。此品清心泻肝、解毒，适宜耳鸣耳聋者食疗。

（2）佛手栀子饮。佛手50g洗净，切成片；栀子30g洗净。同置锅中，加清水500mL，旺火煮开3min，改小火煮30min，滤渣取汁，分次饮用。此饮疏肝解郁、调畅气机，适用于阳痿（属肝气郁结型），伴急躁易怒、胸胁痞闷者食用。

（3）栀子粥。粳米100g淘洗干净，用冷水浸泡0.5h，捞出，沥干水分；栀子3g洗净，研成粉末。粳米放入锅内，加水约1000mL，用旺火烧沸后转小火，熬煮至将熟时，下入栀子粉末，搅匀，继续用小火熬煮。待粳米软烂后下入蜂蜜15g，搅拌均匀，再稍焖片刻，即可盛起食用。此粥清热、泻火。适用于目赤肿痛、急性眼结膜炎、黄疸性肝炎、胆囊炎等症。但不宜多食久服。

（4）山栀糖水。鲜山栀60g洗净、捣碎，纱布包好后煎取汁液约200mL，冰糖30g打碎，入汁中溶化即可。代茶饮，每日1剂。此糖水清热、凉血、止血，热淋、血淋等症食用为宜。

［食用方法］生用、浸泡、煮、煎、熬、炒。

［注意事项］脾虚便溏，胃寒作痛者慎食。

余甘子

余甘子，别名油柑子、喉甘子、庵摩落迦果、牛甘子，为大戟科叶下珠属植物余甘子（*Phyllanthus emblica* L.）的果实。余甘子为一种常用藏药，与诃子、毛诃子三者在藏药中常被称为"三大果"。

［性味归经］味苦、甘、酸，性凉。归肺、肝、脾、胃经。

［食养功效］清热利咽，润肺化痰，生津止渴。主治感冒发热，咳嗽，咽痛，白喉，烦热口渴，高血压病。

［饮食应用］

（1）盐制余甘子。将鲜果清洗干净，待晾干后，放入3%~5%的盐水中浸渍。然后装瓶或缸内密封放置后，即可食用。放置时间越长味越好。此外，也可将浸渍的果实取出，晒干使水分消失至果皮出现皱纹为止。盐渍的果实可长期保存，随时食用。此品生津止咳、健胃消食。

（2）余甘子蜜饯。将余甘子果实用清水洗，浸泡于石灰水中一昼夜，晾干或晒干。余甘子果实、白糖，比例为10∶6。用一半的白糖与余甘子果实共煮，以后慢慢放入剩余的白糖，以小火加热浓缩，至糖度达60%为止。或者将洗净的果实煮沸1次后，加糖浸一夜，再加糖煮沸并静置，如此连续2~3次，使糖度达60%为止。此法所得制品基本保持了原来的颜色，口感酸甜宜人，可使人增进食欲。

［食用方法］鲜食，加工蜜饯、糖果、果酱、果汁、罐头、保健饮料、余甘糕、余甘可乐、低度酒、冲剂等。

［注意事项］脾胃虚寒者慎食。余甘子的根：味涩，性平，清热利湿，解毒散结，用于泄泻，痢疾，黄疸，皮肤湿疹。余甘子的叶：味甘、微苦，性凉，清热解毒，利湿消肿，用于水肿、湿疹。

决明子

决明子，别名草决明、假绿豆，为豆科决明属植物决明（*Cassia tora* Linn.）和小决明的成熟种子。

［性味归经］味甘、苦、咸，性微寒。归肝、肾、大肠经。

［食养功效］清肝明目，利水通便。主治目赤肿痛及习惯性便秘等。

［饮食应用］

（1）治阴虚阳亢之大便秘结，高血压兼冠心病。菊花10g、山楂15g、草决明子15g、白糖30g，取菊花及山楂除去杂质，草决明子除去杂质捣碎。将以上3味加水适量，煎煮40min，去渣取汁，放入白糖，凉温。代茶饮用。

（2）治高血压、高脂血症、习惯性便秘。决明子10～15g、粳米50g、冰糖适量，先把决明子放入锅内炒至微有香气，待冷后煎汁，去渣取汁。放入粳米煮粥，粥熟后加入冰糖，再煮一二沸即可。分顿食用。

（3）治小儿癣瘕。牡丹叶、漏芦（去芦头）、决明子各10g，雄猪肝100g，粳米70g。将猪肝洗净切片。先煎前3味药，去渣取汁。后入肝、米，煮作粥。分顿食用。

［食用方法］浸泡、煎、煮、熬。用于通便，不宜久煎。

［注意事项］脾胃虚寒及便溏者慎用。

茶叶

茶叶，为山茶科茶属植物茶［*Camellia sinensis*（L.）Kuntze］的嫩芽或嫩叶。由于加工方法不同，茶叶又可分为绿茶、红茶等。

［性味归经］味苦、甘，性凉。归心、肺、胃、肾经。

［食养功效］清头目，除烦渴，消食，化痰，利尿，解毒。日常饮用可悦志爽神、解腻健胃、生津止渴、消痰减肥、泻降内火，并能防治坏血病。

［饮食应用］

（1）清热除烦。适用于热病心烦口渴或暑热等症。本品性凉入心，有清热解毒、除烦止渴之功。如用于热病烦渴，可单用，或配竹叶、芦根等药同用；能消暑、解酒毒。姜茶散：用干姜（炮为末）6g，茶叶末3g，以水一盏，先煎茶末令熟，即调干姜末服之。

（2）清利头目。适用于风热头痛、目赤、目昏、神昏、多寐等症。本品味苦气薄，体轻而浮，能升能降，有清利头目而提神之功。如配菊花、川芎等药同用，可治风热头痛。

（3）消食化积。适用于宿食停积之脘腹胀痛、嗳腐纳差、泄泻等症。本品能祛食积，助消化。用茶叶500g，捣末，煎成浓汁服用。用于治疗宿食积滞、脘腹胀痛等。

［食用方法］煎汤、浸泡或入丸、散。开水冲泡，温浸片刻，频频饮用。

［注意事项］脾胃虚寒者慎食。失眠及习惯性便秘者禁食。服人参、土茯苓及含铁药物者禁食。服使君子饮茶易致呃。过量易致呕吐、失眠等。

苦丁茶

苦丁茶，别名茶丁、富丁茶、皋卢茶，为冬青科冬青属植物枸骨、大叶冬青（*I. latifolia* Thunb.）、苦丁茶冬青的嫩叶。

［性味归经］味苦、甘，性寒。归肝、肺、胃经。

［食养功效］疏风清热，明目生津。主治风热头痛，齿痛，目赤，耳亭耳，口疮，热病烦渴，泄泻，痢疾。另外，其消食化痰、利二便、去油腻、散肝风、治耳鸣耳聋、活血脉、

凉子宫。

［饮食应用］

（1）苦丁茶。枸骨叶、茶叶各等份，每次4g，沸水浸泡，代茶饮。一日2～3次。本方以枸骨叶疏风清热，茶叶清利头目。用于上焦风热、头昏目赤。

（2）枸骨女贞饮。苦丁茶20g、枸骨叶10g、女贞子15g、生地黄20g，煎汤饮。本方以枸骨叶清热养阴，女贞子、生地黄补肝肾、清虚热。用于阴虚内热、潮热盗汗，或肺结核发热。

［食用方法］泡茶饮用。

［注意事项］风寒感冒者、虚寒体质者、脾胃虚寒者，女性经期和新产妇，均不适宜饮用苦丁茶。老年人、婴幼儿不宜饮用苦丁茶。

香蕉

香蕉，为芭蕉科芭蕉属植物香蕉（*Musa nana* Lour.）的成熟果实。

［性味归经］味甘，性凉。归脾、肝、大肠经。

［食养功效］清热，解毒，润肺，滑肠。主治热病烦渴，便秘，痔疮，肺燥咳嗽。

［饮食应用］

（1）治痔疮及便血。香蕉2只，不去皮，炖熟，连皮食之。

（2）治咳嗽日久。香蕉1～2只，冰糖炖服，每日1～2次，连服数日。

（3）治高血压血管硬化，大便秘结，手指麻木。每日吃香蕉3～5只。

［食用方法］香蕉果肉宜生食或切片干燥食用；香蕉皮洗净浸水代茶饮。

［注意事项］平素脘腹冷痛、大便稀溏者应慎食香蕉。

甘蔗

甘蔗，为禾本科甘蔗属植物甘蔗（*Saccharum officinarum* Linn.）的茎秆。

［性味归经］味甘，性寒。归肺、脾、胃经。

［食养功效］清热生津，润燥和中，解毒。主治烦热，消渴，干咳，大便燥结，痈疽疮肿。

［饮食应用］

（1）润肺止咳。适用于阴虚肺燥引起的口鼻干燥、咳嗽痰少等。甘蔗味甘补益，入肺可润肺燥、养肺阴，具有润肺养阴止咳的作用。例如《本草纲目》取甘蔗汁800mL、青粱米100g。煮粥，日食两次。可用于治虚热咳嗽，口干涕垂。

（2）生津止渴。适用于胃热伤津导致的口干咽燥、心烦口渴、呕恶反胃及小便短少等。甘蔗味甘性凉，入胃化阴生津而止渴，同时甘蔗质柔液多，故有生津止渴的作用。取鲜甘蔗洗净，去皮，捣烂绞汁，频频饮之。用于治热病伤津、心烦口渴、口干、肺燥咳嗽。

［食用方法］新鲜甘蔗可嚼汁、捣烂绞汁饮即可。

［注意事项］霉变甘蔗严禁食用，防止中毒致死；脾胃虚寒者宜慎食；糖尿病者也应禁止食用。

橄榄

橄榄，别名青橄榄、青果、青子、黄榄、甘榄等，为橄榄科橄榄属植物橄榄（*Canarium album* Blanco）的果实。

［性味归经］味甘、酸、涩，性平。归肺、胃经。

［食养功效］清热利咽，生津止渴，解毒。主治咽喉肿痛，咳嗽痰血，鱼蟹中毒，暑热烦渴，醉酒。

［饮食应用］

（1）芥菜橄榄鱼头汤。鲢鱼头400g洗净，去鳃，洗去血污，斩件。芥菜480g、橄榄50g、生姜洗净，生姜去皮，切片；橄榄拍烂，备用。锅置火上，加入适量水，猛火煲滚，待水沸时，放入生姜、芥菜和橄榄。待滚至芥菜熟，放入鱼头滚至熟透，以食盐调味，即可饮用。此汤适合身体燥热、咽喉疼痛、声音沙哑、大便不畅、小便短少之人佐膳作食疗。

（2）青橄榄萝卜茶。先将青橄榄250g和萝卜500g洗净，萝卜切成小块，然后将青橄榄与萝卜块一起加水煎煮，去渣取汁。每日1剂，代茶饮用。此茶对上呼吸道感染、流行性感冒、急性咽喉炎、急性扁桃体炎及支气管炎等具有一定的防治作用。

（3）橄榄萝卜瘦肉汤。橄榄50g、白萝卜150g、猪瘦肉30g均用清水洗净，白萝卜切成块状，猪瘦肉整块不必切开，然后与生姜2～3片一起放进瓦煲内，加入清水1000mL，先用大火煲沸后，改用小火煲2h左右，调入适量食盐和生油即可。此汤可治疗急性咽喉炎、流行性感冒以及一般的感冒、扁桃体炎、支气管炎、肝气瘀滞所致两胁作痛，以及饮食积滞等症。

（4）青橄榄雪梨炖瘦肉。将瘦肉100g洗净，沸水略煮后切块，雪梨50g洗净切片再与洗净的橄榄15g、蜜枣1个放入炖盅内加清水500mL，隔水炖2h即可。此品适用于咽喉肿痛、声音嘶哑、烦热口渴、痰多咳嗽或干咳无痰等肺胃热盛者。

［食用方法］可生食、捣汁饮、煮食或制蜜饯食。

［注意事项］脾胃虚寒及大便秘结者慎食。

无花果

无花果，为桑科榕属植物无花果（*Ficus carica* L.）的果实。

［性味归经］味甘，性凉。归肺、胃、大肠经。

［食养功效］清热生津，健脾开胃，解毒消肿。主治咽喉肿痛，燥咳声嘶，乳汁稀少，食欲不振，肠热便秘，消化不良，泄泻，痢疾，痈肿，癣疾。

［饮食应用］

（1）无花果茶。无花果30g，切碎，炒至半焦。每次10g，加白糖适量，用沸水冲泡，代茶饮。健脾胃、助消化。用于脾胃虚弱、消化不良、饮食减少、便溏腹泻等。

（2）蜜果猪蹄汤。无花果60～120g、猪蹄500g，加水适量，以水火炖至烂熟，加食盐少许调味服食。无花果与猪蹄配用，能补气血，下乳汁。用于产后气血不足、乳汁缺乏。

（3）无花果粥。将粳米50g洗净煮粥，八成熟时，放入去皮的无花果30g煮至粥熟，加入冰糖即可。无花果味甘、性平，能补脾益胃、润肺利咽、润肠通便。所含酶类有助消化的作用，有缓泻的作用。其提取物对实验动物有降压作用。

（4）治肺热音嘶。无花果干果15g，水煎，调冰糖服。

（5）治咽痛。无花果7个、金银花15g，水煎服。

（6）治大便秘结。鲜无花果适量，嚼食；或干果捣碎煎汤，加生蜂蜜适量，空腹时温服。

［食用方法］生食、煎汤或炖食。

［注意事项］消化不良者、食欲不振者、高血脂患者、高血压患者、冠心病患者、动脉硬化患者、癌症患者、便秘者适宜食用；脂肪肝患者、脑血管意外患者、腹泻者、正常血钾性周期性麻痹等患者不适宜食用；大便溏薄者不宜生食。

蚌肉

蚌肉，别名含浆、河歪、河蛤蜊，为蚌科冠蚌属动物褶纹冠蚌［*Cristaria plicata*（Leach）］、帆蚌属三角帆蚌［*Hyriopsis cumingii*（Lea）］和无齿蚌属背角无齿蚌［*Anodonta woodiana*（Lea）］等蚌类的肉。

［性味归经］味甘、咸，寒。归肝、肾经。

［食养功效］滋阴明目，清热解毒。河蚌的清热滋阴、养肝凉血、息风解酒、明目定狂的功效明显，常用于烦热、消渴、血崩、带下、痔瘘、目赤、湿疹等，为滋阴凉血养生食品。日常食之可滋阴养肝、补益虚损、凉血清热，适于阴虚内热体质、久病虚损以及酒后进食。

［饮食应用］

（1）蚌肉汤。蚌肉煮汤食，用于妇人消渴、血崩；又方煨食，用于崩漏、带下、痔疮；又方加葱花、香菇煮食，用于痔漏、带下。

（2）蚌肉金针菜汤。蚌肉、金针菜，煮汤食。用于咳嗽、火眼、胃热呕吐。

（3）蚌肉粥。蚌肉100g、籼米100g，葱末、姜末、精盐、料酒、香油各适量，先以香油及调料炒蚌肉，以籼米煮粥，粥成后加入炒蚌肉略煮进食。用于妇人劳损下血、肝热目赤、酒毒、高血压。

［食用方法］宜煮食或炒食。

［注意事项］脾胃虚寒、肠滑便泄者不宜食用。

第三节　辛温解表类食物

解表类食物是指以发散宣透、疏解表邪、调畅营卫运行以及消除或改善表证为主要作用的一类食物。解表类食物大多具辛味，入肺经，辛能发散，能促进肌表发汗，使表邪随着汗出而解，又称发汗解表。解表类食物主要用于调和营卫和治疗外感表证。此外，部分解表类食物尚有透发麻疹、退肿、消散疮疡的作用，故还可用于麻疹初起、透发不畅、水肿初期、疮疡初期、风湿在表等。又辛能健胃，故还可用于食欲不振。

解表类食物大多含有挥发油，气味芳香，故烹煮加热时间不宜过长，以免影响效用。

解表类食物可分为辛温解表类食物和辛凉解表类食物。

辛温解表类食物是指气味辛温、有发散风寒的作用、可消除或改善风寒表证的解表类食物。

辛温解表类食物性味多属辛温，能发散风寒，主要用于风寒感冒。此外，有的还可用于水肿、疮疡及风湿痹痛。

辛温解表类食物大多是辛温之品，发汗力较强，故体虚易汗者不宜多食。

生姜

生姜，为姜科姜属植物姜（*Zingiber officinale* Rosc.）的新鲜根茎。

[性味归经] 味辛，性温。归肺、脾、胃经。

[食养功效] 散寒解表、降逆止呕、化痰止咳，解诸毒。主治风寒感冒，恶寒发热，头痛鼻塞，呕吐，反胃，痰饮喘咳，泄泻，鱼蟹、菌蕈等食物中毒。

[饮食应用]

（1）解表散寒。适用于外感风寒表证。生姜味辛则发散，性温则散寒，故有解表散寒的作用。用生姜6g、紫苏叶30g，水煎顿服。可治风寒感冒。

（2）温中止呕。适用于脾胃虚寒、恶心呕吐、脘腹冷痛、喜温喜按、得温则减、遇寒加重。生姜味辛性温，善于入脾、胃经而温中散寒止呕。民间验方取生姜15~30g煨熟，拍碎，切细末，加红糖15~30g，沸水浸闷，待温饮之。用于治脾胃虚寒、恶心呕吐、脘腹冷痛。若有晕船或晕车者，也可取生姜1片，口腔含化或贴肚脐有止呕效果。

（3）解鱼蟹毒。适用于鱼蟹过敏引起的全身紫斑，作痒等。平时食海鲜时，取生姜末调食，既可去腥增味，又可防止鱼蟹过敏。

[食用方法] 鲜生姜可直接佐餐，常为菜肴作料，也可盐渍食等。

[注意事项] 阴虚内热及实热证禁食，发霉变质的生姜禁止食用。

芫荽

芫荽，别名胡荽、香菜、胡菜、园荽、满天星，为伞形科芫荽属植物芫荽（*Coriandrum sativum* L.）的带根全草。

[性味归经] 味辛，性温。归肺、脾、肝经。

[食养功效] 发表透疹，消食开胃，止痛解毒。主治风寒感冒，麻疹透发不畅，食积，脘腹胀痛，呕恶，头痛，牙痛，脱肛，丹毒，疮肿初起，蛇伤。

[饮食应用]

（1）治风寒感冒、头痛鼻塞。苏叶6g、生姜6g、芫荽9g，水煎服。

（2）治小儿疹痘，欲令速出。胡荽酒：胡荽150g，细切。以酒两大盏，煎至沸后，加入芫荽，盖上盖，待药酒冷后，往胸腹背部及两脚喷涂，不要往脸上喷涂。

（3）治热毒气盛，生疮疹如豌豆。胡荽1握（细切）、生地黄150g（细切），上药相和，捣绞取汁，空心顿服。

（4）治消化不良、腹胀。鲜芫荽全草30g，水煎服。

［食用方法］生食、冲汤食或煮食。

［注意事项］疹出已透，或虽未透出而热毒壅滞、非风寒外袭者禁服。

葱白

葱白，别名葱茎白、葱白头，为石蒜科葱属植物葱（*Allium fistulosum* L.）的鳞茎。

［性味归经］味辛，性温。归肺、胃经。

［食养功效］发表，通阳，解毒。主治感冒风寒，阴寒腹痛，二便不通，痢疾，疮痈肿痛，虫积腹痛。

［饮食应用］

（1）葱豉汤。葱30g、淡豆豉10g、生姜3片、黄酒30mL，将葱、淡豆豉、生姜并水500mL入煎，煎沸再入黄酒一二沸即可。此汤具有发散风寒、理气和中的功效，适用于外感风寒、恶寒发热、头痛、鼻塞、咳嗽等病症。

（2）葱枣汤。大枣20枚、葱白7根，将大枣洗净，用水泡发，入锅内，加水适量，用文火烧沸，约20min后，再加入洗净的葱白，继续用文火煎10min即成。服用时吃枣喝汤，每日两次。此汤具有补益脾胃、散寒通阳的功效，可辅治心气虚弱、胸中烦闷、失眠多梦、健忘等病症。

（3）葱炖猪蹄。葱50g、猪蹄4只、食盐适量，将猪蹄拔毛洗净，用刀划口。葱切段，与猪蹄一同放入，加水适量，入食盐少许，先用武火烧沸，后用文火炖熬，直至熟烂即成。此菜肴具有补血消肿、通乳的功效，适用于血虚体弱、四肢疼痛、形体浮肿、疮疡肿痛、妇人产后乳少等病症。

（4）葱烧海参。葱120g、水发海参200g、清汤250mL、油菜心2棵、料酒、酱油、盐、味精、湿玉米粉各适量。先将海参洗净，用开水余一下；用熟猪油把葱段炸黄，制成葱油。海参下锅，加入清汤和酱油、味精、食盐、料酒等调料，烧熟后放菜心，用湿玉米粉勾芡浇于海参、菜心上，淋上葱油即成。此菜具有滋肺补肾、益精壮阳的功效。适用于肺阳虚所致的干咳、咯血，肾阳虚的阳痿、遗精及再生障碍性贫血、糖尿病等病症。

（5）葱白粥。葱白10g、粳米50g、白糖适量。先煮粳米，待米熟时把切成段的葱白及白糖放入即成。此粥具有解表散寒、和胃补中的功效。适用于风寒感冒、头痛鼻塞、身热无汗、面目浮肿、消化不良、痈肿等病症。

（6）大葱红枣汤。葱白20根、大枣20枚，将葱白洗净切段，大枣洗净切半，二者共入水中煎煮，起锅前加白糖适量。此汤具有和胃安神的功效，可辅助治疗神经衰弱所致的失眠、体虚乏力、食欲不振、消化不良等病症。

［食用方法］生食、冲汤食、煮食，捣汁饮。

［注意事项］表虚多汗者慎服。

白芷

白芷，为伞形科当归属植物白芷（*Angelica dahurica* Maxim.）和杭白芷的根。

［性味归经］味辛，性温。归肺、脾、胃经。

［食养功效］祛风除湿，消肿排脓，通窍止痛。主治感冒头痛，眉棱骨痛，牙痛，鼻塞，鼻渊，湿胜久泻、赤白带下，痈疽疮疡。

［饮食应用］

（1）川芎白芷羊头汤。羊头斩开，取出羊脑，再将羊头洗净，斩件。将羊头骨放入瓦煲中，加入适量水和姜片，慢火煲2h，去羊头骨，留汤。将羊脑和洗净的川芎、白芷各40g放入羊骨熬成的汤水中，慢火煲1h，加盐调味即可。此汤，既补血虚，又祛头风。

（2）白芷炖鱼头。川芎、白芷各15g洗净，切片；鳙鱼头（约200g）去鳃，洗净，备用。将药物、鱼头放入炖锅内，加生姜、葱、食盐、料酒、水适量。炖锅置大火上烧沸，再用小火炖熟烂。食用时，加味精少许，即成。此品具有镇静止痛、活血行气、祛风湿的功效，可防治头风、四肢拘挛痹痛、月经不调、经闭、经痛、感冒头痛等症。

（3）白芷茯苓薏苡仁粥。将白芷10g、茯苓30g、陈皮10g洗净；薏苡仁50g洗净，清水浸0.5h。将白芷、茯苓、陈皮放入锅中，加清水适量，大火煮0.5h，去渣，放入薏苡仁，小火煮至粥成，加盐调味或淡食，随量食用。此粥祛风化痰、降浊止痛。神经衰弱属脾湿聚痰浊上犯者，症见头痛、头晕，时有恶心，胸脘痞闷，痰多涎沫者宜多食用。

［食用方法］研末冲食或煮食。

［注意事项］血虚有热及阴虚亢头痛者慎用。

香薷

香薷，为唇形科石荠苎属植物江香薷（*Mosla chinensis* Maxim.）或华荠苎（*M. chinesnsis* Maxim.）的带根全草或地上部分。

［性味归经］味辛，性微温。归肺、胃经。

［食养功效］发汗解暑，化湿，利水。主治夏月外感风寒，内伤于湿，恶寒发热，头痛无汗，脘腹疼痛，呕吐腹泻，小便不利，水肿。

［饮食应用］

（1）香薷饮。香薷10g，白扁豆、厚朴各5g，水煎服，每日1剂。可解表散寒，化湿和中，适用于外感于寒、内伤于湿所致的恶寒发热、头重头痛、无汗胸闷，或四肢倦怠、腹痛吐泻等。

（2）香薷薄荷茶。香薷、薄荷、淡竹叶各5g，车前草10g，水煎代茶饮。可清热除烦、利尿清心，适用于心烦尿赤、口干口苦。

（3）香薷粥。香薷10g、大米100g、白糖适量，将香薷择净，放入锅中，加清水适量，水煎取汁，加大米煮粥，待熟时调入白糖，再煮一二沸即成，每日1～2剂，连续3～5天。可发汗解表、祛暑化湿、利水消肿。适用于夏季外感于寒，内伤暑湿所致的暑湿表证、水肿、小便不利等。

（4）香薷二豆饮。白扁豆30g、香薷15g、扁豆花5朵，将三者水煎取汁频饮，每日1剂。可化湿消暑，可治疗中暑发热、暑湿吐泻等。

［食用方法］宜煮食，不宜久煎。

［注意事项］内服宜凉饮，热饮易致呕吐。表虚者禁服。

紫苏

紫苏，别名苏、紫苏叶、苏叶，为唇形科紫苏属植物紫苏（*Perilla frutescens* Britton.）和野紫苏的叶或嫩枝叶。

［性味归经］味辛，性温。归肺、脾、胃经。

［食养功效］散寒解表，行气化痰，安胎，解鱼蟹毒。主治风寒表证，咳嗽痰多，胸脘胀满，恶心呕吐，腹痛吐泻，胎动不和，妊娠恶阻，食鱼蟹中毒。

［饮食应用］

（1）紫苏炖老鸭。老鸭半只斩小块，泡去血水。锅中加入少量油，爆炒鸭块，待鸭肉收紧时，倒入半瓶啤酒，煮沸后移入高压锅，放入老姜20g、食盐、生抽。20min后，打开高压锅，放入切好的萝卜200g和紫苏叶10g，重新煮沸10min即可。紫苏配老鸭，滋阴、补虚、养胃、利水，正是秋冬时节的滋补佳品。

（2）紫苏生姜红糖饮。鲜紫苏叶3g洗净，生姜3g切丝，一同放入茶杯中，冲沸水200~300mL，加盖浸泡5min，加入红糖15g即成。趁热饮。此饮适用于风寒感冒、头痛发热、恶心呕吐。

［食用方法］冲泡饮或煮汤食。

［注意事项］阴虚、气虚及温病患者慎食。

罗勒

罗勒，别名九层塔、兰香和苏薄荷，为唇形科罗勒属植物罗勒（*Ocimum basilicum* L.）的全草。

［性味归经］味辛，性温。归肺、脾、胃经。

［食养功效］疏风行气，化湿和中，活血，解毒。主治感冒头痛，发热咳嗽，中暑，食欲不振，脘腹胀痛，呕吐泄泻，风湿痹痛，遗精，月经不调，牙痛口臭，胬肉遮睛，湿疮，瘾疹瘙痒，跌打损伤。

［饮食应用］

（1）治咳噎。生姜120g（捣烂），入罗勒叶60g、椒末10g，盐和面200g，裹作烧卖，煨熟，空腹吃。

（2）罗勒叶糖浆。锅中放入白砂糖300g和清水300mL，大火烧沸后将罗勒叶80g放入，加盖浸泡24h。将罗勒叶捞出后再次用大火烧沸，并随时撇去浮沫，最后灌入瓶子中密封保存，加水可当作饮料饮用。也可将糖浆浇在草莓或香草冰激凌上食用。

（3）泰国风味罗勒鸡肉末。取一个大炒锅在大火上预热，待锅快要冒烟时，倒入花生油

30mL，立即下大蒜35g翻炒，炒至大蒜开始变金黄色，需约20s，加入绞鸡胸肉450g，继续翻炒，炒至肉散开及不再是粉红色，约2min。加入泰国小辣椒12条切成的辣椒圈、酱油和鱼露，炒约15s，至辣椒开始变软，加入罗勒叶40g，继续炒，直到罗勒已炒枯即好。

［食用方法］罗勒是西餐中常用的辛香料，非常适合与番茄搭配，不论是做菜、熬汤还是做酱，风味都非常独特，可用作比萨饼、意粉酱、香肠、汤、番茄汁、淋汁和沙拉的调料。罗勒还可以和牛至、百里香、鼠尾草混合使用加在热狗、香肠、调味汁或比萨酱里，味道十分醇厚。罗勒也是泰式烹饪中常用的调料。

［注意事项］气虚血燥者慎服。敏感皮肤及怀孕者慎食。

迷迭香

迷迭香，为唇形科迷迭香属植物迷迭香（*Rosmarinus officinalis* L.）的全草，原产于欧洲及非洲地中海沿岸，我国引种栽培于园圃中。

［性味归经］味辛，性温。入脾、心经。

［食养功效］发汗散寒、健脾暖胃、安神止痛、活血通经、消除胃气胀、有增强记忆力、提神醒脑、减轻头痛症状、改善脱发功用。

［饮食应用］

（1）迷迭香茶。把迷迭香放入壶中，加入热开水约400mL，冲泡3~5min，按需加入蜂蜜或砂糖便可饮用。拥有能令人头脑清醒的香味，能增强脑部的功能，可改善头痛，增强记忆力。

（2）迷迭香粉末。通常是在菜肴烹调好以后添加少量提味使用，主要用于羊肉、海鲜、鸡鸭类。在烤制食物腌肉的时候放上一些，烤出来的肉就会特别的香；在调制沙拉酱的时候放入少许还可以做成香草沙拉油汁；烹调菜肴时常常使用干燥的迷迭香粉（如果菜肴需要长时间加热，可以使用香气比较浓郁的干燥迷迭香）；把干燥的迷迭香用葡萄醋浸泡后，可作为长条面包或大蒜面包的蘸料。

（3）迷迭香叶带有茶香，味辛辣、微苦。少量干叶或新鲜叶片用于食物调料，特别用于羔羊、鸭、鸡、香肠、海鲜、炖菜、汤、马铃薯、番茄、萝卜、其他蔬菜及饮料。因味甚浓，在食前取出。

［食用方法］泡茶，或煎水代茶饮。

［注意事项］孕妇不宜食用。

第四节　辛凉解表类食物

辛凉解表类食物是指气味辛凉、有发散风热的作用，可消除或改善风热表证解表类食物。

辛凉解表类食物性味多属辛凉，能发散风热，主要用于风热感冒。部分食物兼有清头目、利咽喉、宣肺止嗽、发散透疹的作用，还可用于风热眼疾、咽喉肿痛、风热咳嗽、疹出不畅等。

薄荷

薄荷，为唇形科薄荷属植物薄荷（*Mentha canadaensis* L.）的全草或茎叶。

［性味归经］味辛，性凉。归肺、肝经。

［食养功效］宣散风热，清利头目，利咽，透疹，疏肝解郁。主治风热表证，头痛目赤，咽喉肿痛，麻疹不透，风疹瘙痒，肝郁胁痛。

［饮食应用］

（1）薄荷蛋花汤。将鲜薄荷100g洗净，折成小段。待锅中水烧开后放适量油，将薄荷下入，煮沸。将打匀的鸡蛋1个缓缓倒入锅中，加入食盐调味，盏出，即可食用。此汤发汗解表、利咽解毒。

（2）薄荷粥。把鲜薄荷15g加100mL水捣烂，用纱布绞汁备用；粳米50g加水煮粥，粥成后，加入薄荷汁及白糖适量，再煮开，调匀即可，一次服完。此粥清心怡神、解暑散热，适用于外感风热、发热头痛、咽喉肿痛，以及麻疹初起时透发不畅等症。

（3）薄荷香菜酱。将薄荷叶5g、香菜5g分别切碎，洋葱100g切细丁，再将此三种菜料混合，加入辣椒粉2g、黑胡椒2g、食盐2g和白酸奶60mL，充分搅拌后，将蜂蜜10mL和醋搅入混合物，冷藏1h后即可食用。此品是西餐用的一种酱料，具有提香去膻的作用，用它搭配羊排等肉类会更加香鲜可口。

（4）薄荷芦根花茶。将鲜芦根100g洗净切段，薄荷6g用纱布包裹，再将芦根段、花茶3g和装有薄荷的纱布包一起放入锅中，加1000mL的清水用大火煮沸，再用小火煎5min，滤去药渣即成，可代茶饮用。此茶甘淡清凉，具有生津止渴、提神醒脑的功效，对因伤暑而出现的口干口渴、心胸烦闷、咽喉痛痒、声音嘶哑等症状有很好的疗效。

［食用方法］煎汤，不可久煎，宜后下；或入丸、散。

［注意事项］本品芳香辛散，发汗作用较强，耗气，故表虚多汗者不宜食用。阴虚内热者忌用。

牛蒡根

牛蒡根，别名恶实根、牛菜，为菊科牛蒡属植物牛蒡（*Arctium lappa* L.）的根。

［性味归经］味辛、苦，性寒。归肺、心经。

［食养功效］散风热，消肿毒。主治风热感冒，头痛，咳嗽，热毒面肿，咽喉肿痛，齿龈肿痛，风湿痹痛，癥瘕积块，痈疖恶疮，痔疮脱肛。

［饮食应用］

（1）牛蒡鱼蓉羹。先将干香菇15g用水泡发去根切成小方丁，将牛蒡100g剁碎，番茄15g、面包丁粉100g用水调好。取鱼肉100g下开水锅，微火煮熟后捞出碾成碎泥。肉汤250g

烧开倒入鱼肉泥、捣碎的牛蒡、豌豆25g、香菇丁、番茄丁、味精、黄酒、盐等。待水再开时加入湿淀粉，略搅几下，加入猪油做成鱼蓉羹。再取植物油倒入锅中，倒上鱼蓉羹即成。补益脾胃，适用于高血压、冠心病等。

（2）牛蒡猪肚丝。先将猪肚1只洗净，猪肚与牛蒡丝100g同时放入开水锅中，煮至猪肚将熟，再加入葱白、豆豉、盐调味，捞出猪肚切成片即成。补脾益气，适用于糖尿病、消渴症（患者宜空腹食用，效果更佳，渴则饮汤。）

（3）牛蒡海带羹。将牛蒡丝1000g、海带30g和草决明15颗一同放入锅内，加清水适量，煨汤熟后去草决明（牛蒡可食用）即成。清肝、化痰，适用于结膜炎、高血压、肝火旺引起的面赤头痛等。

（4）牛蒡利咽汤。鲜牛蒡根120g，加水煎服。有清热解毒、利咽喉的功效。用于肺胃有热，咽喉肿痛。

［食用方法］煮食、炒食均可。

［注意事项］脾虚便溏者禁食。

牛蒡子

牛蒡子，为菊科牛蒡属植物牛蒡的成熟果实。

［性味归经］味辛、苦，性寒。归肺、胃经。

［食养功效］疏散风热，宣肺透咽，透疹解毒，通便。主治风热感冒，温病初起，咳嗽，咽喉肿痛，麻疹不透，风疹瘙痒，痈肿疮毒，便秘。

［饮食应用］

（1）薄荷牛蒡子粥。先将牛蒡子10g单煮15min，取出牛蒡子，留下汁水备用。将粳米煮成粥，10min后放入薄荷6g，在粥快好时，放入牛蒡子汁水，煮5min即可。用于幼儿感冒初期。

（2）牛蒡子去脂茶。锅中倒入350mL水，放入牛蒡子12g、决明子12g煮3min至沸。将煮好的药茶汁冲入装有桂花5g的杯中，即可饮用。坚持服用可以起到全身去脂的效果。

［食用方法］捣碎煎煮。

［注意事项］本品性寒，具有滑肠的作用，脾虚便溏者忌用。

葛根

葛根，为豆科葛属植物野葛［*Pueraria lobata*（Willd.）Ohwi］或甘葛藤的块根。全国大部分地区有产，主产于河南、湖南、浙江、四川等地。

［性味归经］味甘、辛，性平。归脾、胃经。

［食养功效］解肌发表，升阳止泻，生津止渴。主治外感发热，头质强痛，麻疹初起、疹出不畅，温病口渴，消渴病，泄泻，痢疾。

［饮食应用］

（1）桂花葛粉羹。桂花糖5g、葛根50g，先用凉开水适量调葛粉，再用沸水冲化葛粉，使之呈晶莹透明状，加入桂花糖调拌均匀即成。此羹甘甜润口、气味芬芳，具有迟热生津、解肌发表的功效，适用于发热、口渴、心烦、口舌溃疡等病症。

（2）葛根粉粥。葛粉200g、粟米300g，用清水浸粟米一晚，第二天将粟米与葛粉同拌均匀，按常法煮粥，粥成后酌加调味品。此粥软滑适口、清香沁脾，具有营养机体、时举阳气的功效，适用于防治心脑血管病症。高血压、糖尿病、腹泻、痢疾患者宜常食之。

（3）葛粉饭。葛粉200g，高粱、粟米和稻米做成的米饭500g，先用滚开水将饭淋湿，加入葛粉拌匀，放入豆豉汁水适量，在旺火上煮熟。适当拌以调味品即可食。此饭具有清心醒脾、促进智力的作用，适用于狂症、心神恍惚、言语失常、记忆力衰退等病症。

（4）葛粉猪胰汤。葛粉50g、猪胰半具，将猪胰洗净切薄片，煎水，待猪胰熟后，加入葛粉调匀，酌加五味调料，即可食用。此汤鲜香适口，具有生津止渴、降糖的功效，适用于治疗消渴、多尿等病症。

［食用方法］可煮食、蒸食或捣汁饮。

［注意事项］表虚多汗与虚阳上亢者慎用。退热生津宜用生品，升阳止泻宜用煨制品。

桑叶

桑叶，为桑科桑属植物桑（*Morus alba* L.）的叶。

［性味归经］味苦、甘，性寒。归肺、肝经。

［食养功效］疏散风热，清肺润燥，清肝明目。主治风热感冒，风温初起，发热头痛，汗出恶风，咳嗽胸痛；或肺燥干咳无痰，咽干口渴；风热及肝阳上扰，目赤肿痛。

［饮食应用］

（1）桑叶菊花饮。桑叶、菊花、薄荷、甘草各10g，开水冲泡，代茶饮。治外感风热、头痛发热、咽红肿痛、咳嗽痰少、口干微渴。

（2）桑杏饮。桑叶10g、杏仁、沙参各5g、象贝3g、梨皮15g，煎汁，调入冰糖10g，搅匀，代茶饮。治燥热伤肺，或热病后期，肺阴损伤、干咳无痰。

（3）桑叶茶。桑叶、菊花、枸杞子各9g，水煎取汁，代茶饮。又，桑叶、菊花、枸杞子各10g，决明子6g，水煎取汁，代茶饮。治眩晕症。

［食用方法］煮汤或代茶饮。

［注意事项］外感风寒咳嗽者不宜使用，肝燥者禁用。桑叶用蜂蜜制后，能增强润肺止咳的作用，所以肺燥咳嗽多用蜜制桑叶。

菊花

菊花，为菊科菊属植物菊［*Dendranthema morifolium*（Ramat.）Tzvelev］的头状花序。

［性味归经］味甘、苦，性微寒。归肝、肺经。

［食养功效］疏风清热，平肝明目，解毒消肿。主治外感风热或风温初起，发热头痛，眩晕，目赤肿痛，疔疮肿毒。

[饮食应用]

（1）菊花散。菊花（焙）、排风子（焙）、甘草（炮）各50g一起捣为粉末，夜卧时温水调下15g，治热毒风上攻所致目赤头眩、眼花面肿。

（2）菊花粥。菊花10g、粳米50g，先煎菊花，去渣取汁，后入米煮粥，空腹食。治疗疮、肿毒，或风热、肝热上攻之头痛、眩晕、目赤、心胸烦热。

（3）菊花茶。白菊花10～15g，沸水冲泡，当茶饮。治风热初起及肝阳上亢之头痛、眩晕。

[食用方法] 可煮食、凉拌食、浸酒或泡茶饮。

[注意事项] 气虚胃寒，食减泄泻者慎用。外感风寒所致的头痛不宜单独使用。疏散风热多用黄菊花，平肝明目多用白菊花。

淡豆豉

淡豆豉，别名香豉、淡豉、豉，为大豆［*Glycine max*（L.）Merr.］黑色的成熟种子经蒸罨发酵等加工而成。豆豉是豆科植物大豆成熟种子的发酵加工品：取桑叶、青蒿各70～100g，加水煎煮，滤过，煎液拌入净大豆1000g，待吸尽后，蒸透，取出，稍凉，再置容器内，用煎过的桑叶、青蒿渣覆盖，使发酵至黄衣上遍时，取出，略蒸，干燥，即得。豆豉按风味分有淡、咸、辣、香和臭等不同类型。可作调味品供食。我国豆豉主产于长江流域及其以南地区，俗语云："南人嗜豉，北人嗜酱。"豆豉尤以江西、湖南、四川所产称著。《调疾饮食辩》谓："豆经蒸罨为豉，则不作泄，为食中佳品，百病不忌。"《随息居饮食谱》谓："不仅为素肴佳味也，金华造者胜。"

[性味归经] 味辛、苦，性平。归肺、胃经。

[食疗功效] 解表发表，宣郁除烦。主治外感表证，寒热头痛，心烦，胸闷，懊憹不眠。日常食之可调畅脾胃气机、安胎养孕。适于脾胃气滞体质以及孕妇食用。常用养生方如豆豉炖鸡。

[饮食应用]

（1）葱豉汤。豆豉煮汤食，《调疾饮食辩》用于血痢刺痛；又方用于断乳乳胀；又方用于小儿胎毒，食之其毒自下，并能助脾运，消乳毒。

（2）豉薤汤。豆豉、薤白，煮汤食。用于伤寒暴下及滞痢腹痛。

（3）姜豆豉饴糖膏。干姜30g、淡豆豉15g加水用小火煎煮，每30min取汁1次，共取两次。混合两次液汁用小火煎浓，然后加饴糖250g搅匀，再继续用小火煎熬，至用筷子能挑起糖丝时停火。将浓汁倒入涂有植物油的搪瓷盘内，摊平，稍凉，用刀划成100小块即成。每日3次，每次服食3小块。此膏温肺化痰。适用于外感风寒性哮喘性支气管炎食疗。

（4）豆豉粥。将豆豉15g择洗干净，放入锅中，加清水适量，浸泡5～10min后，水煎取汁，加粳米50g煮粥，待熟时调入食盐，再煮一二沸即成，每日1～2剂，连续3～5天。此粥具有解表除烦之功效，适用于风寒、风热感冒、头身疼痛、热病后胸中烦闷、虚烦不眠等。

（5）豆豉炒苦瓜。苦瓜400g去蒂去籽，切成长4cm、宽2cm的块，用盐腌约10min，入沸水锅中略烫，捞出，控干水分。淡豆豉50g洗净，沥干水；红辣椒去蒂和籽，切碎。花生油入锅中，中火烧热，放入辣椒、淡豆豉，炒出香味后，下入苦瓜块，略煸炒，淋入清汤，待炒至汤汁将干时加入味精，淋上香油炒匀即可装盘。此菜清热解毒，具有降血压、降血糖、瘦身减肥之功效。

　　［食用方法］宜煮食。

　　［注意事项］胃虚易泛恶者慎服。

第十二章

收涩类食物

> 收涩类食物是指以收敛固涩、增强脏腑固摄功能以及消除或改善体虚滑脱证为主要作用的一类食物，又称固涩类食物。
>
> 收涩类食物大多酸涩，分别具有敛汗、止泻、固精、缩尿、止带、止血、止嗽等作用。主要用于增强脏腑固摄功能和治疗体虚滑脱病证，如自汗、盗汗、久泻、久痢、脱肛、遗精、滑精、遗尿、尿频、带下、失血、崩漏、久咳虚喘等。
>
> 收涩类食物有敛邪之弊，故凡表邪未解、内有湿滞以及郁热未清者不宜食用。
>
> 滑脱证候的根本原因是正气虚弱，而收敛固涩属于治标的方法，故需补益才能根本消除证候。

莲子

莲子，别名藕实、莲实、莲蓬子、莲肉，为莲科莲属植物莲（*Nelumbo nucifera* Gaertn.）的成熟种子。《本草纲目》云："交心肾，厚肠胃，固精气，强筋骨，补虚损，利耳目，除寒湿，止脾泄久痢，赤白浊，女人带下崩中诸血病。"在选用上，鲜莲子以粒大、饱满、圆润、种仁洁白者为优，干莲子以洁白、干燥者为佳。除莲肉外，莲子中间青绿色的胚芽叫莲子心，味很苦，却是一味良药，具有清热、固精、安神、强心、降压之效，能治疗高烧引起的烦躁不安、神志不清和梦遗滑精等症，泡水代茶饮，可以清心火。莲子居住的"房子"称莲房，又称莲蓬壳，能治产后胎衣不下、瘀血腹疼、崩漏带下、子宫出血等症。

[性味归经] 味甘、涩，性平。归心、脾、肾经。

[食疗功效] 补脾止泻，益肾固精。主治脾虚久泻、久痢，肾虚遗精、滑泄、小便不禁，妇人崩漏带下，心神不宁，惊悸，不眠。

[饮食应用]

（1）养心安神。适用于心烦、惊悸、失眠等。莲子味甘，功能养心安神。例如《饮膳正要》莲子粥：莲子（去心）100g、粳米100g，熬粥食之。可治心志不宁、老年耳聋目暗无神。

（2）补脾止泻。适用于脾虚所致的食少纳呆，久泻不止。莲子味甘补脾，味涩则能涩肠止泻，既能补脾虚之本，又能治泄泻之标。莲肉糕：用莲肉（炒）200g、粳米（炒）200g、茯苓100g，共为细末，加砂糖适量调食。可用于治病后胃弱、不消水谷。

（3）益肾固精。适用于肾虚不固引起的滑精、遗精、带下等。莲子味甘则能补益肾气，肾气得补，固摄有权，故能益肾气、固精止遗。例如《寿亲养老新书》莲子粥：取莲子（去心）50g、粳米50g、白糖15～30g，莲子和粳米煮粥，加白糖温食。用于治夜寐多梦、遗精、久痢、虚泻、妇人崩漏带下。

［食用方法］鲜莲子可生食，干莲子宜熬粥或研末调食。

［注意事项］养心安神宜连心食或单用莲子心浸水代茶饮，补脾止泻、益肾固精及脾肾虚寒宜去心食。中满痞胀、大便燥结者禁服。

荷叶

荷叶，为莲科莲属植物莲的叶。

［性味归经］味苦、涩，性平。归肝、脾、心经。

［食疗功效］清热解暑，升阳，止血。主治暑热烦渴，头痛眩晕，脾虚腹胀，大便泄泻，吐血下血，产后恶露不净，赤游火丹。制成荷叶炭后收涩化瘀止血，可用于多种出血症及产后血晕。

［饮食应用］

（1）荷叶米粉肉。将粳米250g洗净后捣成米粉；猪肉250g切成厚片，加入酱油、淀粉等抓匀。将荷叶1张洗净，裁成10块，把肉和米粉包入荷叶内，卷成长方形，放蒸笼中蒸30min，取出即可。此品健脾养胃、升清降浊，适合高血压、高脂血症患者食用。

（2）荔荷炖大鸭。鸭子1只宰杀后去毛、肠杂，洗净；荔枝250g去壳、核，洗净，切两半；荷叶洗净，剪齐两端，入沸水中氽过，取出；猪瘦肉100g洗净，切小块；熟火腿25g切丁；姜切片；葱切段。鲜荷叶入蒸盆铺底，依次放入火腿丁、瘦肉块、鸭子、姜片、葱段及盐和料酒，再加入适量沸水，上笼蒸至鸭肉熟烂，去掉姜、葱及浮沫，加入荔枝肉、清汤，稍蒸片刻即可。此菜有滋阴养血、益气健脾、利水消肿之用。阴血亏虚或气阴两虚者宜食。

（3）香芋荷叶饭。将粳米500g淘净后放入盆中，加入猪油和适量水，上笼用大火蒸熟，取出凉凉，拌入食盐、胡椒粉、鲜肉馅300g待用。香芋200g去皮蒸粉剁成小砣，加入肉馅、食盐、植物油、玉米淀粉100g，与米饭拌匀。用荷叶将其包成包袱状，上笼用旺火蒸10min后即成。此品健脾开胃、补虚养身，适合消化不良者食用。

（4）荷叶冬瓜粥。大枣10枚洗净，去核；鲜荷叶1张洗净，切粗丝。二者入瓦煲中煎取汁液约100mL。冬瓜、粳米各50g洗净，入锅中加适量水，小火煮粥至将成，加入荷叶、大枣煎汁，再煮至粥稀稠，调入白糖，拌匀即可。每日1剂，分两次服。此粥有消食利尿、清心祛暑、生津止渴之用，是夏季的时令消暑粥品。

［食用方法］荷叶入馔可制作出各色时令佳肴。将鲜嫩碧绿的荷叶用开水略烫，再用凉水漂凉，用来包鸡、包肉，蒸后食之，风味别致。广东顺德人对荷香美食情有独钟，"荷叶米沙肉""荷香蒸鸡""荔荷炖大鸭"等都是顺德传统的夏令佳肴。

［注意事项］气血虚者慎服。

芡实

芡实，别名鸡头米、鸡头、鸡头果，为睡莲科芡属植物芡（*Euryale ferox* Salisb.）的种仁。

[性味归经] 味甘、涩，性平。归脾、肾经。

[食疗功效] 固肾涩精，补脾止泻，为补益脾肾养生佳品。主治遗精，白浊，带下，小便不禁，大便泄泻。日常食之可补脾肾、益精气、强腰膝、聪耳目，适于脾虚体质、肾虚体质以及老年体衰、妇女和无病强身者食用。常用养生方如芡实粉粥。

[饮食应用]

（1）《调疾饮食辩》载有芡实粉粥。芡实30g研粉，粳米50g，煮粥食，用于健脾胃、止精滑泻痢；又方加山药煮粥，用于遗精、久泻。

（2）芡实薏米煮牛蛙。牛蛙500g宰好斩件，以食盐、花生油、胡椒粉、米酒、生粉拌匀备用；芡实30g、薏米20g洗净，浸泡30min备用。煮开鸡汤，放入芡实、薏米、姜片20g和少许碎瑶柱慢火煮30min，然后放入牛蛙中火煮熟，最后调味便成。此品适合气温回升、空气湿度增加的春季进食。

（3）芡实蒸蛋羹。将芡实15g放入加有鸡汤（或鱼汤）1000mL的锅中，小火煎约1h，煎至约800mL时离火备用。青虾10只剥皮去肠，鸡肉100g切成细丁，共放入碗内，用酒、柚子汁、少量食盐浸渍备用；鲜香菇5个去柄（干的则切丝）；芹菜切成3cm的长条；鱼肠切成小片，备用。将除芹菜以外的各种原料放入1只大碗或大盅内；芡实汤与打散的鸡蛋4个混合均匀，加食盐、酱油等调好味，将其中八成倒入大碗内，留下两成待用。将大碗放入蒸笼内，用弱火蒸，待蒸至蛋有凝结现象时，将留下的两成蛋汁浇在上面，并放上芹菜，继续蒸5~6min即成。此菜具有补脾胃、益肾固精、祛湿止泻的作用。可防治脾虚不运、腹泻不止、肾虚精关不固、遗滑精等症。

（4）淮山芡实炖鱼肚。将淮山药干15g、芡实20g洗净，浸0.5h。鱼肚60g用开水浸泡20min，洗净切几件。把全部用料一起放入炖盅内，加开水适量，炖盅加盖，小火隔开水炖1~2h，调味即可。此品补肾涩精、健脾益气，适宜肾病日久、肾虚不固、症见遗精、遗尿、头晕耳鸣、腰酸疲乏，或老人视物不清、夜尿频多、手足不温之人食用。

[食用方法] 宜煮食。

[注意事项] 大小便不利者禁服；食滞不化者慎食。《本草求真》："功与山药相似，然山药之阴，本有过于芡实，而芡实之涩，更有甚于山药；且山药兼补肺阴，而芡实则止于脾胃而不及于肺。"

石榴

石榴，别名安石榴，甜石榴，为千屈菜科石榴属植物石榴（*Punica granatum* L.）的成熟果实。

[性味归经] 味甘、酸，性温。归肺、脾、肾经。

[食疗功效] 杀虫，生津止咳。主治咽燥口渴，虫积，久痢。

［饮食应用］

（1）润肺止咳。适用于气阴不足引起的咳嗽少痰及咳痰不爽等症。石榴富含汁液，入肺则能补益肺气，甘酸相合可化生阴液而生津润肺，肺气得补，肺津得生，痰液得化而易于咳出，可谓标本同治，咳嗽少痰诸症皆除，具有润肺止咳的作用。用未成熟鲜石榴1~3个，每晚取其子慢慢嚼食服。可用于治肺结核咳嗽、老年慢性支气管炎。

（2）收敛固涩。适用于脾肾不足导致的泄泻、便血、带下、崩漏等症。石榴味甘则补，酸则能敛，既能补脾以助水谷之精微化生，又能益肾以固精止脱。凡脾肾不足之滑脱诸证皆宜服食之。例如《饮膳正要》取鲜石榴5000g，洗净，切碎，捣汁，入白砂糖500g，再加水适量于砂锅内小火熬为浆，每次50~100mL，一日2次。主治滑泄、久痢、崩漏、带下。

［食用方法］石榴宜生食、榨汁饮。

［注意事项］糖尿病者不宜多食甜石榴；胃酸过多及胃溃疡、十二指肠溃疡者不宜多食酸石榴；腐烂变质的石榴当禁食。

青梅

青梅，别名梅实、梅子、生梅子，为蔷薇科杏属植物梅（*Armeniaca mume* Sieb.）的未成熟果实。

［性味归经］味酸、涩，性平。归肺、肝、大肠经。

［食疗功效］生津，利咽、涩肠止泻，利筋脉。主治咽喉肿痛，喉痹，津伤口渴，泄泻、痢疾。

［饮食应用］

（1）生津止渴。适用于汗出伤津或阴液不足导致的口渴咽干，渴欲喜饮，小便短赤以及梅核气等。梅子质润味酸，鲜者性微凉，长于生津止渴兼利咽。所谓"望梅止渴"之意是也。单味鲜者食用或配伍均可。用青梅含于口中，咽汁。可治痰涎壅塞、喉如有物、膈间作痛、吐之不出、咽之不下。梅核膈气。

（2）青梅煮酒。青梅30g，黄酒100mL，同蒸20min，每次温服10~30mL，可治食欲不振，蛔虫腹痛，慢性消化不良泄泻等症。

［食用方法］鲜梅可浸水代茶饮，也可制成果脯食之或颗粒冲饮。

［注意事项］不可多食久食。凡胃酸过多及胃、十二指肠溃疡者不宜多食梅或梅制品。

乌梅

乌梅，别名熏梅、梅实、黑梅，为青梅近成熟的果实经熏焙加工而成，产于四川、浙江、湖南、贵州等地，作果品供食。《随息居饮食谱》谓："青者盐腌曝干为白梅，亦可蜜渍糖收法制，以充方物。半黄者烟熏为乌梅，入药及染色用之。极熟者榨汁，晒收为梅酱。古人用以调馔。故《尚书》曰：若作和羹，尔惟盐梅也。"

［性味归经］味酸、涩，性平。归肝、脾、肺、大肠经。

［食疗功效］敛肺止咳，涩肠止泻，止血，生津，安蛔。主治久咳不止，久泻久痢，尿

血便血，崩漏，虚热烦渴，蛔厥腹痛，疮痈胬肉。乌梅为生津养胃养生食品，适于津伤胃燥体质以及夏季养生和预防肠道传染病食用。常用养生方如乌梅粥。

［饮食应用］

（1）乌梅蜂蜜汤。乌梅肉、蜂蜜，煮汤食。用于久咳不止。

（2）乌梅汤。乌梅肉20枚，煮汤，饭前分两次食，用于久痢不止、肠垢已出；又方以乌梅肉噙之，或煮汤饮，用于蛔虫上行口鼻，此方也可用于蛔结腹痛；又方以乌梅配伍白糖煮汤饮，用于温病口渴。

（3）乌梅炭散。乌梅烧炭研末，米汤调食，用于便痢脓血；又方以醋、米汤调食，用于大便下血不止；又方以乌梅汤冲食，用于妇人血崩。

（4）乌梅膏。乌梅肉熬膏食，每次9g，每日3次。用于牛皮癣。

（5）陈皮梅。乌梅以陈皮、丁香、玉桂渍制食。用于健胃助消化。

［食用方法］可煮汤饮或炒炭研末冲食。

［注意事项］感冒发热、咳嗽多痰、胸膈痞闷之人忌食。菌痢、肠炎的初期忌食。妇女正常月经期以及妇女产前产后忌食之。不宜多食。食用过多会伤骨头、蚀脾胃、令人发热、损齿。

杨梅

杨梅，为杨梅科杨梅属植物杨梅（*Myrica rubra* Sieb. & Zucc.）的成熟果实，盛产于江南地区。

［性味归经］味甘、酸，性温。归脾、胃、肝肠经。

［食疗功效］生津止渴，和中消食，解酒，涩肠，止血。主治烦渴，呕吐，呃逆，胃痛，食欲不振，食积腹痛，饮酒过度，痢疾，衄血，头痛，跌打损伤，骨折，烫火伤。

［饮食应用］

（1）开胃消食。适用于脾胃之气不足引起的恶心呕吐、食少纳呆、脘腹胀满等。杨梅味甘则补，入脾胃而益气，脾气得助，运化有权；胃气得补，腐熟受纳水谷力增，开胃通肠，气顺胀消，故有益胃消胀除满的作用。用杨梅盐腌，陈久者佳，每次3~5颗，开水泡服。可治胃肠胀满。

（2）涩肠止泻。适用于痢疾泄泻、腹痛便脓等。杨梅味甘酸，既可补益脾胃纳食运化治其本，又能酸敛而涩肠止泻痢，性温则散寒温中止痛。用杨梅浸烧酒，适量饮酒；或用杨梅15g，水煎服，可治痢疾。

［食用方法］鲜杨梅可浸水代茶饮，也可制成果脯食之。

［注意事项］凡内热火旺、胃酸过多及胃、十二指肠溃疡者不宜多食杨梅或杨梅制品。

覆盆子

覆盆子，为蔷薇科悬钩子属植物掌叶覆盆子（*Rubus chingii* Hu）的成熟果实。覆盆子是一种聚合浆果，柔嫩多汁，色泽宜人，口感独特，是近年来风靡欧、美、日的水果佳品，有

"黄金水果"的美誉。

［性味归经］味甘、酸，性微温。归肾、肝经。

［食疗功效］补肝益肾，固精缩尿，明目。可用于治阳痿早泄、遗精滑精，宫冷不孕，带下清稀，尿频遗溺，目视昏暗，须发早白。

［饮食应用］

（1）覆盆子烧牛肉块。将覆盆子（干）50g快速洗净，加黄酒10g湿润，备用；将牛肉1kg洗净，切成小块。起油锅，放入植物油，用大火将油烧热，倒入牛肉，翻炒5min，加黄酒、酱油，再焖炒5min，盛入砂锅内。砂锅中放入覆盆子和茴香少许，加冷水将牛肉浸没，用中火将牛肉烧开后，改用小火慢炖2h，加食盐少许，继续慢炖1h（若水不足，可再加水，直至牛肉酥烂），离火。此品补肾益气，用于中老年人夜尿多。

（2）覆盆子粥。将覆盆子（干）30g洗净，用干净纱布包好，扎紧袋口；粳米100g淘洗干净，用冷水浸泡0.5h，捞出，沥干水分。取锅放入冷水、覆盆子，煮沸后再煮约15min，拣去覆盆子，加入粳米，用旺火煮开后改小火煮，煮至粥成，下入蜂蜜15g调匀即可。此粥益肾固精，可用于阳痿早泄、乌发、明目。

（3）白果覆盆子煲猪小肚。将白果5枚洗净，炒熟，去壳；猪小肚100～150g洗净，切成小块。锅里注入清水，将白果、覆盆子10g、猪小肚放入锅内，烧开煮熟加少许食盐调味即成。此汤有补肝肾、缩小便之功效。可治疗小儿夜间多尿或遗尿症。

（4）芡实覆盆子汤。先将覆盆子20g加水煮汁，取汁去渣，加入芡实50g，放糖少许煮成粥食用。此汤有收敛补肾作用，适用于肾虚遗尿小儿。

［食用方法］宜生食、榨汁饮。

［注意事项］阴虚有火、小便短涩者禁食。

肉豆蔻

肉豆蔻，别名肉果、玉果，俗称肉蔻，为肉豆蔻科肉豆蔻属植物肉豆蔻（*Myristica fragrans* Houtt.）的种仁。肉豆蔻主要的出产地在印尼和马来西亚，我国广东、云南、台湾等地也有栽培。中医用于治疗"五更泻"（每日清晨腹泻）的著名方剂四神丸，就是由肉豆蔻与吴茱萸、五味子、补骨脂所组成，有良好可靠的疗效。

［性味归经］味辛、微苦，性温。归脾、胃、大肠经。

［食疗功效］温中涩肠，行气消食。主要治疗虚泻，冷痢，脘腹胀痛，食少呕吐，宿食不消。现代也用于治疗婴幼儿腹泻、溃疡性结肠炎等病。

［饮食应用］

（1）肉蔻饼。把肉豆蔻30g去壳，研为极细粉末；生姜120g洗净，刮去外皮，捣烂，加入约250mL冷开水绞取生姜汁，备用。将面粉100g同肉豆蔻粉末以及红糖100g，一同用生姜水和匀后，如常法做成小饼（约30块），放入平底锅内，烙熟即可。每日2～3次，每次嚼食1～2小块。此饼温中健脾、消食止泻。适用于小儿脾虚腹泻或受凉后所致的水泻，但对小儿热痢和湿热泄泻不适用。

（2）肉蔻草果乌鸡。乌骨鸡宰杀后，去毛及肠杂，洗净。草果10g炒焦，与肉豆蔻15g一起纳入鸡腹中，抹少许食盐，缝合。乌骨鸡入炖盅内，加适量水，大火煮沸，改小火炖至鸡肉酥烂，入食盐调味即可。此药膳具有温中燥湿、健脾止泻的功效，适宜慢性腹泻属脾胃虚寒者食疗。

（3）肉蔻莲子粥。将莲子60g用水泡一夜，粳米50g放入锅中，加适量清水，莲子、肉豆蔻5g同放入米锅中，大火煮沸，小火煮至稠粥状，调入食盐即可。此粥温胃、健脾、止呕、行气。适用于食欲不振、脾胃虚寒、胃寒呕吐、虚寒性胃痛等症。

（4）肉蔻粥。把肉豆蔻6g捣碎研为细末，用粳米50g煮粥，待煮沸后加入豆蔻末和生姜2片，同煮为粥。早、晚温热服食。此粥开胃消食，温中下气。对一些慢性肠胃不适者，可起到药食兼顾的效果。实热病症者不宜选用，且饮食者用量不宜过大。

［食用方法］肉豆蔻常作为调味料，可去异味、增辛香，是欧洲人最常用的香料之一。肉豆蔻有着强烈的芬芳香味，因此非常适合用来烹制烤鱼、做贝夏梅尔调味汁、炖牛肉、做砂锅菜以及用来给蔬菜和马铃薯调味。不过要注意的是，应在食用前加入，而且只需在菜上撒上一点点肉豆蔻粉即可，不然味道会很重。

［注意事项］湿热泻痢及阴虚火旺者禁服。用量不宜过大，过量会引起中毒，出现神昏、瞳孔散大及惊厥。人服豆蔻粉7.5g，可引起眩晕，甚至谵语、昏睡，大量可致死亡。

鸡肠

鸡肠，为雉科动物家鸡的肠子。

［性味归经］味甘、性平，归肾经。

［食疗功效］益肾，固精，止遗。为补肾强壮养生食品。日常食之可补肾固摄、强壮身体。适于肾虚体质者食用。常用养生方如鸡肠臛。主要用于遗尿，小便频数，遗精，白浊，痔漏，消渴。

［饮食应用］

（1）鸡肠臛。鸡肠1具，常法洗净，炒作臛，暖酒和饮之。用于小便频数、虚冷。

（2）鸡肠散。雄鸡肠1具，炙黄，捣为粉末，饭前温浆水调食。用于遗尿不禁。

（3）鸡肠饼。雄鸡肠1具，焙干研末，和面粉做饼食。用于小儿遗尿、老人尿频及多尿。

［食用方法］可煮食或研末调食或配伍山药等同用。

［注意事项］诸养生不忌。

猪脬

猪脬，别名猪尿胞、猪胞，为猪的膀胱。

［性味归经］味甘、咸，性平。归膀胱经。

［食疗功效］缩泉止遗。为补肾强壮养生食品。日常食之可补肾缩泉、强壮身体。适于肾虚体质者食用。常用养生方如炖猪脬。主要用于遗尿。此外，还可用于疝气坠痛、肾风囊痒。

［饮食应用］

（1）猪脬炖猪肚。猪脬、猪肚各1具，糯米500g入猪脬内，再以猪脬入猪肚内，煮烂。调以五味，如饮食日常食之。用于产后遗尿。

（2）荔枝炖猪脬。荔枝肉50g，糯米适量，装入猪脬内，调味炖食，连食3次。用于小儿遗尿。

（3）炙猪脬。猪脬洗净，炙食，用于梦中遗尿；又方炙猪脬，以盐、酒佐食之，用于肾风囊痒。

［食用方法］可煮食或炙食，可单用煮食或配伍猪肚、山药、荔枝等同用。

［注意事项］诸养生不忌。

第十三章

化痰止咳平喘类食物

化痰止咳平喘类食物是指能祛痰或以制止或减轻咳嗽和喘息为主要作用的食物。化痰止咳平喘类食物根据主要作用不同，又可进一步分为化痰类和止咳平喘类食物。咳嗽、痰、喘三者关系密切，一般咳嗽有痰者居多，痰多又容易引起咳嗽，因而祛痰多能止咳平喘。化痰类食物和止咳平喘类食物关系同样密切，化痰类食物多数能用于止咳平喘，止咳平喘类食物中多又兼有化痰作用，故又合称化痰止咳平喘类食物。

这类食物味多具辛、苦或甘味，性温热或寒凉，归肺经，主要用于咳嗽痰多或哮喘等证。

温化寒痰的药性温热，痰热者慎用；清热化痰的药性寒凉，寒痰者慎用。

第一节　化痰类食物

化痰类食物是指以祛除痰浊、消除痰涎、纠正痰浊体质以及治疗痰浊证候为主要作用的一类食物。化痰类食物主要用于痰湿体质，消除或改善痰多咳嗽或痰饮气喘以及与痰有关的癫痫、瘿瘤、瘰疬、痞积等病证。

痰饮是人体病理变化的产物，这些产物一旦生成，又可成为一种致病因素，或加重疾病的恶化。痰和饮，是两种病理产物。一般把稠厚的称痰，清稀的称饮，合称痰饮。当痰饮生成后，可导致人体出现新的病理过程，产生许多病证，尤其是痰引起的病更多，故有"百病多由痰作祟"和"怪病治痰"之说。痰饮是由人体津液凝聚变化而成，主要由于肺、脾、肾三脏功能失调，不能运化和输布津液，加上寒或热的影响，使其变为痰饮。由于脾在运化和输布功能中起着主要作用，故有"脾为生痰之源"的说法。

痰可由于留在体内的不同部位而有不同的表现。如痰留在肺则多咳喘、痰多；在心则可引起心悸、神昏、癫狂、精神错乱，也称"痰迷心窍"；痰留在胃，可引起恶心呕吐、食欲不振；痰蒙头顶，则见头晕目眩、天旋地转、恶心泛吐；痰留在胸胁，表现为胸满而喘、咳引胁背作痛；痰留四肢，则四肢麻木、行动不便；痰窜经络皮下，则生瘿瘤、瘰疬、痰核；

若痰气凝结，闭阻咽喉，则见咽中似有炙脔，吐之不出、吞之不入等症。

由痰饮引起的疾病，它们总的特点有：咳吐多量痰涎、喉中痰鸣、胀满水肿、呕吐头眩、心悸、苔腻、脉弦滑等。

化痰类食物根据其性质、作用可分为温化寒痰食物、清化热痰食物两类。凡食性温燥，具有温肺祛寒、燥湿化痰作用的食物，称为温化寒痰食物，适用于寒痰、湿痰所致的咳嗽气喘、痰多稀薄等证候，凡属热痰者不宜食用。凡食性偏于寒凉，以清化热痰为主要作用的食物，称为清化热痰食物，适用于痰热郁肺引起的咳嗽胸闷、痰液黏稠、咯痰不爽等证候，其中部分药物还用于与痰热有关的癫痫、惊厥、中风以及瘰疬、痰核、瘿瘤等证候。

桔梗

桔梗，为桔梗科桔梗属植物桔梗［*Platycodon grandiflorus*（Jacq.）A. DC.］的根。食用以鲜桔梗为主，可作蔬菜或腌制、制粉做糕点供食，也是朝鲜族传统保健食品之一。

［性味归经］味苦、辛，性平。归肺、胃经。

［食养功效］宣肺祛痰，利咽排脓。主治咳嗽痰多，咽喉肿痛，肺痈吐脓，胸满胁痛，痢疾腹痛，小便癃闭。

［饮食应用］

（1）桔梗粥。将鲜桔梗50g洗净，切细；粳米50g淘洗干净，用冷水浸泡0.5h，捞出，沥干水分；取锅加入冷水、桔梗、粳米，先用旺火煮沸，再改用小火熬煮，至粥将成时，加入冰糖10g，待几滚即可。此粥宣肺化痰，适用于肺热咳嗽、痰黄黏稠或干咳难咯等。

（2）桔梗咸菜。将鲜桔梗600g洗净，趁鲜时剥去外皮（干了不易剥皮），撕成几瓣，晒干。将干桔梗放凉水中泡12h，泡软后捞出，用木棒砸成丝状，再放入凉水内泡12h，以解除异味，捞出控干水；将桔梗丝放入盆内，加入盐20g、酱油25g、白糖15g、醋35g、葱姜末40g、蒜末20g、香油10g、味精2g、辣椒面5g拌匀，盖严盖，放阴凉处，腌透即可。食用时撒上熟芝麻35g。此菜酸甜可口，佐餐食用，味道甚佳。

（3）桔梗丝瓜汤。桔梗100g洗净，切薄片；丝瓜500g去皮，洗净，切块；姜切片；葱切段。油入锅中，旺火烧至六成热，下入姜、葱爆香，加水200mL，大火烧沸，下桔梗片、丝瓜块，煮熟，加入食盐、味精调味即可。此汤宣肺祛痰、清热解毒。热病烦渴、痰喘咳嗽之人宜食。

（4）桔梗三丝。将黄瓜50g、胡萝卜50g分别洗净切成丝；桔梗根茎100g去老皮撕成丝，放入沸水锅中焯一下，然后和黄瓜丝、胡萝卜丝及调料合在一起拌匀，即可装盘上桌。此菜具有清热解毒、开宣肺气的功效。适合高血脂及咽炎患者食疗之用。

［食用方法］煮食或腌食。

［注意事项］阴虚久咳及咳血者禁服；胃溃疡者慎服。内服过量可引起恶心呕吐。

荸荠

荸荠，别名马蹄、乌芋、地栗，为莎草科荸荠属植物荸荠［*Heleocharis dulcis*（Burm. f.）Trin. ex Henschel］的球茎。

［性味归经］味甘，性寒。归肺、胃经。

［食养功效］清热，化痰，消积。用于温病消渴，黄疸，热淋，痞积，目赤，咽喉肿痛，赘疣。

［饮食应用］

（1）清热利湿。适用于湿热蕴结于肝胆所致的脸面身皮肤发黄、作痒、小便短赤等症。荸荠味甘助脾而运化水湿；性凉可清肝胆之热，具有利湿退黄的作用。荸荠120g，打碎，煎汤代茶饮。可治湿热黄疸、小便不利。

（2）利水消肿。适用于肝脾失调、水湿内停引起的脘腹胀满、水肿等症。荸荠味甘益脾助运，脾气健运化水湿有权，水湿得已运行而调节水液代谢，故能利水消肿。乌芋（去皮）50～100g，纳入猪肚内，线缝后，用砂锅煮烂，勿入盐，适量食服。可治腹满胀大。

（3）治咽喉肿痛。荸荠绞汁冷饮；或荸荠汁、梨汁、甘蔗汁，和匀饮用。

（4）治大便下血。荸荠500g捣汁，豆浆1碗加热，冲入荸荠汁饮用。

［食用方法］荸荠宜蒸、煮或加工成罐头食用。

［注意事项］虚寒及血虚者慎食，腐烂变质的荸荠禁止食用。

芋头

芋头，别名芋艿、毛芋，为天南星科芋属植物芋［*Colocasia esculenta*（L.）Schott］的根茎。

［性味归经］味甘、辛，性平。归胃经。

［食养功效］健脾补虚，散结解毒。主治脾胃虚弱，纳少乏力，消渴，瘰疬，肿毒，腹中癖块，赘疣，鸡眼，疥癣，烫火伤。

［饮食应用］

（1）健脾和胃。适用于胃气失和、脘腹不适。芋艿味甘调脾和胃，味辛归肺而化痰。通常用于胃气不和、脘腹不适。芋艿60g，籼米60g，煮粥服食。用于治肠胃不和、虚痨。

（2）软坚散结。适用于痰滞经络、瘰疬痰核。芋艿味辛，行气通络，化痰软坚散结。凡痰滞气结于经络所致的瘰疬痰核皆可食用。

（3）治瘰疬。鲜芋艿200g，同适量粳米煮粥食。用于治小儿连珠病及虚痨。现代用于淋巴结核和慢性淋巴结炎。另方芋艿适量，切片晒干，研细末，用海蜇、荸荠煎汤泛丸，每次9g，温开水送服。用于瘰疬已溃或未溃。

（4）鲜芋艿250g、鲫鱼或鳢鱼500g，加水同煮至烂熟，放胡椒、猪脂、食盐调味服食。用于脾胃虚弱、虚劳乏力。

［食用方法］芋艿应制成熟品食用。

［注意事项］芋艿生者有毒，严禁生食，防止中毒；不宜大量食用芋艿熟品。

毛笋

毛笋，别名茅竹笋，为禾本科刚竹属植物毛竹的嫩苗。

［性味归经］味甘，性微寒。归肺、脾、肾经。

［食养功效］化痰、消胀、透疹，主治食积腹胀、痘疹不出。

［饮食应用］

（1）清热化痰。适用于肺热所引起的咳嗽吐痰，痰稠色黄难咳或喘息等。竹笋性凉入肺而清热，热邪清，不得灼伤肺津，津液充足，稠痰化稀而易于咳吐，痰液已出，肺之宣发肃降得以恢复，肺热咳喘可解，故能清热化痰。用笋尖与肉同炖，适量喝汤食肉，功能清热除痰，可用于治肺热咳喘。

（2）利水消肿。适用于水液代谢不畅所致的水肿或腹水证等。竹笋味甘淡则能渗湿利水，且能入肺、脾、肾三经而调节水液代谢，水液代谢通畅，水肿得消。毛笋、陈蒲瓜各60g，或加冬瓜皮30g，水煎服。用于治肾炎、心脏病、肝脏病等浮肿腹水。

（3）治小儿泻痢脱肛。鲜嫩竹笋适量，加糯米煮粥食用。

［食用方法］竹笋宜用鲜品爆炒或炖食。

［注意事项］脾胃虚弱者慎食。腐烂变质的竹笋禁止食用。

洋葱

洋葱，别名洋葱头、玉葱，为石蒜科葱属植物洋葱（*Allium cepa* L.）的鳞茎。

［性味归经］味辛、甘，性温。归肺、胃、肝经。

［食养功效］健胃理气，杀虫，降血脂。主治食少腹胀，创伤，溃疡，滴虫性阴道炎，高脂血症。

［饮食应用］

（1）化痰。适用于痰浊阻于胸胁，咳嗽吐痰、胸胁痞满等症。洋葱味辛入肺而宣散，甘则健脾以助运化水湿，湿化痰消，痰消胸满咳痰自除，所以具有化痰除痞的功效。用洋葱适量，洗净切碎，炒食或者熟食。可用于寒痰所致的胸闷脘痞、咳嗽、痰色稀白。

（2）降血脂。适用于高血脂及其引起的动脉硬化、高血压等心脑血管疾病等。洋葱具有降低胆固醇、降低血脂、抗动脉硬化的作用。用洋葱60g，每日素油炒食。

（3）降血压。取茶褐色洋葱皮每天5～10g，水煎服，长期服用。

（4）治肺结核咯血，止咳。瘦猪肉200g、红葱头4个，用水2碗煮熟吃。

（5）治胸闷脘痞、咳嗽痰多浓稠。洋葱洗净，切碎炒食或煮熟食。

（6）解毒杀虫。适用于咽痛、疮疡湿疹及阴道作痒等。用新鲜洋葱捣泥外敷。用于治创伤、溃疡及滴虫性阴道炎。

［食用方法］洋葱宜凉拌、爆炒食之。

［注意事项］素体阳盛者应慎食洋葱。

丝瓜

丝瓜，为葫芦科丝瓜属植物丝瓜（*Luffa cylindrica* M. Roem.）的鲜嫩果实；或霜后干枯的老熟果实（天骷髅）。

［性味归经］味甘，性凉。归肺、肝、胃、大肠经。

[食养功效]清热解毒，凉血通络。主治痘疮，热病身热烦渴，咳嗽痰喘，喉风，肠风下血，痔疮出血，血淋，崩漏，疮毒脓疱，手足冻疮，热痹，乳汁不通，无名肿毒，水肿。

[饮食应用]

（1）丝瓜汤。丝瓜煮汤食，用于热病烦渴，还可用于预防麻疹。

（2）丝瓜炒鸡蛋。丝瓜100g、鸡蛋2个，炒食。用于痰热咳喘、痢疾、产后乳汁不通。

（3）丝瓜粥。丝瓜100g、粳米100g，调味煮粥食。用于肠风下血、痔漏。

（4）丝瓜散。丝瓜炒黄研末冲食。用于小儿疝气。

（5）丝瓜炒豆腐。丝瓜、豆腐，炒食。用于痢疾。

[食用方法]鲜丝瓜宜去皮做羹或炒食。

[注意事项]丝瓜性凉，凡脾胃虚寒或肾阳虚弱者应少食或禁食。

紫菜

紫菜，别名紫英、子菜，为红毛菜科紫菜属植物坛紫菜、条斑紫菜、圆紫菜、甘紫菜（ *Porphyra tenera* Kjellm. ）、长紫菜等的藻体。

[性味归经]味甘、咸，性寒。归肺、脾、膀胱经。

[食养功效]化痰软坚，利咽，止咳，清热除烦，利水除湿。主治瘿瘤，咽喉肿痛，咳嗽，烦躁失眠，脚气，水肿，小便淋痛，泻痢。

[饮食应用]

（1）软坚化痰。适用于痰热互结所致瘿瘤瘰疬等症。本品为咸寒之品，功能清热化痰、软坚散结，尤宜用于治瘿瘤，现代用于治疗甲状腺肿大。可取紫菜、鹅掌菜各15g，夏枯草、黄芩各9g，水煎服。又，紫菜15g，加水煎汤服；或用猪肉与紫菜煮汤，略加油、盐调味食。

（2）止咳。适用于慢性气管炎、咳嗽等症。本品可清肺热、止咳嗽。可取紫菜15g、牡蛎30g、远志15g，水煎服。

（3）清热利水。适用于水肿、小便不利等症。本品清肺热的同时还可以利水消肿。可单用本品煎汤内服，或配伍薏苡仁、冬瓜等同用。甘紫菜30g，益母草15g，玉米须15g，煎服。

[食用方法]适量煎汤服用。

[注意事项]脾虚者不可多食。

海带

海带，别名昆布，为海带科（昆布科）海带属植物昆布（ *Laminaria japonica* Aresch. ）的叶状体。

[性味归经]味咸，性寒，无毒。归肝、脾、肾经。

[食养功效]软坚化痰，利水消肿。主治瘿瘤，瘰疬，癫疝，噎膈，脚气水肿。

[饮食应用]

（1）糖渍海带。水发海带500g，洗净切小块，煮熟后捞出，加白糖250g拌匀，腌渍1日后即可食用。每日两次，每次食用50g。有软坚散结作用，可治慢性咽炎。

（2）海带粥。海带10～15g、粳米100g、猪瘦肉适量，同煮粥，用适量食盐（或白糖）调味食用。有软坚、降压、利尿作用，适用于高血压、动脉硬化及慢性支气管炎咳喘等症。

（3）海带冬瓜苡米汤。海带（或海藻）30g、冬瓜100g、薏苡米10g，同煮汤，用适量白糖调味食用。有降血压、降血脂、清暑解热、利湿健脾、防癌作用。

（4）蚝豉海带汤。蚝豉100g、海带25g，同煮汤，经常食用，可治缺碘性及青春期甲状腺肿大。

（5）海带绿豆糖水。海带60g切丝，绿豆150g，同煮汤，加适量红糖调味食用。有补心、利尿、软坚、消痰、散瘿瘤作用。适用于高血压、脚气水肿、颈淋巴结核、单纯性甲状腺肿、小儿暑天热痱疖毒、痰热咳嗽等症。

（6）海带适量，经常煮汤食用，可治高血压、冠心病、肥胖病、高血脂，并有抗癌作用。

［食用方法］煮食或拌食。

［注意事项］脾胃虚寒者慎食。

冬瓜子

冬瓜子，别名白瓜子、冬瓜仁，为葫芦科冬瓜属植物冬瓜（*Benincasa hispida* Cogn.）的种子。作茶食供食。

［性味归经］味甘，性微寒。归肺、大肠经。

［食养功效］清肺化痰，消痈排脓，利湿。主治痰热咳嗽，肺痈，肠痈，淋证，水肿，带下。适于脾胃虚弱体质、热性体质者食用。日常作茶食进食。

［饮食应用］

（1）冰糖炖瓜仁豆腐。冬瓜仁、冰糖、豆腐，炖食。用于肺热咳嗽。

（2）瓜仁散。陈冬瓜仁炒后研末，空腹米汤调食。用于男子白浊、女子白带。

（3）冰糖炖瓜仁。冰糖、冬瓜仁，隔水炖食。用于妇女带下。

（4）瓜仁糖散。冬瓜仁、红糖，共研末，冲食。用于百日咳、支气管炎。

（5）冬瓜仁炖鲢鱼。冬瓜仁、鲢鱼，炖食，用于产后乳汁不下或乳少。

［食用方法］宜炒食或煮食。

［注意事项］脾胃虚寒者慎服。

芥子

芥子，别名芥菜子、黄芥子，为十字花科芸薹属植物芥菜（*Brassica juncea* Coss.）的种子。表面黄色至黄棕色，少数呈暗红棕色。研碎后加水浸润，则产生辛烈的特异臭气，味极辛辣。黄芥子碾磨成粉末，粉末加工调制成糊状，即为芥末。

［性味归经］味辛，性热。归胃、肺经。

［食养功效］温中散寒，豁痰利窍，通络消肿。主治胃寒呕吐，心腹冷痛，咳喘痰多，

口噤，耳聋，喉痹，风湿痹痛，肢体麻木，妇人经闭，痈肿，瘰疬。

[饮食应用]

（1）黄芥子酒。黄芥子750g捣为细末，装入绢袋中，扎紧，浸白酒1500mL中7天即可。每日空腹服2次，每服1~2盅，渐次加之，以饮后清醒为度。饮完后可注酒再次浸泡。此酒具有温化寒痰的作用，肺寒咳嗽、气喘者饮用为佳。

（2）治疟疾。黄芥子30g，炒为末，米饭为丸。一日尽服，久疟顿止。

[食用方法]煎汤，或碾磨成粉末加工调制成芥末。

[注意事项]肺虚咳嗽及阴虚火旺者禁食。内服过量可致呕吐。

胖大海

胖大海，别名安南子、胡大海，为梧桐科苹婆属植物胖大海（*Sterculia lychnophora* Hance）的种子。

[性味归经]味甘、淡，性凉。归肺、大肠经。

[食养功效]清肺利咽，清热通便。主治干咳无痰，咽喉肿痛，音哑，牙痛，热结便秘。

[饮食应用]

（1）清音茶。将胖大海5g、蝉衣3g、石斛15g置入杯中，冲入沸水，代茶饮。此茶适用于慢性咽炎伴有声音嘶哑者。

（2）胖大海炖梨。胖大海20g用热水浸泡至完全胀开，去皮、核；梨2只去皮，切成小块。锅中加入约300mL清水，放入胖大海，用小火煮至黏稠。再放入生梨块，用小火煮15min，加入冰糖80g拌匀，即可。本品对干咳少痰、咽干、口渴、咽痛、音哑甚或发热等燥热伤肺之症颇为适用。

（3）胖大海桔梗茶。将胖大海3枚、桔梗5g置杯中，冲入沸水，待温时纳入蜂蜜调匀饮服。此茶适用于慢性咽炎、咽喉不利、咽痛声嘶、大便秘结、小便短黄等。

（4）胖大海生地茶。胖大海10g、生地黄12g、绿茶5g、冰糖适量置杯中，沸水冲泡。每日1剂，代茶饮。此茶具有清肺利咽、滋阴生津的功能。肺阴不足、虚火夹实之慢性喉炎而兼大便燥结者，用之最宜。

[食用方法]煎服，或浸泡饮用。

[注意事项]本品有缓泻通便作用，不宜长期饮用。脾胃虚寒泄泻者慎用。

梨

梨，为蔷薇科梨属植物栽培种白梨、沙梨（*Pyrus pyrifolia* Nakai）秋子梨等的果实。

[性味归经]味甘、微酸，性凉。归肺、胃经。

[食养功效]润燥，清热，生津，化痰。主治肺燥咳嗽，热病津伤烦渴，消渴，痰热惊狂，噎膈，目赤翳肉，烫火伤。

[饮食应用]

（1）清热化痰。适用于肺热燥咳，干咳少痰或无痰，甚则痰稠难咳及咯血等。梨不但性寒，善清肺中热邪，热邪得清不得煎熬津液而形成痰，而且其质润富含液汁，故有清肺热、润肺燥、化痰止咳的作用。凡素体肺热燥咳不论外感或内伤者均可选食之。取梨1个，刺50孔，每孔纳花椒1粒，面裹置炭火中煨熟，待冷，去椒食之。或梨1个，去核，纳蜜适量，面裹烧令熟，食之。或取梨捣汁500mL、蜂蜜50mL、地黄汁500mL，小火煎，细细含咽。均治急性咳嗽。

（2）生津止渴。适用于热病伤津或阴虚内热所致的口干咽燥、心烦、口渴、渴欲喜饮以及消渴证。梨味甘为主兼微酸，甘酸化阴而生津止渴，凡属热病伤津及消渴诸证皆可食之。取大梨1个，削皮，切片，浸冷水300mL中饮之。用于治热伤津液、心烦、口渴。

（3）润泽肌肤。适用于内热津液不足所引起的脸面皮肤干燥、失润多皱及斑点等。梨富含液汁，润肺生津，肺主皮毛，泽肤除皱而消斑，具有润肤美容的作用。用雪花梨250g，香菜、芹菜各50g，分别捣烂取汁，和匀饮之，每日1次，连服15~20天。可用于颜面及皮肤健美。也可用雪梨1个、红萝卜、芹菜各50g、苹果1个、柠檬1/6个，同捣汁饮，隔日1次，以愈为度。可用于面部雀斑。

［食用方法］梨生食、煮熟食或榨汁饮均宜。

［注意事项］不宜多食，过则伤脾胃、助阴湿。脾胃便溏，肺寒咳嗽及产妇慎食。

沙棘

沙棘，别名沙枣、醋柳果、醋柳、酸刺子、酸柳柳、酸刺，为胡颓子科沙棘属植物中国沙棘（*Hippophae rhamnoides* L. subsp. *sinensis* Rousi）和云南沙棘的果实。沙棘是一种落叶性灌木，其特性是耐旱、抗风沙，可以在盐碱化土地上生存，因此被广泛用于水土保持。国内分布于华北、西北、西南等地。

［性味归经］味酸、涩，性温。归肝、胃、肺、大小肠经。

［食养功效］止咳化痰，健胃消食，活血散瘀。主治咳嗽痰多，肺脓肿，消化不良，食积腹痛，胃痛，肠炎，闭经，跌打瘀肿。

［饮食应用］

（1）沙棘粥。沙棘30g洗净，加水煎取汁液约100mL。粳米100g洗净，加清水煮粥，粥成加入沙棘汁，煮至稀稠适宜，以食盐或白砂糖调味即可。此粥适用于腹泻、月经不调以及急性胃炎患者。

（2）沙棘末。沙棘干、白葡萄干、甘草各10g，以上三物碾成粉末，贮罐中，日服两次，每次3g。本品具有清肺止咳化痰之功，适用于咳嗽痰多之症。

（3）沙棘膏。将沙棘50g洗净，以杵捣烂如泥，加清水1000mL，先以大火煮沸，后改小火续煎30min，滤去果渣，将果汁重新放回瓦罐中，以小火慢慢浓缩为膏。此膏可治疗胃痛、消化不良、胃溃疡、皮下出血、月经不调、闭经等病症。

（4）沙棘汁。将沙棘100g洗净，以杵捣烂如泥，并用干净消毒纱布绞取果汁，在果汁中加入白糖20g及适量温开水，搅匀饮用。本汁具有生津止渴、利咽化痰的功效，可用于治疗咽喉干燥、疼痛等病症。

［食用方法］沙棘果实酸甜，可以鲜食，还可加工成果汁、果酒、果酱、果脯、果冻、饮料、保健品等。

［注意事项］小孩不宜食用。

海蜇

海蜇，别名水母、石镜，为根口水母科海蜇属动物海蜇（*Rhopilema esculenta* Kishinouye）和黄斑海蜇的口腕部。

［性味归经］味甘、咸，性平。归肝、肾、肺经。

［食养功效］清热平肝，化痰消积，润肠。用于肺热咳嗽，痰热哮喘，食积痞胀，大便燥结，高血压病。

［饮食应用］

（1）清热化痰。适用于痰热咳嗽、哮喘、瘰疬、痰核等症。本品味甘咸而体滑偏凉，消痰食而不伤正，滋阴血而不留邪，为治痰热积滞、阴虚之妙药。例如《古方选注》中的雪羹汤，用海蜇50g、鲜荸荠4枚，清水共煮。用于痰热咳嗽的治疗。

（2）消积化滞。适用于治疗小儿一切积滞。本品可清热消积。例如《本草纲目》中，海蜇与荸荠同煮，弃海蜇而食荸荠，用于治疗小儿疳积。

（3）润肠通便。适用于阴虚肠燥所致大便秘结等症。本品不仅可清热祛痰，还能润肠通便。如与荸荠煎水顿服，法同雪羹汤，用于治疗阴虚便秘。

［食用方法］煎汤、蒸食、煮食或生吃（凉拌）。

［注意事项］脾胃虚寒者慎用。生食难以消化，故不可过量。食用时应忌一切辛热发物。

第二节　止咳平喘类食物

止咳平喘类食物是指以调整肺主呼吸的功能，减轻或消除咳嗽和喘息为主要作用的一类食物。

止咳平喘类食物主要用于调整肺主呼吸的功能和治疗多种原因所引起的咳嗽喘息病证。

止咳平喘类食物味或辛、或苦、或甘，性或温或寒。

杏仁

杏仁，为蔷薇科杏属植物杏（*Armeniaca vulgaris* Lam.）、山杏（*Prumus sibirica* Pers.）、东北杏［*Prunus mandshurica*（Maxim.）Skvortsov］及野杏的种子。杏仁又分苦杏仁、甜杏仁，苦杏仁又名北杏，多作药用。甜杏仁常称作南杏。

［性味归经］苦杏仁，味苦，性微温；归肺、大肠经。甜杏仁，味甘，性平；归肺、大肠经。

[食养功效] 苦杏仁止咳平喘、润肠通便，主治咳嗽气喘、肠燥便秘等。甜杏仁润肺祛痰、止咳平喘、润肠通便，日常食之可滋养润肺、润泽肌肤，适于肺燥体质、肠燥体质以及秋季养生、美容保健和无病强身者食用。

[饮食应用]

（1）杏仁豆腐。将苦杏仁150g放入适量水中，带水磨成杏仁浆；将锅洗净，放入冷水150g，加入洋菜9g，置火上烧至洋菜溶于水中，加入白糖60g，拌匀，再加杏仁浆拌透后，放入奶油60g拌匀，烧至微滚，出锅倒入盆中，冷却后，放入冰箱中冻成块，即为杏仁豆腐。用刀将其划成棱子块，放入盘中，撒上桂花，放上菠萝蜜、橘子，浇上冷甜汤或汽水，即可食用。此品适宜于夏季早、晚食用。具有利肺祛疾、止咳平喘的功效，适用于各种咳嗽、气喘的辅助治疗。

（2）杏仁羊肺汤。羊肺1具、苦杏仁30g、柿霜30g、绿豆粉30g、白蜂蜜60g，取苦杏仁去皮研末，与柿霜、绿豆粉一起装入碗内，放入蜂蜜调匀。加清水少许至以上4味混合成浓汁状。羊肺洗净放入以上药汁，置盆内加水约50%，隔水炖熟，凉温，吃肺喝汤。治久病体虚之肺痿咳嗽、吐痰黏白、精神疲乏、形体消瘦、心悸气喘、口唇干燥。

（3）杏仁烧羊肉。将羊前腿肉750g洗净，剔去筋膜，切成丁状；生姜、白皮洋葱150g洗净，切成末；大蒜去皮后，拍碎；桂皮洗净，切成棍状；藏红花2g放入碗中，加少许开水稍泡，做成红花汁；可可泥放入碗内，加入适量开水，泡至溶化。酸牛乳和红花汁（连同藏红花）一起倒入碗中，加入辣椒粉搅匀。取锅上火，放入植物油烧热，投入桂皮、丁香、肉豆蔻稍炒，加入葱头末，炒几分钟后，再加入大蒜、姜末，炒至葱头呈金黄色时，倒入羊肉丁，翻炒至羊肉丁呈金黄色时，将锅离火。在羊肉锅中加入酸牛乳混合液，用手勺调匀，起锅上火，加入甜杏仁泥100g、食盐，烧开后放入可可泥、干辣椒，盖好盖，烧至羊肉熟烂后，出锅倒入深盘内即成。此菜色艳、肉嫩、味香，具有补气血、暖肾阳之功效，适用于气血不足、虚弱赢瘦、肾虚阳痿及虚寒体质者食用。热性体质者不宜食用。

（4）双仁糊。甜杏仁、胡桃仁各15g。二者微炒，共捣碎研细，加蜜或白糖适量。分2次用开水冲调食。甜杏仁、胡桃仁能滋养肺肾、止咳平喘，蜂蜜润肺止咳。用于久患喘咳、肺肾两虚、干咳无痰、少气乏力等，也可用于阴血虚亏、肠燥便秘或老人大便秘结。

[食用方法] 茶食或煮食。

[注意事项] 用量不宜过大；婴儿慎用。苦杏仁和甜杏仁均有止咳、通便之功。苦杏仁味苦，有小毒，药力较强，宣降肺气而止咳平喘，是治疗咳喘的要药。甜杏仁味甜，滋润作用强，药力较缓，偏于润肺止咳、润肠通便，适用于肺虚咳嗽、肠燥便秘。

枇杷

枇杷，为蔷薇科枇杷属植物枇杷（*Eriobotrya japonica* Lindl.）的果实。

[性味归经] 味甘、酸，性凉。归肺、脾经。

[食养功效] 润肺，下气，止咳。主治肺燥咳嗽，吐逆，烦渴。

［饮食应用］

（1）缓解肺热咳嗽。鲜枇杷肉60g、冰糖30g，水煎服。

（2）治口干、呃逆不欲饮食。鲜枇杷100g，去皮，将果肉与核一同入水煎汤，顿服或分两次服食汤及果肉，连服1～3天。

（3）枇杷粥。枇杷6个、西米50g、白糖100g，煮粥食。用于肺热咳嗽、咯血、衄血、胃热呕逆。

（4）枇杷膏。枇杷、冰糖，制膏食。用于虚劳咳嗽、咯血。

［食用方法］生食、制膏或煮食。

［注意事项］不宜多食。

白果

白果，别名灵眼、佛指甲，为银杏科银杏属植物银杏（*Ginkgo biloba* L.）的种子。

［性味归经］味甘、苦、涩，性平，小毒。归肺、肾经。

［食养功效］敛肺定喘，止带缩尿。主治哮喘痰嗽，白带白浊，遗精尿频，无名肿毒，癣疮。

［饮食应用］

（1）银杏粥。银杏4个、粳米100g，调以白糖，煮粥食。用于肺病咳喘。

（2）银杏莲子鸡。银杏、莲肉、糯米各15g，共研细末，入乌鸡腹内，调味空腹炖食。用于赤白带下、下元虚惫。

（3）豆浆银杏。银杏10个，每日早晨豆浆送食。用于女子白带过多，久食效果颇佳。

（4）银杏蛋。银杏2个，去皮研末，鸡蛋打孔，放入银杏末，封口烧熟食。用于小儿腹泻。

（5）银杏红枣汤。银杏10g，炒熟研粉，红枣汤调食。用于头昏眩晕。

（6）银杏核桃膏。银杏、核桃，捣烂制膏食。用于噎食反胃、白浊、冷淋。

［食用方法］炒食、煨食或煮食。

［注意事项］有实邪者禁服。生食或炒食过量可致中毒，小儿误服中毒尤为常见。

罗汉果

罗汉果，为葫芦科罗汉果属植物罗汉果［*Siraitia grosvenori*（Swingle）C. Jeffrey ex A. M. Lu & Z. Y. Zhang］的果实。近年来在食品调味上应用较广泛，如炖鸡、鸭、猪肉或牛肉，放入少许罗汉果，菜汤会变得更加清醇溢香。不仅风味独特，且具有补益作用。

［性味归经］味甘，性凉。归肺、脾经。

［食养功效］清热，化痰，止咳，润肠。主治肺火燥咳，百日咳，咽痛失音、津伤口渴、肠燥便秘。

［饮食应用］

（1）罗汉果肉汤。罗汉果30～60g、猪瘦肉100g，罗汉果打破，猪肉切成片，加水适量，煮熟，稍加食盐调味服食。罗汉果清肺润燥、止咳，猪瘦肉补虚益血。用于久咳肺虚有热或肺痨咳嗽。

（2）罗汉果柿饼汤。罗汉果30g、柿饼15g，加水煎汤饮。有清热润肺、止咳利咽的作用。用于百日咳、咳嗽咽干、咽喉不利。

（3）罗汉果烧兔肉。将罗汉果洗净，打破；兔肉300g洗净，切成3cm见方的块；莴苣100g去皮，切成3cm见方的块；姜切片，葱切段；将炒锅置火上烧热，加入素油，烧至六成热时，下入姜、葱爆香，再下入兔肉、罗汉果、莴苣、料酒、酱油、白糖、食盐、味精、鲜汤300mL烧熟即成。此品润肺、止咳、美容。适用于肺热干咳、肌肤不润、面色无华等症。

（4）罗汉果猪蹄髈汤。白菜500g洗净切短段；菜干50g浸泡后，洗净，切短段；罗汉果半个洗净，稍浸泡；柿饼稍洗，切片状；南杏仁20g洗净，稍浸泡；猪蹄髈肉洗净，不用切。所有原料与生姜一起放入瓦煲内，加入清水3000mL，先用大火煮沸后，改用小火煲约2.5h，调入适量食盐和生油便可。此汤具有清肺热、祛痰火的功效，可作为解秋燥的食疗煲汤。猪蹄髈肉可捞起，拌入酱油佐餐用。

（5）罗汉果麦冬粥。罗汉果打碎、麦冬20g，水煎3次，取汁备用；粳米100g洗净，加清水适量煮粥，待粥煮至浓稠时，放入药汁稍煮片刻，用红糖调味食用，每日2次，早晚食。此粥适用于肺热咳喘、咽喉肿痛、咳痰、潮热、盗汗、自汗、口渴心烦等症。常食此粥对喉癌、肺癌有一定的辅助治疗作用。

［食用方法］煎汤、沸水冲泡等。

［注意事项］肺寒及外感咳嗽者忌用。

百里香

百里香，别名地椒、麝香草，为唇形科百里香属植物百里香［*Thymus mongolicus*（Ronniger）Ronniger］或展毛地椒的全草。

［性味归经］味辛，性温；有小毒。归肺、大肠经。

［食养功效］祛风止咳，行气，利湿，主治感冒头痛，咳嗽，百日咳，脘腹疼痛，消化不良，呕吐腹泻，牙痛，外伤周身痛，小便涩痛，湿疹脚气，疮痈肿痛，产后出血，预防中毒。

［饮食应用］在西方，百里香是一种家喻户晓的香草，人们常用它的茎叶进行烹调。

（1）与其他芳香料混合成填馅，塞于鸡、鸭、鸽腔内烘烤，香味醉人。

（2）烹调鱼及肉类放少许百里香能去腥增鲜，也用于香肠和火腿的加工调制。为法国菜必备的香料。

（3）做饭时放少许百里香粉末，饮酒时在酒里加几滴百里香汁液，能使饭味、酒味清香馥郁。

（4）用作汤的调味料，可使汤味更加鲜美。

（5）百里香的天然防腐作用还使其成为肉酱、香肠、焖肉和泡菜的绿色无害的香料添加剂，罗马人制作的奶酪和酒也都用它作调味料。

（6）其花的煎剂或流浸膏可作为支气管炎或其他呼吸道疾患的保护剂及神经炎或脊神经

根炎的止痛剂。

[食用方法] 在西餐中百里香和迷迭香都是经常使用的香料，在牛排、马铃薯等料理以及烤制品中经常使用。有种特别清甜带松木香的气味和风味，香味浓郁，甜中带有苦味。

[注意事项] 勿长期食用，敏感皮肤者、高血压患者、孕妇慎食。

紫苏子

紫苏子，别名苏子，为唇形科紫苏属植物紫苏（*Perilla frutescens* Britton.）和野紫苏的果实。

[性味归经] 味辛，性温。归肺、大肠经。

[食养功效] 降气，消痰，平喘，润肠，主治痰壅气逆，咳嗽气喘，肠燥便秘。

[饮食应用]

（1）紫苏子粥。紫苏子捣碎10g装入纱布袋内置锅中，加水150mL，煮沸30min，滤得药液。粳米100g淘洗干净后，置锅中，加水适量煮成粥；粥成后，加入药液，煮沸约5min即可。此粥疗方用于治疗咳嗽痰喘、气粗息高、大便不通、燥结难解等症。

（2）紫苏子酒。将紫苏子60g微炒，入布袋，置容器中，加入黄酒2500mL，密封浸泡7天，弃药袋即成。每次服10mL，日服两次。或开水对饮之。此酒止咳平喘、降气消痰。适用于痰涎壅盛、肺气上逆而致的慢性气管炎、急性支气管炎、胸闷气短等症。

（3）紫苏麻仁粥。先将紫苏10g、火麻仁15g捣烂，加水研，滤取汁，与粳米50～100g同煮成粥。此粥具有润肠通便之功效。适用于老人、产妇、体质虚弱者体虚肠燥、大便干结难解。

（4）苏子汤团。将紫苏子300g淘洗干净，沥干水，放入锅内炒熟，出锅凉凉研碎，放入猪油、白糖拌匀成馅。将糯米粉1000g用开水和匀，做成粉团包入馅即成生汤团，入沸水锅煮熟，出锅即成。此品能宽中开胃、理气利肺。适用于咳喘痰多、胸膈满闷、食欲不佳、消化不良、便秘等病症。

[食用方法] 捣碎煎煮。

[注意事项] 肺虚咳喘，脾虚便溏者皆不可用。

柿子

柿子，为柿科柿属植物柿（*Diospyros kaki* Thunb.）的果实。柿子晾干压扁而成的饼状食品称为柿饼，柿子制成柿饼时外表所生的白色粉霜称为柿霜。

[性味归经] 鲜柿：味甘、涩，性凉。柿饼：味甘，性微温。柿霜：味甘，性凉。归心、肺、大肠经。

[食养功效] 鲜柿：清热润肺、生津止渴、解毒，主治肺热咳嗽、吐血、热病口渴、口疮、热痢、便血。柿饼：润肺、止血、健脾、涩肠，主治咯血、吐血、便血、尿血、脾虚消化不良、泄泻、痢疾、咽干声音嘶哑、颜面黑斑。柿霜：润肺止咳、生津利咽、止血，主治肺燥干咳、咽喉干痛、口舌生疮、吐血、咯血、消渴。

[饮食应用]

（1）润肺化痰。适用于肺燥导致的咳嗽痰少、黏稠难咳及咯血等症。成熟柿子质地柔润，富含液汁，甘寒化阴生津而润肺化痰，使黏痰润化而易于咳出，凉血止血，故有润肺化痰止咳止血的作用。凡肺燥干咳及咯血等症均可选食之。用白柿子4个、粳米60g、白糖3g，煮粥服食。可用于治肺燥干咳、咯血。

（2）生津止渴。适用于胃阴不足引起的口干唇燥、烦渴喜饮等症。成熟柿子质柔汁多，味甘性凉，性味相合，甘寒化阴而生津止渴，胃阴不足、口干烦渴者皆可食服之，单用即可，若配伍梨、桃等，生津止渴力倍增。

（3）改善小儿秋痢。柿饼适量，做饼及糕，与小儿食；或以150g粳米煮粥，熟时入干柿末，食之。乳母也同时食之。

［食用方法］完全成熟柿子宜生食；未成熟柿子需温水浸去涩味生食，或加工成柿饼食之。

［注意事项］凡脾胃虚寒、痰湿内盛、外感咳嗽、脾虚泄泻、疟疾等症，禁食鲜柿。

猪肺

猪肺，为猪科猪属动物健康猪的肺。

［性味归经］味甘，性微寒。归肺经。

［食养功效］补肺，止咳，止血。主治肺虚咳嗽，咯血。

［饮食应用］

（1）香油炒肺片。猪肺1个切片，香油炒熟，同粥食。用于肺虚咳嗽。

（2）猪肺薏仁米。薏仁米研末，猪肺煮熟，猪肺蘸薏仁米末进食。用于嗽血肺损。

（3）猪肺萝卜杏仁汤。猪肺、萝卜、杏仁，调味炖食。用于肺虚久咳。

（4）猪肺粥。猪肺1个，反复灌洗极净后煮熟，去尽筋膜，再煮糜化食，或和米做粥食，或同薏仁米做羹食。用于肺痿咳血、糖尿病。

（5）猪肺绿豆银杏汤。猪肺、绿豆、银杏调味炖食。用于肺脓疡。

［食用方法］宜煮食。

［注意事项］不与白花菜合食，令人气滞，发霍乱。

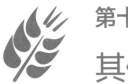

第十四章

其他类食物

本章包括安神类、平肝息风类、驱虫类、润下类等食物。

第一节　安神类食物

安神类食物是指以安定神志、镇静心神、补脑益智、消除或改善心神失养证候为主要作用的一类食物。

安神类食物多为植物种子、种仁，具甘润滋养之性，故有滋养心肝、养血滋阴等作用。适用于虚证、失眠多梦、心悸、怔忡、自汗等。

酸枣仁

酸枣仁，别名枣仁，为鼠李科枣属植物酸枣［*Ziziphus jujuba*（Linn.）Gaertn. var. *spinosa*（Bunge）Hu ex H. F. Chow.］的种子。

［性味归经］味甘，性平。归心、肝经。

［食养功效］宁心安神，养肝，敛汗。主治虚烦不眠，惊悸怔忡，体虚自汗、盗汗。

［饮食应用］

（1）酸枣仁粥。酸枣仁10g、生地黄15g、粳米100g。酸枣仁、生地黄水煎取汁，入粳米煮粥食。酸枣仁滋养安神，生地黄养阴清心。用于心阴不足、心烦发热、心悸失眠。

（2）枣仁人参粉。酸枣仁20g、人参12g、茯苓30g，共研为细末。每次5~6g，温水送服。也可入粥中煮食。酸枣仁敛汗，人参补益肺气，茯苓安神。用于体虚自汗、盗汗。因三者又能养心安神，故也可用于虚烦不眠。

（3）酸枣仁煎饼。酸枣仁15g、人参、茯苓各5g，研磨成粉末，和入糯米粉、面粉各200g中，用水调和拌匀，煎成10个饼食用。益气养血，安神定志。对神经衰弱、心脾两虚、健忘、失眠、疲乏无力等有效。

［食用方法］煮食或研末调食。

［注意事项］有实邪及滑泻者慎食。

小麦

小麦,为禾本科小麦属植物小麦(*Triticum aestivum* L.)的种子。药效较好的小麦主产于淮河沿岸,称淮小麦。

[性味归经]味甘,性微寒。归心、脾、肾经。

[食养功效]养心,除热,止渴,益肾。主治脏躁,烦热,虚汗,消渴,泄利,痈肿,外伤出血,烫伤。

[饮食应用]

(1)健脾益气。适用于脾气虚弱、食少纳呆、倦怠乏力、便溏泄泻。小麦味甘,功能补脾益气。凡脾胃气虚证皆可食用。例如《饮膳正要》用小麦面炒至焦黄,每日空心温水调服。可治胃肠不固之便溏泄泻。

(2)养心安神。适用于心脾两虚,心烦不眠、怔忡躁动及汗出等。小麦味甘补脾,脾为后天之本,气血生化之源,气血充足,心神得养,心烦自除。例如《金匮要略》中甘麦大枣汤:取小麦15g、甘草9g、大枣6枚,水煎服之。主治心气不足、心悸不安、烦热汗出不眠。

(3)止渴除烦。适用于心烦消渴、脏燥等症。小麦味甘益气,生津止渴而除烦。小麦粥,单用小麦120g,煮粥食即可。用于治心烦口渴、躁动不安。

(4)益气止汗。适用于气阴不足所致的自汗或盗汗证。小麦糯米粥,用小麦60g、大枣15枚、糯米30g,煮粥食之。常用于治病后脾虚、自汗或盗汗等症。

[食用方法]小麦宜加工制成各种食品应用。

[注意事项]为增强小麦的营养,不宜去麸食用。脾胃湿热者慎服。

第二节 平肝息风类食物

平肝息风类食物是指以平息肝风、潜阳镇静、消除或改善肝阳上亢或肝风内动证候为主要作用的一类食物。

风是春季的主气,自然界因风的影响而导致的疾病,多见于春天,但一年四季均可发病。且寒、湿、燥、热诸邪,多依附于风而侵犯人体,如风寒、风湿、风温、风热之类。所以,风邪实为外感疾病的先导。《黄帝内经·素问·骨空论篇》:"风者百病之始也。"就是这个意思。

因阴虚肝旺或有阳亢见证,而致肝阳升动无制;或肝郁化火,火盛生风。其主要症状是头目眩晕、肢体震颤,称为肝阳化风。

平肝息风类食物多入肝经,具有平肝潜阳或平抑肝阳,以及清肝热、安心神等作用。肝阳上亢证者,如头晕目眩、头痛、耳鸣、面红、头痛、头昏、烦躁易怒等,应多食此类食物。

旱芹

旱芹，别名香芹、药芹，为伞形科芹属植物旱芹（*Apium graveolens* L.）的带根全草。

[性味归经] 味甘、辛、微苦，性凉。归肝、胃、肺经。

[食养功效] 平肝，清热，祛风，利水，止血，解毒。主治肝阳眩晕，风热头痛，咳嗽，黄疸，小便淋痛，尿血，崩漏，带下，疮疡肿毒。

[饮食应用]

（1）治高血压、动脉硬化。鲜旱芹适量捣汁，每服50～100mL；或配鲜车前草60～120g，红枣10枚，煎汤代茶；生芹菜绞汁，加入等量蜂蜜或糖浆，日服3次，每次40mL；芹菜浆水加糖少许，每日当茶饮；芹菜根60g，水煎服；芹菜500g，苦瓜90g，水煎服。

（2）降胆固醇。芹菜根10个、大枣（红枣）10枚，洗净后捣碎，将渣及汁全部放入锅中，加水200mL，煎熬后去渣，为1日量。每次100mL，每日服两次，连服15～20天，以鲜芹菜根效果为好。

（3）治肺痈。芹菜根、鱼腥草各鲜用30g，瘦猪肉酌量，炖服。

（4）治眩晕头痛。用鲜芹菜250g，苹果1～2个，将鲜芹菜放入沸水中烫2min，切碎与青苹果榨汁，每次1杯，每日两次。或芹菜根炖马蹄，常用有降压、安神、镇静功效。

[食用方法] 煮食、炒食。

[注意事项] 慢性腹泻者不宜多食。

猪血

猪血，别名猪红，为猪科猪属动物猪的血液。《千金方》云："主卒下血不止，中风绝伤，头中风眩，及诸淋露。"

[性味归经] 味咸，性平。归心、肝经。

[食养功效] 补血，止血，养心。主治眩晕，宫颈糜烂，崩漏。适宜贫血患者、老人、妇女及从事粉尘、纺织、环卫、采掘等工作的人食用；适宜血虚头风眩晕者食用；适宜肠道寄生虫病人腹胀嘈杂者食用。

[饮食应用]

（1）治心病邪热。猪心血1个、靛花末1匙、朱砂末30g，同研，丸梧子大。每酒服20丸。

（2）预防矽肺。猪血、黄豆芽各250g，煮汤食。

[食用方法] 煮食或干燥为末。

[注意事项] 高胆固醇血症、肝病、高血压、冠心病患者应少食；凡有病期间忌食；患有上消化道出血者忌食。

蝎子

蝎子，为钳蝎科钳蝎属动物东亚钳蝎（*Buthus martensii* Karsch）的全体。如单用尾，名为蝎尾。蝎子属于国家重点保护动物，现在药用和食用的蝎子均是养殖的。全蝎的药用价值很高，用全蝎配成的中药处方达100多种。全蝎是人参再造丸、大活络丹、七珍丹、保安万灵丹、牵正散等30多种中成药的重要原料，是我国中医临床常用的动物药材。除药用外，全蝎还可以制成滋补食品，中华金蝎酒、蝎精口服液、中华金蝎补肾胶囊、蝎子罐头、速冻全蝎、蝎粉保健品相继问世。油炸全蝎出现在许多宴席上。

［性味归经］味咸、辛，性平，有毒。归肝经。

［食养功效］息风止痉，通络止毒，攻毒散结。主治小儿惊风抽搐，癫痫，中风半身不遂，破伤风，风湿顽痹，偏正头痛，口眼㖞斜，瘰疬痰核，风疹肿毒。

［饮食应用］

（1）治急慢惊风及大人小儿诸痫、发搐天吊。全蝎50g、地龙25g，研为细末，酒煮面糊和丸如豌豆大，朱砂为衣。荆芥汤下五六丸，随儿大小加减。

（2）治偏头痛不可忍。干蝎（去土，炒）、藿香叶、麻黄（去根，节）、细辛（去苗，叶）等份，捣罗为细散。每服5g，用薄荷酒下。

（3）治癫痫。全蝎1只焙为末，新鲜韭菜250g，混合揉汁，放入红糖50g，拌匀蒸熟，空腹顿食。

［食用方法］烹食或干燥为末。

［注意事项］血虚生风者及孕妇忌服。

第三节　驱虫类食物

驱虫类食物是指以驱除或杀死肠道寄生虫，防治肠道寄生虫病为主要作用的一类食物。驱虫类食物主要用于防治蛔虫、钩虫、绦虫等肠道寄生虫病。驱虫类食物在空腹使用时，能直接作用于虫体，驱虫效果较好。

香榧

香榧，别名榧子、榧实，为红豆杉科榧属植物榧（*Torreya grandis* Fortune ex Gord.）的种子。我国长江以南的浙江、安徽、福建、江苏、贵州、湖南、江西等省有产，其中以浙江的诸暨枫桥香榧、安徽的太平香榧和江西的玉山香榧（果）等最负盛名。

［性味归经］味甘、涩，性平。入大肠、胃、肺经。

［食养功效］杀虫消积，润燥止咳。主治肠道寄生虫病，小儿疳积，肺燥咳嗽，肠燥便秘，痔疮。

［饮食应用］

（1）治十二指肠钩虫、蛔虫、蛲虫等。榧子（切碎）30g、使君子仁（切细）30g、大蒜瓣（切细）30g，水煎去渣，每日3次，食前空腹时服。

（2）治寸白虫。榧子日食7颗，满7天。又榧子、槟榔、芜荑各等份，上为散，温酒服10g。

（3）治痔疮、疝气、小便频数、小儿疳积、夜盲。每日嚼食香榧7粒，有养身治病之功。

［食用方法］可炒食或煮食。

［注意事项］脾虚泄泻及肠滑大便不实者慎服。

大蒜

大蒜，别名胡蒜，为石蒜科葱属植物大蒜（*Allium sativum* L.）的鳞茎。

［性味归经］味辛，性温。归脾、胃、肺、大肠经。

［食养功效］温中行滞，解毒，杀虫。主治脘腹冷痛，痢疾，泄泻，肺痨，百日咳，感冒，痈疖肿毒，肠痈，癣疮，蛇虫咬伤，钩虫病，蛲虫病，带下阴痒，疟疾，喉痹，水肿。

［饮食应用］

（1）治心腹冷痛、虚寒泻痢。陈年醋浸大蒜，食数瓣（《随息居饮食谱》）。

（2）治小儿百日咳。大蒜15g、红糖6g、生姜少许，水煎服，每日数次，用量视年龄大小酌用。

（3）治肠毒下血。用独头蒜煨捣，和黄连末为丸，日日米汤服之。

（4）治钩虫病。生大蒜适量，切细粒，空腹吞服。

［食用方法］生食、绞汁服、煎服或拌入食物。

［注意事项］阴虚火旺，肝热目疾，口齿，喉舌诸患及时行病后均禁服生品，慎服熟品。

南瓜子

南瓜子，为葫芦科南瓜属植物南瓜（*Cucurbita moschata* Duchesne ex Poir.）的种子。

［性味归经］味甘，性平。归大肠经。

［食养功效］杀虫，下乳，利水消肿。主治绦虫、蛔虫、血吸虫、钩虫、蛲虫病，产后缺乳，产后手足浮肿，百日咳，痔疮。

［饮食应用］

（1）治绦虫病。南瓜子、石榴根皮各30g，水煎，分3次服，连服2天。

（2）治小儿蛔虫。南瓜子30g、韭菜叶30g、水竹沥60g，开水冲服。

（3）治钩虫病。南瓜子榨油，每次1茶匙，内服后4天服泻下剂。

（4）治产后缺奶。南瓜子60g。研末，加红糖适量，开水冲服。

［食用方法］生食、煮食、研末调食。

［注意事项］一次不可多食。

第四节　润下类食物

润下类食物，是指能润滑大肠、促进排便的食物。这类食物多为植物种子和种仁，富含油脂，味甘质润，主入脾、大肠经，具有润滑大肠、使大便软滑容易排出的功能。适用于年老体虚、病后津血少所致的肠燥便秘证。

润下类食物孕妇慎用。

蜂蜜

蜂蜜，为蜜蜂科蜜蜂属动物中华蜜蜂（*Apis cerana* Fabr.）或意大利蜜蜂所酿的蜜糖。

［性味归经］味甘，性平。归肺、脾、胃、大肠经。

［食养功效］补中，止咳，润燥，解毒。主治脘腹虚痛，肺燥咳嗽，肠燥便秘，疮疡，风疹，烫伤，手足皲裂。

［饮食应用］

（1）治肺虚久咳干咳喉干，或肺痨咳嗽。百部30g，煎汤取汁，浓缩，加蜂蜜60g，小火煎沸成膏，待冷备用。每次1匙，沸水化服。

（2）治胃及十二指肠溃疡。蜂蜜50g、生甘草10g、陈皮5g。先煎甘草、陈皮取汁，冲入蜂蜜，每日3次分服。

（3）治大便秘结。白蜜1大匙、鸡子清1个、芒硝15g，搅和用凉开水服下。

［食用方法］入汤剂宜冲服，或入丸、膏剂。

［注意事项］痰湿内蕴、中满痞胀及大便不实者禁食。不宜用蜂蜜喂养一岁以下婴儿。

火麻仁

火麻仁，为大麻科大麻属植物大麻（*Cannabis sativa* L.）的种仁。

［性味归经］味甘，性平。归脾、胃、大肠经。

［食养功效］润燥滑肠，利水，活血，主治肠燥便秘，消渴，热淋，风痹，脚气，痢疾，月经不调，疥疮，丹毒。

［饮食应用］

（1）火麻仁酒。火麻仁150g，研为细末，用米酒500g浸泡，酌量服。火麻仁补脾以利湿，米酒可以增强其滋养作用和药力。可用于脚气病的辅助治疗。

（2）麻仁苏子粥。火麻仁15g、紫苏子10g、粳米适量，前二者加水研磨，取汁分两次煮粥食。火麻仁与紫苏子均能润肠通便，故配用以增强疗效。用于妇女产后头昏、多汗、大便秘结；或老人、虚弱人之血虚津亏、肠燥便秘。

（3）火麻仁凉茶。将火麻仁和芝麻用慢火炒到金黄色后，然后将它们放到搅拌机中，加水打成乳滑后，用纱布隔渣，再将火麻仁汁加糖调味后，煮滚即可饮用。火麻仁凉茶不可服用过量，以免中毒。

［食用方法］煎汤、煮粥或做丸、散。

［注意事项］便溏、阳痿、遗精、带下者慎服。大量食用火麻仁会导致中毒。如食炒火麻仁60～120g，大多在食后1～2h内发病，中毒症状为恶心呕吐、腹泻、四肢发麻、精神错乱、瞳孔散大等。

郁李仁

郁李仁，为蔷薇科李属植物欧李［C. humilis（Bge.）Sok.］或郁李［Cerasus japonica（Thunb.）T. N. Liou］的种仁。

［性味归经］味辛、苦、甘，性平。归脾、大肠、小肠经。

［食养功效］润肠通便，下气利水。用于肠燥便秘，水肿腹满，脚气，小便不利。

［饮食应用］

（1）郁李仁蜂蜜粥。将郁李仁15g浸泡后洗净，去皮，上炒锅微炒，然后置于砂锅中，加入适量清水煎煮30min，去渣留汁。在煎好的郁李仁药汁中加入淘洗干净的粳米100g煮至成粥，调入蜂蜜20g略煮片刻后即可。空腹温热食之，每日1剂，连用3天。此粥具有健脾和胃、润肠通便之功效，适于肠燥便秘患者食用。

（2）郁李仁粥。将郁李仁6～22g捣烂如泥，水研绞取药汁，或捣烂后水煎煮，去渣，取汁，以药汁入粳米30～60g煮粥，粥成可加入适量冰糖调味。晨起作早餐食用。此粥适用于大便干燥难解、小便不利、水肿胀满、肢体水肿等。

（3）藕汁郁李仁蛋。将郁李仁8g与藕汁调匀，装入鸡蛋中，湿纸封口，蒸熟即可。每日两次，每次1剂。此品活血止血、凉血，适用于大便有出血者。

（4）郁李仁糯米粥。用水研火麻仁，滤取汁液，加入糯米煮粥至将熟。将槟榔捣碎，用热水烫郁李仁，去皮，研磨成膏，与槟榔研匀，加入米粥，煮片刻即可。此粥理气、润肠、通便，适用于胸膈满闷、大便秘结。脾虚便溏、无便秘者不可服用。

［食用方法］煎汤、煮粥。

［注意事项］本品有缓泻通便作用，孕妇慎食。不可过量食用。

第十五章

常用食疗中药材

中国饮食保健学采用食物保健强身、预防疾病，而其理论基础是中国传统中医理论。在我国的数千种中药材中，许多本身就是食物。还有一些平时我们不当作食物，但经常用于保健的中药材，副作用较小，我们在食疗中也经常使用。本章从卫生主管部门公布的《可用于保健食品的物品名单》中选取一些常用食疗中药材予以介绍。

人参

人参，别名人衔、地精、棒槌，为五加科人参属植物人参（*Panax ginseng* C. A. Mey.）的根。人参古人曾称为"神草"，因为它功能神奇，能"起死回生"。人参可分为野山参、移山参和园参。野生人参名野山参；人工栽培者称园参；将幼小的野山参移植于田间，或将幼小的园参移植于山野而长成者称移山参。野生人参以支大、浆足、纹细、芦（根茎）长、碗密，有圆芦及珍珠点者为佳。这种人参功效卓越，但生长时期长，价格也昂贵。现市售多为园参，鲜有野山参。人参主产于我国吉林、辽宁、黑龙江等地和朝鲜半岛等地，而以吉林抚松县产量最大，质量最好，因而称为吉林参。产于朝鲜者称朝鲜参或高丽参，产于日本者称东洋参。根据加工方法的不同又有红参、白参、糖参、生晒参等的区别。加工时，挑选出质量最好的人参加工成红参，其余加工成白参。红参是人参修剪洗刷后烘干或晒干而成。除红参以外的各种加工，如生晒参、白糖参、白干参等，一般统称为白参。质量较次的人参以针扎孔，用糖水浸后晒干，称糖参；人参经晒干或烘干，称生晒参。人参的根须和叶均有药用价值，人参根须药理作用与人参近似，作补品食用。人参叶：味苦、甘，性寒，归肺、胃经；补气、益肺、祛暑、生津，用于气虚咳嗽、暑热烦躁、津伤口渴、头目不清、四肢倦乏。

［药物分类］补气药。

［性味归经］味甘、微苦，微温。归脾、肺、心、肾经。

［食养功效］大补元气，固脱，生津，安神。主治气虚欲脱，劳伤虚损，倦怠，纳呆，呕吐，大便滑泄，气短，自汗，久咳虚喘，消渴，失眠，惊悸，健忘，阳痿，尿频，崩漏等一切气虚津伤之证。

［食疗药膳］

（1）归参山药猪腰。将猪肾一剖两片，剔去筋膜臊腺，冲洗干净，待用；当归、人参、山药各10g装入纱布袋内，扎紧袋口，将药袋与猪肾一同放入盆内，再将盆放入锅内用武火隔水炖，直至猪肾煮透，再取出药袋，捞出猪肾，冷却后切成薄片装盘，最后将酱油、醋、姜丝、蒜末、香油等与肾片调拌均匀即可服食。益气养血、补肾壮腰。主治老年人血损肾亏所致的心悸、气短、腰膝酸软、失眠、自汗等症。

（2）归参鳝鱼。将鳝鱼500g宰杀后去头、骨、内脏，洗净后切成丝备用；将当归、人参各15g装入纱布袋内，扎紧袋口。把鳝鱼和药袋一同放入锅内，加清水适量用武火烧沸后，撇去浮沫，加黄酒，转用文火煮熬1h，捞出药袋，加盐、味精即可服食。补益气血，主治气血不足、久病体弱、倦怠乏力、面黄肌瘦等症。

（3）归参炖母鸡。将母鸡宰杀后，去其毛和内脏，洗净后将当归、人参各15g放入鸡腹，放入砂锅内，加入葱、生姜、料酒、食盐、清水适量，用武火烧沸后改用文火煨炖，直至鸡肉熟烂即可服食。益气补血调经。主治各种贫血、月经不调、慢性肝炎或其他肝病、肠燥便秘等。

（4）参麦团鱼。将活团鱼斩去头颅，沥净血水，放入钵内，加沸水烫3min后取出，用刀刮去背部和裙边上的黑膜，再剥去四肢上的白衣，斩去爪和尾，然后用刀剖开腹壳，取出内脏，冲洗干净待用。锅内放入清水、团鱼，烧沸后再用文火烧约30min捞出，放入温水中，撕去黄油，剔去背壳和腹甲以及四肢的粗骨。然后洗净切成块，摆入碗内。火腿肉100g切成小片，生猪板油25g切成丁；浮小麦200g、茯苓10g放入纱布袋内，扎紧袋口；将人参5g研成粉末备用。将火腿肉、板油丁、葱节20g、姜片10g、盐4g、黄酒10g和药袋放入盛团鱼的碗内，最后撒上人参粉末，并加适量鸡汤，用湿棉纸封住碗口，上笼蒸2～3h，至团鱼熟烂。团鱼出笼后拣去葱、姜，撇去原汤，把团鱼扣入另一碗内；原汤倒入锅内，加盐3g、黄酒8g及味精5g，烧沸后撇去浮沫，再将打散的鸡蛋倒入汤内，边倒边搅匀，略煮后，浇在团鱼上面即可服食。滋阴补血、益气健脾。主治骨蒸劳热、盗汗、体虚等症。

（5）参杞羊头。将人参18g、薯蓣24g分别洗净后，用温开水焖软再切成片；枸杞10g拣净杂质待用；羊头用火燎去绒毛后，放入温水内刮净毛桩杂质砍成两半，取出羊脑，冲洗干净后，放入锅内加入麦草60g、鸡蛋壳3个、艾叶30g，水煮沸至熟时，取出后洗净，再放入锅内，加清水、陈皮10g、火腿肉30g、荠菜60g，用武火烧沸，撇去浮沫后改用小火炖至熟烂。将羊头取出拆去骨后切成块。将荠菜、火腿肉切成片放入搪瓷盆内，羊头肉块放在5个慈姑上，人参、薯蓣、枸杞洗净后放在上面，加原汤、上汤加盖上笼蒸约1h后取出，再加盐、味精调匀即可服食。补脾益肾。主治虚劳羸瘦、眩晕耳鸣、脾虚泄泻等症。

（6）神仙鸭。将鸭子宰杀后，煺净毛，除去内脏，剁其爪，用清水冲洗干净，沥干水待用；大枣49枚洗净去核；白果49枚去壳去心；莲子49枚用水发胀后擦去表皮，去其心；人参3g切片烘脆再打成细末待用。将料酒10g和酱油10g和匀后擦在鸭子的表皮和腹内，再将大枣、白果、莲子装在碗内，撒上人参粉和匀，放入鸭腹，再把鸭子放在盆子里，上笼用武火蒸2.5～3h鸭熟即可食用。健脾补虚。主治脾虚食少、乏力、腹泻、血虚眩晕、心悸、面色无华等症。

（7）参杞海参。将人参10g切片，枸杞子30g去除杂质，洗净后同煎取浓汁，以白纱布绞汁去渣，备用。将水发刺海参250g去肠筋，冲洗干净，顺刀切条。锅中加油烧热，放入葱花、姜末、酱油、料酒，下海参炒片刻，再倒入药汁，以文火煨至汤汁浓稠时，加精盐、味精、胡椒粉各少许调好味即可食用。补中益气、益肾助阳。主治肾虚腰酸、阳痿、遗精、尿频、头目昏花等症。

（8）参蒸鳝段。将大鳝鱼1000g剖后除去内脏，用清水冲洗干净，再用开水稍烫一下即可捞出，刮去黏液，剁去头尾，再把鳝鱼剁成小块；把熟火腿肉150g切成大片。在锅内放入适量的清水和葱、姜、黄酒，等水烧沸后，把鳝鱼段放入锅内烫一下后捞出，整齐地排列在小盆子上，上面放火腿片、人参10g、当归5g、葱、姜、黄酒、胡椒粉、盐、清鸡汤，盖好盖把棉纸浸湿，封严盖口，上笼蒸约1h后取出，启封后弃去葱、姜，加味精即成。补虚损、除风湿。主治腰膝酸软、筋骨疼痛、风湿性关节炎等症。

［用法用量］泡、炖、蒸、焖、煨、煮、熬。1～20g。

［使用注意］实证、热证、湿热内盛证及正气不虚者禁服。不宜与茶同服。

西洋参

西洋参，别名西洋人参、洋参、花旗参，为五加科人参属植物西洋参（*Panax quinquefolium* L.）的根。西洋参是生长于北美原始森林之中的古老植物，具有活化石之称。早期的北美印第安人视其为药食同源的植物，并将其作为发汗退热的药物而广泛应用。

［药物分类］补阴药。

［性味归经］味甘、微苦，性寒。归心、肺、胃、肾经。

［食养功效］补气养阴，清火生津。主治阴虚火旺，咳喘痰血，虚热烦倦，内热口渴，口燥咽干。

［食疗药膳］

（1）香糟参归鸭。将嫩母鸭1只杀后放尽血，用80℃热水煺毛，剖腹取出内脏清洗干净。锅置旺火上，加清水淹过鸭身，加入料酒25g、姜块25g、葱结25g、精盐7g，用圆瓷盘压住鸭身，加锅盖后，移至小火上焖至七成烂，取出待凉。西洋参5g研成粉末，当归15g洗净切成片煎汁，再取汁与西洋参末煎几分钟。将鸭头、颈斩下，砍开鸭头，剖开鸭身，斩成4大块，皮朝下放入大碗中，加盐、味精、花椒、葱结、姜块、药汁、原汤汁淹没鸭块，用圆盘压住鸭块，用清洁纱布封住碗口。用香糟150g与原汤汁200g调和均匀，倒在纱布上，使糟卤慢慢地滴入碗中，将碗置冷藏箱内，约6h后取出。将鸭头、颈斩成小块垫底。鸭身斩成条块形，放在上面即成。单食、佐餐均可。补气养血。适于气血虚弱所致面色萎黄、精神衰弱等虚证，也可用于妇女气血两亏、月经不调。

（2）参芪烧活鱼。将活鲤鱼1条（750g左右）洗净，在鱼身上切成十字花刀，将炒锅置于武火上，放入花生油，烧至六成热，下入鲤鱼炸成金黄色，捞出滤去油。炒锅放入猪油、白糖，炒成枣红色时，放入炸好的鲤鱼，西洋参、黄芪各10g同时下锅，加入适量水，烧开后，移文火上，烧至汤浓、鱼肉熟透，将鱼捞入盘子中，再放入调料及香菇、笋片各15g，烧开后，勾芡即可。益气健脾、利水消肿。适用于气虚所致的气短心悸、水肿胀满等。

（3）洋参薏米鸭肉羹。先将鸭肉200g洗净，放入沸水中余去血水，切成块；鸡胸脯肉

100g洗净，切成块；冬瓜300g去皮洗净切成块；姜15g洗净后拍松；葱10g洗净后切段；薏苡仁40g洗净，备用。然后在锅内加入色拉油50mL，烧至六成热时，放入姜、葱煸出香味，倒入鸡汤1000mL、料酒30mL，放入薏苡仁、西洋参5g、鸭肉、鸡肉、精盐、胡椒粉，煮至肉七成熟时，再放入冬瓜块，煮熟即可。益阴清热、健脾消肿。体胖者常食可减肥，体虚者可起到补养的作用。

（4）荷花洋参鸭。先将鸭1只（约1000g）去毛，洗净，切开背，切除嘴及内脏，敲断四柱骨，放入开水中汆一下，取出去净绒毛，洗净。鲜荷花1朵洗净，拆下花瓣，放开水锅中汆一下捞起。将熟火腿20g切成丁，瘦猪肉500g切成小块。然后取一个大碗，先放火腿、猪肉，再加入鸭子、葱节15g、姜片5片、精盐3g、料酒15mL、水500mL。用湿纸封口，入蒸笼内蒸2h至鸭肉熟烂，去掉姜、葱、火腿、猪肉，撇去汤面上油泡沫，加入西洋参4g、荷花、清汤200mL蒸约20min即成。滋阴健脾、养血生肌、润肌肤、美容颜、益气生津开胃。

（5）洋参益气鸡。老肥鸡1只（约2500g）去毛及肠杂，洗净备用。将西洋参10g切片、花椒6g研末，与小茴香15g、甜酒30mL拌和，酱油可根据自己的口味和鸡的大小增减用量，但不宜太咸。最后将拌好的料填入鸡肚内，放瓦钵中。隔水蒸至熟烂；或放水在砂锅中煮烂即可。空腹适量服食，以少吃多餐为宜。补气健脾、温中暖胃。适于气虚脾胃不和所致的气短无力、肌肉不丰、食欲不振、胃腹胀痛等症；或病后体弱、精力未复者的食疗补养膳。

［用法用量］浸泡、炖、蒸、煮。3～6g。

［使用注意］中阳虚衰，寒湿中阻及湿热郁火者慎服。忌铁器及火炒。西洋参和人参在药性方面有寒温之别，虽然均有补气作用，但西洋参的药力不及人参，如低血压或休克治疗，仍以人参为佳。而高血压、眩晕、咽痛口干者，则用西洋参为宜。故两者各有千秋，用于治疗或进补时，应针对病情辨证施治，不可滥用。西洋参最适宜于气阴两虚有热的病人，其独特之处在于不热不燥，凡不适合人参治疗和热补的人，均可用西洋参。而对畏寒、肢冷、腹泻、胃有寒湿、脾阳虚弱、舌苔腻浊等阳虚体质者，则属禁忌之列。

丹参

丹参，别名红根、紫丹参、血参根，为唇形科鼠尾草属植物丹参（*Salvia miltiorrhiza* C. Y. Wu & H. W. Li）的根。其药用的根部呈紫红色，故名。

［药物分类］活血药。

［性味归经］味苦，性微寒。归心、心包、肝经。

［食养功效］活血祛瘀，调经止痛，凉血消痈，除烦安神。主治妇女月经不调，痛经，经闭，产后瘀滞腹痛，心腹疼痛，癥瘕积聚，热痹肿痛，跌打损伤，热入营血，烦躁不安，心烦失眠，痈疮肿毒。

［食疗药膳］

（1）丹参茶。将丹参15g、砂仁3g、檀香屑1.5g三味药混合，制成每袋20g的药袋，用热水泡10～20min后，可代茶饮。行气活血、化瘀止痛，主治冠心病、气滞血瘀、胸闷心痛、面唇紫暗等。

（2）丹参当归煲牛腱。丹参、当归各20g，甘草3g，洗净后和切成小块的牛腱肉250g一起放入锅中，加适量清水，以大火烧沸后，再转小火煮4h，调味食用。活血化瘀，主治闭经、瘀血阻滞、面色紫暗、头晕目眩等。

（3）丹红酒。丹参60g，红花、月季花各15g，以白酒500g浸渍，每次饮1～2小杯。活血化瘀、调经。用于血瘀经闭、月经不调、痛经，也用于冠心病心绞痛。

（4）参田鸡汤。将田鸡250g去皮及肠杂洗净，加水与丹参15g同炖，熟后调味，吃田鸡肉喝汤。治气滞血瘀型慢性肝炎、早期肝硬化。

［用法用量］浸泡、蒸、煮、炖、熬。5～15g。

［使用注意］反藜芦，不能与藜芦同用。妇女月经过多及无瘀血者禁服；孕妇慎服。

党参

党参，为桔梗科党参属植物党参［*Codonopsis pilosula*（Franch.）Nannf.］、素花党参（*Codonopsis pilosula* Nannf.）、川党参（*Codonopsis tangshen* Oliver）、管花党参、球花党参、灰毛党参的根。古代以山西上党地区出产的党参为上品。

［药物分类］补气药。

［性味归经］味甘，性平。归脾、肺经。

［食养功效］健脾补肺，益气生津。主治脾胃虚弱，食少便溏，四肢乏力，肺虚喘咳，气短自汗，气血两亏诸证。也可用于年老体弱、久病体虚及自汗、脱肛、子宫脱垂等。

［食疗药膳］

（1）参苓粥。先将党参、茯苓、生姜各10g煎水取汁，后下粳米100g煮成粥，可加盐调味食。本方以党参、茯苓补脾益胃，生姜温中健胃、止呕，粳米益脾养胃。用于脾胃虚弱、少食欲呕、消瘦乏力。

（2）参枣米饭。先将党参10g、大枣10枚洗净，煎水取汁，另将糯米150g隔水蒸熟后反扣于碗中，上浇参、枣及其汁液，放入适量白糖。每日可食两次。本方以党参补脾益气，大枣、糯米与党参协同奏效。用于脾虚气弱。

（3）党参田鸡。田鸡2只宰洗干净，去皮，斩件，装入小炖盅中，投入党参3g，加入沸水约1碗，炖1h左右。食用前除去药渣，调入味精和盐。汤色洁白、肉质鲜嫩。药用价值：党参味甘性平，可健脾补肺、益气补血、生津止渴，与味甘、性平的田鸡合炖，可治慢性肾炎、身体瘦弱、食欲不佳、血虚面黄、中气不足、体倦乏力等病症，但孕妇忌服，空腹忌食用。

（4）党参杞子猪肝粥。党参20g、枸杞子30g、猪肝50g、粳米60g同煮粥食，每日1～2次。主要治疗老年性白内障肝肾两亏型：视物模糊、头晕耳鸣、腰腿酸软、舌质嫩红、苔少、脉细数。

（5）党参北杏煲猪肺。猪肺200g、党参20g、北杏仁10g煲汤，调味饮汤食猪肺。主要治疗慢性支气管炎肺脾气虚型：咳嗽痰白而稀或泡沫，自汗、气短、纳减、便溏、神疲乏力、声低懒言，每遇风寒咳痰或喘息发作加重，舌质淡，苔白，脉虚。特色：健脾胃、补气益血、提高人体免疫力。

［用法用量］浸泡、炖、蒸、煮、焖、熬。10～15g。

［使用注意］本品对虚寒证最为适用，热证、实证者禁服；正虚邪实证，不宜单独应用。不能与藜芦同用。

三七

三七，为五加科人参属植物三七［*Panax notoginseng*（Burkill）F. H. Chen ex C. H. Chow］的根。明代著名的药学家李时珍称其为"金不换"。扬名中外的中成药"云南白药"和"片仔癀"，即以三七为主要原料制成。

［药物分类］化瘀止血药。

［性味归经］味甘、微苦，性温。归肝、胃、心、大肠经。

［食养功效］止血散瘀，消肿定痛。主治吐血，咯血，尿血，便血，血痢，崩漏，产后出血，外伤出血，跌打损伤，胸痹心痛，脘胁久痛，癥瘕积块，血瘀经闭，痛经，产后瘀滞肿痛，疮痈肿痛。近年来，多用于治冠心病、心绞痛。可以单用或配合行气、活血药使用。

［食疗药膳］

（1）三七蒸鸡。三七20g、母鸡1只1500g，料酒、生姜、葱、味精、食盐适量。母鸡去毛、内脏，洗净，切成长方块，分成10份装入10只碗内。三七的一半打碎磨粉，另一半上笼蒸软后切成薄片，姜切成大片，葱切成10节备用。将三七片、姜片、葱段分别装入10只碗内，灌入清汤适量，加入料酒、食盐，上笼蒸约2h。蒸好后，将10只碗中的生姜、葱去掉，调入味精、三七粉。可分顿食用。治贫血、面色萎黄、久病体弱、产后血虚。

（2）三七芝麻粥。三七末3g、黑芝麻50g、糙米50g、红糖10g，煮成调粥食。治各种肿块瘿瘤。

（3）三七藕汁汤。鲜藕汁1小杯加水适量，煮沸。三七粉5g与生鸡蛋1个调匀，佘沸汤中，加入少量盐和酒，佐餐食用。治吐血，临床用于胃、十二指肠溃疡出血、白血病。

（4）三七炖鸡或炖排骨。三七主根20g左右用冷水浸泡0.5h左右，将其敲碎成蚕豆大小，用纱布包好，加鸡肉或排骨500g，盐少许，用文火炖1～2h即可食用。有益气养血，治疗崩漏、产后虚弱、自汗、盗汗，滋阳强壮作用。也治疗老年人的头风痛、腰肌酸软无力等症。

（5）三七炖螃蟹。三七粉10g左右与适量螃蟹（清刷干净）用文火炖，待蟹肉炖熟时，药汤与蟹肉同食，极有助于清热散血、舒筋活血，凡跌打损伤、瘀滞肿痛者皆可服食。

［用法用量］浸泡、煮、蒸、熬。3～10g。

［注意事项］本品性质偏于温热，阴虚内热性出血证者慎用。孕妇慎用。

川贝母

川贝母，为百合科贝母属植物川贝母（*Fritillaria cirrhosa* D. Don）的鳞茎。

［药物分类］化痰药。

［性味归经］味苦、甘，性微寒。归肺、心经。

［食养功效］止咳化痰，润肺散结。主治肺虚久咳，虚劳咳嗽，燥热咳嗽，肺痈，瘰疬，痈肿，乳痈。

［食疗药膳］

（1）川贝雪梨猪肺饮。川贝母15g洗净，雪梨2个去皮，切成小方块。猪肺40g洗净，挤去泡沫，切成长2cm、宽1cm的块。将川贝母、梨块、猪肺共置锅内，加入冰糖、水适量，置武火上烧沸，用文火炖3h即成。分顿食用。治肺结核咳嗽、咯血、老年热咳。

（2）川贝杏仁饮。川贝母6g、杏仁3g，以水同煮，去渣，可加蜂蜜矫味。日服1次。治小儿咳嗽不止、痰鸣夜重，临床用于百日咳初起。

（3）川贝茶叶散。川贝母、茶叶各3g，米糖（即爆米花用麦芽糖黏成的团）9g，共研细末。开水送服。治感冒咳嗽、支气管炎咳嗽。

（4）贝母粥。将浙贝母10g择净，放入锅中，加清水适量，浸泡5～10min后，水煎取汁，加大米100g煮粥，待熟时调入白糖，再煮一二沸服食，或将贝母研粉，每次取药末1～3g，调入粥中服食，每日1～2剂，连续3～5天。化痰止咳、清热散结。适用于肺虚久咳、痰少咽燥、外感风热咳嗽或痰火郁结、咯痰黄稠，以及瘰疬，疮痈肿毒等。

（5）贝母米粥。将贝母去心研末，先用北粳米50g、冰糖适量，煮至米开汤末稠时，取贝母粉10g调入粥中，改文火稍煮片刻，视粥稠即停火，每日早晚温服。

［用法用量］一般用法3～10g。或研成粉末，冲服，每次1～1.5g。

［注意事项］脾胃虚寒及寒痰、湿痰者慎服。反乌头。

川芎

川芎，为伞形科藁本属植物川芎（*Ligusticum chuanxiong* Hort.）的根茎，以四川所产最好。

［药物分类］活血药。

［性味归经］味辛，性温。归肝、胆、心包经。

［食养功效］活血祛瘀，行气开郁，祛风止痛。主治月经不调，经闭痛经，产后瘀滞腹痛，癥瘕肿块，胸肋疼痛，头痛眩晕，跌打损伤，痈疽疮疡、风寒湿痹。

［食疗药膳］

（1）川芎白芷鱼头汤。川芎、白芷各15g洗净切片；鳙鱼头去鳃，洗净。将药物、鱼头放入铝锅内，加生姜、葱、食盐、料酒、水适量。将铝锅置武火上煮沸，再用文火炖熟即成，食用时加味精少许。分顿喝汤。治男女头风、四肢拘挛痹痛。

（2）川芎药饼。干地龙30g以白酒浸泡去味，烘干研细末备用。桃仁煮后去皮尖，略炒，备用。红花20g、赤芍20g、当归50g、黄芪100g、川芎10g共入砂锅加水适量，煎煮成浓汁，去渣备用。将地龙粉、玉米面400g、小麦面100g、白糖共入药汁中调匀和作面团，制圆饼20个并将备用桃仁均匀布撒在饼上，入笼屉或烤箱制熟。每服适量，或作早、晚餐主食。

（3）川芎茶。川芎5g、茶叶10g、水一盏，煎5min，食前热服。治疗风热头痛。

（4）川芎荜茇炖鱼头。川芎15g、荜茇3g洗净，与鱼头放入炖锅内，加适量水，并将炖锅加盖，以小火隔水炖2h后，即可调味食用。祛头风、止头痛。主治三叉神经痛、风寒入脑、头面剧痛、疼痛所致恶心呕吐、吐出清稀痰涎、四肢冰冷等。

（5）川芎酒。将川芎30g洗净，捣成粗末，用纱布袋盛装，放入洁净容器中，加入白酒500mL和适量白糖浸泡，将容器密封。5天后再开启，去掉药袋，过滤后即可饮用。行气开郁、活血止痛。主治冠心病心绞痛、气滞血瘀、胸闷心痛、胁肋胀痛、舌质紫暗或有瘀斑、瘀点，也可用于偏头痛。

［用法用量］浸泡、蒸、煮、炖、焖、熬。3～10g。

［使用注意］阴虚火旺、多汗者慎用；月经过多及出血性疾病慎用。

五味子

五味子，别名五梅子、玄及，为五味子科五味子属植物五味子［*Schisandra chinensis*（Turcz.）Baill.］或华中五味子的果实。五味子习称"北五味子"，华中五味子（Schisandra sphenanthera）习称"南五味子"。《中国药典》2000年版将北五味子和南五味子分别收载为两个品种，五味子只特指北五味子，而南五味子特指华中五味子。

［药物分类］收涩药。

［性味归经］味酸，性温。归肺、肾、心经。

［食养功效］收敛固涩，益气生津，宁心安神。主治久咳虚喘，梦遗滑精，尿频遗尿，久泻不止，津伤口渴，自汗盗汗和心悸失眠。另外，本品对慢性肝炎转氨酶升高者，有一定降酶疗效。

［食疗药膳］

（1）炒羊腰。杜仲15g、五味子6g加水适量，煎煮40min，去渣，加热浓缩成稠液备用。羊腰500g洗净，去筋膜臊腺，切成小块腰花，先以芡汁裹匀，再以热素油爆炒，至嫩熟，调以稠液、酱油、盐、葱姜等即可，趁热食用。治肾虚、体弱、长期腰痛。

（2）五味核桃汁。五味子50g、苏梗6g、人参6g、核桃肉6个、砂糖100g，用水煎熬成汁，去渣澄清，趁热食用。治肺虚咳嗽。

（3）五味枸杞饮。将醋炙五味子100g、剪碎的枸杞子100g、白糖或冰糖适量，放入洁净耐热的容器中，冲入沸水约1500mL，盖严，浸泡3天。代茶饮，用量不限。治苦夏症，夏季食欲不振、消瘦。

（4）鲈鱼五味子汤。将五味子50g浸泡洗净。将鲈鱼去鳞、鳃、内脏，洗净放入锅内，再放入料酒、盐、葱、姜、生抽、清水、五味子，煮至肉熟汤浓即成，拣去葱、姜，用胡椒粉调味即成。每周1剂，分数次食用，用量不限。有补心脾、益肝肾之功，对心脾两虚，肝肾不足的心慌、心悸、多梦、失眠、健忘、乏力等病症均有疗效，常食能延缓衰老。主治肝脾虚弱、失眠健忘、高血压、肥胖症。

（5）二子酒。将菟丝子100g除去杂质，淘净、晒干。五味子50g去除果柄及杂质，洗净、晒干，与菟丝子同入酒瓶中，加低度白酒1000mL后密封瓶口，每日振摇1次，浸泡10天后开始饮用。一天两次，每次15mL。补肾宁心、收敛固涩。主治肾阳不足型更年期综合征。本食疗方对男、女更年期综合征肾阳不足，出现性欲减退、夜尿频数、小便失禁、心悸失眠等症有较好的食疗功效。

［用法用量］浸泡、炖、煮、熬。1~6g。

［使用注意］外有表邪，内有实热，或咳嗽初起，麻疹初发者均不宜用。

天麻

天麻，别名赤箭、神草、定风草，为兰科天麻属植物天麻（*Gastrodia elata* Blume）的块茎。

［药物分类］平肝息风药。

［性味归经］味甘、辛，性平。归肝经。

［食养功效］息风止痉，平肝阳，祛风通络。主治急慢惊风，抽搐拘挛，破伤风，眩晕，头痛，半身不遂，肢麻，风湿痹痛。

［食疗药膳］

（1）天麻炖猪脑。天麻15g，猪脑1具，生姜、葱、食盐、味精等适量。天麻浸泡后，切薄片。猪脑洗净，放入搪瓷盆内，加入葱段、姜片、味精、食盐、天麻片。锅内加水，将搪瓷盆放入锅内，隔水炖熟即成。分顿食用。治肝虚型高血压、动脉硬化、美尼尔综合征、神经衰弱、头晕眼花、脑血管意外所致半身不遂。

（2）天麻鸡（猪）肉饭。天麻3g、鸡肉（或猪肉）30g、香菇2朵、小芋头1个、青豌豆30g，胡萝卜、竹笋、酒、酱油各适量。加米300g、水适量煮饭，早晚服之。治神经衰弱、眩晕、头痛、四肢筋肉痛。

（3）天麻炖豆腐。天麻10g、豆腐适量，将天麻洗净，加水煮沸，放入豆腐即可。治眩晕、痰浊上扰。

（4）天麻鲫鱼。将天麻20g用淘米水浸泡4h左右，待泡软透后，放到蒸笼里蒸熟，再趁热切薄片待用。将鲫鱼1条（约500g）去鳞、鳃、内脏，洗净，在脊背两侧切数刀，放盘中备用。把天麻、川芎15g、茯苓10g装入鱼腹，再将鱼放盘中，撒上少许姜片、葱段，加适量清水，放到蒸笼里蒸约0.5h，等肉熟取出鱼，用适量高汤加白糖、盐、胡椒粉、酱油、米酒、味精、香油，放到锅中煮沸，然后浇在鱼上。行气活血、化痰、息风止痛。主治三叉神经痛、风疾阻络证、颜面疼痛、抽掣、眩晕泛恶，食欲欠佳等。

（5）天麻钩藤甜蜜饮。将天麻20g、全蝎10g加水500mL，煎取300mL，再加钩藤30g煮10min，去渣，加果糖混匀即可。每次服100mL，每日3次。息风止痉、通经活络。主治肝风内动、口眼歪斜、头晕头痛或手足颤动等。

［用法用量］浸泡、煮、焖、炖、蒸、熬。3~10g。

［使用注意］气血虚甚者慎服。

生地黄

生地黄，别名鲜生地、鲜地黄，为列当科地黄属植物地黄（*Rehmannia glutinosa* Steud.）的新鲜块根。

［药物分类］清热药。

［性味归经］味甘、苦，性寒。归心、肝、肾经。

［食养功效］清热凉血，生津润燥。主治急性热病，高热神昏，斑疹，津伤烦渴，血热妄行之吐血、衄血、崩漏、便血，口舌生疮，咽喉肿痛，劳热咳嗽，跌打伤痛，痈肿。

［食疗药膳］

（1）生地藿香饮。鲜藿香6g、鲜佩兰6g、鲜梨汁10g、鲜荷叶6g、鲜生地6g、鲜首乌5g、鲜建兰叶6g。取鲜藿香、鲜佩兰、鲜荷叶、鲜生地、鲜首乌、鲜建兰叶分别洗净，并切成节或片，一并入锅加水适量煎煮20min，去渣取汁。汁中加入鲜梨汁及白糖，溶化混匀，滤过。分顿饮用。治夏日伤暑之身热、口渴、尿赤及夹湿之吐泻、食少。

（2）生地麦冬藕汁饮。麦门冬10g、生地黄15g、藕200g，取麦门冬、生地黄、藕分别洗净切碎，一并入锅加水适量，煎煮40min，去渣取汁，凉温。分顿服完。治热盛伤阴所致的咽干、咽食困难、反胃呕逆。

（3）生地当归烧羊肉。当归、生地各15g、干姜10g、肥羊肉500g、酱油、食盐、糖、黄酒适量。肥羊肉洗净，切块，置于砂锅中。将当归、生地、干姜、酱油、食盐、糖、黄酒适量，加入清水小火红烧，熟烂即可食用。治病后、产后体虚瘦弱，血虚宫冷崩漏。

（4）地黄益母藕粥。鲜益母草汁10g、鲜生地黄汁40g、鲜藕汁40g、生姜汁2g、蜂蜜10g、粳米100g，先以粳米煮粥，待米熟时，加入上述诸药汁及蜂蜜，煮成稀粥即成。温服。治妇女月经不调、功能性子宫出血、产后血晕、恶露不净、瘀血腹痛以及吐血、衄血、咯血、便血。

（5）生地黄粥。生地黄150g加水煎煮出汁备用。先将糙米50g、冰糖一起放入砂锅内，加入500mL水，煮成稠粥后，再加上生地黄汁，接着转小火，再重新煮沸。稍温服食，每日2次。清热凉血、养阴生津，主治皮炎，属阴虚内热证、肌肉隐痛或萎缩、形体消瘦、头晕目眩、腰膝酸软。

（6）生地黄鸡。将母鸡1只（约1250g）洗净余烫。将生地黄250g洗净后切丁，再将龙眼肉30g撕碎，与生地黄混合均匀，再掺入麦芽糖150g调拌后塞入鸡腹内，将鸡的腹部向下，置于钵中。红枣去核洗净，放在钵内，灌入米汤，封口后放入蒸笼以大火蒸2~3h，待其熟烂取出，加白糖调味即成。益气养血、养阴益肾，主治白细胞减少、气血两虚、面色无华、头晕眼花、神疲乏力等。

［用法用量］浸泡、炖、蒸、煮、捣汁。10~15g。鲜品用量加倍。

［使用注意］本品性质寒凉、黏滞，胃虚食少、脾虚有湿者慎服。

熟地黄

熟地黄，别名熟地，为列当科地黄属植物地黄的块根，经加工蒸晒而成。通常以酒、砂仁、陈皮为辅料经反复蒸晒，至内外色黑油润、质地柔软黏腻。切片用或炒炭用。经炮制后，药性由寒转温，补益性增强。

［药物分类］补血药。

［性味归经］味甘，性温。归肝、肾经。

［食养功效］补血滋阴，益精填髓。主治血虚萎黄，眩晕心悸，失眠，月经不调，崩漏不止，肝肾阴亏，潮热盗汗，遗精阳痿，消渴，不孕不育，腰膝酸软，耳鸣耳聋，须发早白，便秘，肾虚喘促。

［食疗药膳］

（1）八味鸡猪汤。将母鸡宰杀，收拾干净，除内脏不能食用部分。猪肉洗净切片。猪骨洗净轧碎。党参5g、茯苓5g、炒白术5g、炙甘草5g、熟地5g、白芍5g、当归3g、黄芪6g共8味中药饮片用纱布包扎，将鸡、猪肉750g、猪骨750g及药包一同入锅加水适量，煎煮至鸡肉脱骨熟烂，捞去药包，放入适量姜、葱、料酒、食盐、味精等作料，待沸出锅，凉温。分次食用，吃肉喝汤。治气血两虚、面色萎黄、食欲不振、四肢乏力。

（2）熟地粥。将熟地黄15g切片，用纱布包裹，文火煎至药汁呈棕黄色；入粳米50g煮熟，煮熟后去熟地加冰糖入内溶化即成。治血虚所致的心悸失眠、头晕、月经量少色淡，以及肾阴不足所致的遗精、盗汗、脱发、腰膝酸痛。

（3）熟地枸杞酒。熟地60g、枸杞子60g、沉香6g，浸泡于白酒1000mL中，封盖10天后即可服用。治肝肾虚所致的脱发、健忘、不孕。

（4）熟地鹅肉。将鹅肉500g切块，用清水漂洗干净，加绍兴酒1小匙、酱油2小匙拌匀，放入温热的油锅中炸至金黄后捞起沥油。将熟地黄30g加适量的清水，放入蒸笼内蒸15min取出。起油锅，放入葱花、生姜末、豆瓣酱2小匙翻炒爆香，倒入鹅肉、熟地黄及熟地黄原汁，加入调味料及适量高汤，烧开后以小火炖20min，待汤汁转为浓稠状时，起锅装盘即成。滋阴养血、益气、凉血解毒、利肠美容。

（5）地黄核桃猪肠汤。将核桃仁120g用开水烫后滤去表皮。红枣去核、洗净。将猪大肠500g洗净后切成小段，与熟地黄60g、红枣10g、核桃仁一起放入砂锅内，加适量清水，用大火煮沸后，转用小火炖煮2h，加盐调味即成。滋肾补肺、润肠通便、对抗衰老。

［用法用量］浸泡、炖、蒸、煮。10～30g。

［使用注意］脾胃虚弱、气滞痰多、腹满便溏者禁服。

何首乌

何首乌，为蓼科蓼属植物何首乌［*Polygonum multiflorum*（Thunb.）K. Haraldson］的块根。

［药物分类］补血药。

［性味归经］味苦、甘、涩，性微温。归肝、心、肾经。

［食养功效］养血滋阴，祛风，解毒，润肠通便。主治头昏目眩，心悸，失眠，耳鸣，腰膝酸软，遗精，须发早白，肠燥便秘，久疟体虚，风疹瘙痒，疮痈，瘰疬，痔疮。

［食疗药膳］

（1）首乌枣粥。先将何首乌30～60g用砂锅煎取汁，去渣，加入粳米160g、红枣3～5枚，文火煮粥。待粥熟，加入适量红糖，再煮一二沸，趁热服食。分顿食用。治发枯燥发黄、须发早白、头晕、耳鸣、失眠、腰膝软弱、梦遗滑精、崩漏带下、久病。

（2）首乌小米鸡蛋粥。将首乌30g用纱布包裹，与小米50g同煮粥。粥熟前捞出药包，打入2个鸡蛋。加白糖少许，调匀，煮熟即可。空腹分顿食用。治气虚所致的子宫脱垂。

（3）何首乌煨鸡。将何首乌30g研磨成细末，用纱布袋包好备用。母鸡1只（约1250g）洗净，将何首乌药袋放入鸡腹内，将鸡放入瓦锅内，加适量水，煨熟。从鸡腹内取出何首乌药袋，加入盐、生姜、适量米酒即成。补肝养血、滋肾益精。主治子宫脱垂、肝肾不足、头昏眼花、失眠等。

（4）何首乌芝麻糊。黑芝麻1杯炒熟，捣碎，加热水2杯混合，过滤，再捣其渣，再加热水2杯，过滤，制取芝麻汁。何首乌15g加水2杯半，煎得汁水2杯，与芝麻汁混合，加热，按甜味要求及浓度，调入蜂蜜及水溶马蹄粉，煮沸即可。滋阴防燥、乌须黑发。适用于皮肤粗糙皱纹、须发早白等症。

（5）首乌煲竹笋。将何首乌20g烘干打成细粉；竹笋100g发透，洗净，香菇50g发透，去蒂根，一切两半；菜胆100g洗净，切成5cm长的段；猪瘦肉100g切薄片；姜5g切片；葱10g切段。把炒锅置武火上烧热，加入素油50g，烧六成热时，加入姜、葱爆香，下入猪瘦肉、竹笋、香菇、盐3g、何首乌粉，加入上汤400mL，用文火煲20min，加菜胆，再煲5min即成。每日1次，佐餐食用。补气血、降血压。高血压病属肾阴亏损型患者食用。

［用法用量］浸泡、炖、煮、熬。10～30g。

［使用注意］本品性质滋润，大便溏泄及有痰湿者慎服。忌铁器补益精血宜用制首乌，润肠通便宜用生首乌。生首乌中含结合蒽醌衍生物，有缓泻作用；制首乌结合型含量降低，游离型增加，作用大减。附：首乌藤为何首乌的藤茎，味甘，性平。入肝、肾经。有养血安神、祛风通络的功能。用量：10～15g。

白术

白术，为菊科苍术属植物白术（*Atractylodes macrocephala* Koidz.）的根茎。

［药物分类］补气药。

［性味归经］味苦、甘，性温。归脾、胃经。

［食养功效］健脾益气，燥湿利水，止汗，安胎。主治脾气虚弱之乏力，食少腹胀，泄泻，便秘，水饮内停之小便不利，水肿，痰饮眩晕，寒湿痹，身痛，气虚自汗，胎动不安。

［食疗药膳］

（1）白术南瓜粥。将白术9g煎水取汁，兑入南瓜粥内，加饴糖1匙食用。治滑胎。

（2）白术糖饮。将白术30～60g研粉过筛，然后与绵白糖50～100g和匀，加水适量，调成糊状，隔水蒸或置饭锅上蒸。治小儿流涎。注意：口腔溃疡引起的小儿流涎不宜。

（3）楂术膏。用水煎煮山楂500g、白术300g、陈皮120g、甘草60g，煎透后取出药液，共煎2遍，去渣滓，并将两次的药液合并，浓缩，炼蜜成膏。每日两次。理气消食、健脾止泻。主治肠功能紊乱、脾虚食滞、脘腹胀满、饮食不消、腹泻等。

（4）白术鲫鱼汤。将鲫鱼去鳞洗净，切块。白术30g、陈皮10g洗净，与鲫鱼一同放入锅内，加适量清水，用大火煮沸后转小火煲2h，再加盐调味，淋上香油即成。益气补虚、健脾和胃。

（5）白术卤鸡胗。鸡胗500g洗净，下入沸水锅中焯透捞出。锅内放入清水800g，下入药包（内装白术10g、八角2g）、葱段、姜片各10g烧开，煎煮5min左右，捞出葱、姜不用。下入鸡胗、料酒烧开，卤煮至鸡胗熟烂捞出，沥去水，切成片，加入精盐、味精、醋、香油拌匀即成。用于安胎，治妊娠足肿、胎气不安等症。孕中期（4～6月）食谱。

［用法用量］浸泡、煎、炖、蒸。10～15g。

［使用注意］本品燥湿化阴，阴虚津亏者慎服。

当归

当归，别名干归、秦归，为伞形科当归属植物当归［Angelica sinensis（Oliv.）Diels］的根。

［药物分类］补血药。

［性味归经］味甘、辛、苦，性温。归肝、心、脾经。

［食养功效］补血活血，调经止痛，润燥滑肠。主治血虚诸证，月经不调，痛经，经闭，癥瘕结聚，跌打损伤，崩漏，虚寒腹痛，痿痹，肌肤麻木，痈疽疮疡，肠燥便难，赤痢后重。

［食疗药膳］

（1）归红参粥。当归、红花各10g，丹参15g，先煎诸药，去渣取汁。糯米100g，入汁煮粥，空腹食用。治月经不调而属血虚、血瘀。

（2）七药饼。干地龙30g以白酒浸泡去味，烘干研细末备用。桃仁适量煮去皮尖，略炒，备用。红花20g、赤芍20g、当归50g、黄芪100g、川芎10g入砂锅加水适量，煎煮成浓汁，去渣备用。将地龙粉、玉米面400g、小麦面100g、白糖共入药汁中调匀和作面团，制圆饼20个并将备用桃仁均匀布撒饼上，入笼屉或烤箱制熟。每服适量，或作早、晚餐主食。治中风后遗症。

（3）鳝鱼归参汤。取鳝鱼500g除去头、骨、内脏，洗净，切丝。当归和党参15g各洗净切片，用纱布包扎，一并入锅加水适量，煎煮60min，捞出药包，加入适量盐、葱、姜等调料。分顿佐餐食用，吃鳝喝汤。治久病体虚、怠倦乏力、消瘦。

（4）当归火锅。将鱼肉400g切片，豆腐3块切小块，香菇5朵泡软切片。将鸡汤放入火锅中，并将当归20g全部放入汤内，以大火煮开，再改用中火约煮20min，加盐调味。将鱼片、豆腐、香菇下锅，煮开即可食用。补血活血、御寒身。主治血虚内寒、冻疮受冻部位苍白继而变紫、面色无华、唇甲色淡、月经量少等。

（5）当归羊肉。将羊肉250g洗净，切块；当归100g煎成药汁，然后用当归汁煮羊肉，待羊肉煮透，再加入生姜、葱、盐等调味料煮熟烂即可。温散寒、养血活血。主治乳腺癌、子宫颈癌、阳虚内寒证、畏寒肢冷、面色苍白等。

［用法用量］浸酒、炖、蒸、焖、煮。5～15g。

［使用注意］热盛出血患者禁服，湿盛中满及大便溏泄者慎服。

白芍

白芍，别名白芍药，为芍药科芍药属植物芍药（*Paeonia lactiflora* Pall.）及毛果芍药的根。

［药物分类］补血药。

［性味归经］味苦、酸，性微寒。归肝、脾经。

［食养功效］养血和营，缓急止痛，敛阴平肝。主治血虚寒热，脘腹疼痛，胁痛，肢体痉挛疼痛，痛经，月经不调，崩漏，自汗，盗汗，下痢泄泻，头痛眩晕。

［食疗药膳］

（1）十九味墨鱼乌鸡汤。鹿角胶25g、鳖甲12g、煅牡蛎12g、桑螵蛸10g、人参25g、黄芪10g、当归30g、白芍25g、香附25g、天冬12g、甘草6g、生地50g、熟地50g、川芎12g、银柴胡5g、丹参25g、山药25g、芡实12g、鹿角霜10g共19味药物之饮片，用纱布包扎。墨鱼1000g温水泡发，除去骨膜，洗净。乌鸡处死收拾干净，除去内脏不能食用的部位，分割切块洗净。将药包、墨鱼、乌鸡肉150g、生姜（洗拍碎）30g、葱（洗切）30g一并入锅，加水适量煮沸，掠去浮沫，文火炖至鸡肉熟烂脱骨，捞去药包及姜、葱。放入黄酒150g、食盐、味精等作料，待沸，分装成10份，凉温。吃肉喝汤。治血虚阴亏之神疲体倦、腰膝酸软、月经不调、白带量多，以及虚热、心悸怔忡、睡卧不宁。

（2）五味汤。白芍药15g、炒酸枣仁15g、远志9g、茯神10g、红枣5枚，五味煎汤当茶饮，1日多次。治心肝虚所致的失眠、心悸、易惊。

（3）芍兰归芪粥。将白芍15g、泽兰10g、当归20g、黄芪20g煎服15min，去渣取汁，放入粳米100g煮粥，将熟加入适量红糖即可。治气血虚弱型痛经。

［用法用量］白芍不宜与藜芦同用。5～10g。

［使用注意］阳气不足、虚寒之证者不宜单独使用本品。当归和白芍均能补血、调经、止痛，为妇科调经要药，常配合使用。当归性温，适用于血虚有寒者，其止痛作用，是通过补血活血而达到的，适用于血虚血瘀引起的疼痛。白芍性寒，适用于血虚有热者，其止痛作用，是通过柔肝缓急达到的，适用于肝气郁滞引起的疼痛。当归兼有润肠通便作用，白芍兼有平肝潜阳作用。

杜仲

杜仲，为杜仲科杜仲属植物杜仲（*Eucommia ulmoides* Oliver）的树皮。

［药物分类］补阳药。

［性味归经］味甘、微辛，性温。归肝、肾经。

［食养功效］补肝肾，强筋骨，安胎。主治腰膝酸痛，阳痿，尿频，小便余沥，风湿痹痛，胎动不安，习惯性流产。

［食疗药膳］

（1）治肾虚腰痛、阳痿遗精、胎动不安。杜仲末10g、猪肾1枚，猪腰洗净切片，用椒盐腌去腥水，拌入杜仲末，以荷叶包裹，煨熟后食用。

（2）治妊娠三两月，胎动不安。杜仲去皮后锉软，姜汁浸泡，炒后去丝、川续断（酒浸）各50g。上为细末，枣肉煮烂，杵和为丸如梧桐子大，每服70丸，空腹饮下，日3服（《普济方》杜仲丸）。

（3）杜仲荷叶煨猪腰。猪腰1个洗净，挑去筋膜，切片，放入杜仲末10g，再用荷叶1张包裹，煨熟即可。补益肝肾、强壮筋骨。主治强直性脊柱炎属肝肾亏虚型、腰背酸痛、活动不利、神疲乏力、头晕脘闷等。

（4）杜仲煨鸭肉。将杜仲12g洗净，用温水泡到发胀为止；鸭肉500g用木棒捶打，用清水反复冲洗两三次；姜、葱洗净。锅内放入清水和鸭肉，以大火煮鸭肉，并捞起浮沫。加入杜仲、姜50g、葱、陈皮15g、酒烧煮30min，改用中小火，再加入胡桃100g，煨至熟烂时，加盐即成。温肾壮阳。主治肾阳虚衰、阳痿、早泄、腰膝冷痛、小便频数等。

［用法用量］内服：煎汤，6~15g；浸酒或入丸、散。

［使用注意］阴虚火旺者慎服。

益母草

益母草，为唇形科益母草属植物益母草（*Leonurus japonicus* Houtt.）和细叶益母草的全草。

［药物分类］活血药。

［性味归经］味苦、辛，性微寒。归肝、肾、心包经。

［食养功效］活血调经，利尿消肿，清热解毒。主治月经不调，经闭，胎漏难产，胞衣不下，产后血晕，瘀血腹痛，跌打损伤，小便不利，水肿，痈肿疮疡。

［食疗药膳］

（1）益母草粥。益母草15g、生地15g、生姜6g同煎，去渣，入小米100g煮粥，将熟，加入藕汁及蜂蜜，稍煮。每日分3次服。治产后虚劳、血气不调之腹中绞痛、头晕烦躁、口渴食少，以及月经不调、瘀血内阻等。

（2）益母草乌豆糖水。将益母草30g、乌豆60g加水3碗煮至1碗，放入红糖适量、米酒1~2汤匙。每天1次饮用，连服7天为1疗程。治妇女经闭。

（3）益母草煮鸡蛋。益母草50~100g洗净与鸡蛋2个同煮，待蛋熟后去壳，复煮片刻。日1剂，分两次吃蛋饮汤。治气血瘀滞之月经不调、产后恶露不尽、功能性子宫出血、慢性肾炎水肿等。

（4）益母草煲鸡蛋。益母草30g放入锅内，加适量清水，煮至鸡蛋（2个）熟，捞出鸡蛋，去掉外壳，再将蛋放入锅中煮片刻即成，吃蛋饮汤。可治气血瘀滞之痛经，月经不调、产后恶露不止、功能性子宫出血等症。

（5）益母草泡红枣。将益母草20g、鲜红枣100g分放于两碗中，各加650g水，浸泡0.5h；将泡过的益母草倒入砂锅中，大火煮沸，改小火煮0.5h，用双层纱布过滤，约得200g药液，为头煎。药渣加500g水，煎法同前，得200g药液，为二煎。合并两次药液，倒入煮锅中，加红枣煮沸，倒入盆中，加入红糖20g溶化，再泡0.5h即成。有温经养血、祛瘀止痛的功效，适用于血虚寒凝型月经后期者。

　　[用法用量] 内服：煎汤，10～15g，熬膏或入丸、散。

　　[使用注意] 阴虚血少、月经过多、瞳仁散大者均禁服。

黄芪

　　黄芪，别名黄耆、王孙、绵黄芪，为豆科黄芪属植物蒙古黄芪（*Astragalus membranaceus* Bge.）和膜荚黄芪的根。

　　[药物分类] 补气药。

　　[性味归经] 味甘，性温。归脾、肺经。

　　[食养功效] 补气升阳、益卫固表、托毒生肌、利水退肿，主治脾肺气虚所致之神倦乏力，食少便溏，气短懒言，自汗，脾阳不升，中气下陷的久泻脱肛、内脏下垂，气虚水湿失运的浮肿、小便不利及气血不足，疮疡内陷、脓成不溃或溃久不敛及气虚血亏的面色萎黄、神倦脉虚等。

　　[食疗药膳]

　　（1）黄芪炖鲈鱼。黄芪50g、鲈鱼500g，生姜、葱、醋、食盐、料酒等适量。将鲈鱼去鳞、鳃及内脏，洗净。黄芪切片，装入白纱布袋内，扎紧口。将鱼与黄芪共放锅中，入葱、姜、醋、食盐、料酒、适量的水。将锅置武火上烧沸，用文火炖熬至熟即成。食用时入味精，佐餐时用。治小儿消化不良、妊娠水肿、胎动不安、术后伤口难愈。

　　（2）参芪粥。黄芪30g、人参10g、粳米90g、白糖适量，将黄芪、人参切片，用冷水浸泡0.5h，入砂锅煎沸，煎出浓汁后去渣取汁，再把渣加入冷水如上法再煎，并取汁。将一、二煎药汁合并后分两等份，早晚各用一份，同粳米加水煮粥，粥成后入白糖。早晚空腹服用。治劳倦所伤、五脏虚衰、年老体弱、久病羸弱、心慌气短、体虚自汗、慢性泄泻、脾虚久痢、食欲不振、气虚浮肿。

　　（3）黄芪苡仁金橘粥。先将黄芪30g放入小锅内，加水600g，煮20min，捞出渣。再加入生薏苡仁30g、赤小豆15g煮30min。最后加入鸡内金末9g、金橘饼2枚和糯米30g，煮熟成粥连续服用。治小儿慢性肾炎。

　　（4）黄芪鸡粥。母鸡1只（重1000～1500g）、黄芪15g、粳米100g，将母鸡剖洗干净浓煎鸡汁。将黄芪煎汁。同与粳米100g煮粥。早晚趁热服食。治久病体虚、气血双亏、营养不良的贫血。

　　（5）黄芪建中汤。黄芪15g、大枣10枚、白芍15g，桂枝、生姜、甘草各10g共6种煎水取汁，入饴糖50g待溶化后饮用。源于《金匮要略》。本方以黄芪、大枣、甘草补脾益气，桂枝、生姜温阳散寒，白芍缓急止痛，饴糖补脾缓急。用于气虚里寒、腹中拘急疼痛、喜温慰、自汗、脉虚。

　　[用法用量] 浸泡、炖、蒸、焖、煮、熬。10～30g。

　　[使用注意] 表实邪盛，食积停滞，肝郁气滞，痈疽初起或溃后热毒尚盛等实证，以及阴虚阳亢者均慎服。

鹿茸

鹿茸，别名斑龙珠，为鹿科鹿属动物梅花鹿（*Cervus nippon* Temminck）、马鹿（*Cervus elaphus* Linnaeus）等的雄鹿密生茸毛尚未骨化的幼角。

［药物分类］补阳药。

［性味归经］味甘、咸，性温。归肾、肝经。

［食养功效］壮肾阳，益精血，强筋骨，托疮毒。主治肾阳虚衰，阳痿滑精，宫寒不孕，虚劳羸瘦，神疲畏寒，眩晕，耳鸣耳聋，腰背酸痛，筋骨痿软，小儿五迟，女子崩漏带下，阴疽。

［食疗药膳］

（1）鹿茸麝香酒。鹿茸1.5g，酒煎，去渣，入麝香少许服之。治眩晕、屋转、眼花。

（2）鹿茸酒。鹿茸15g、山药30g，生薄绢裹，酒浸7日。饮酒，日3盏为度。治阳痿、尿频。

（3）鹿茸菟丝子羊腰汤。鹿茸5g、菟丝子15g、小茴香9g、羊肾1对，共炖，食肉喝汤。治肾虚腰痛，遇劳则甚。

（4）鹿茸烧虾。将鹿茸3g烘干碾粉。把虾子10g放入碗中，用凉水洗净泥沙，用热水泡洗捞出。把冬笋250g切成3cm长的劈柴块。锅内放入猪油40g，油热时，放入虾子炸一炸，放冬笋煸炒，加入酱油15g、鹿茸粉、料酒5g、花椒水5g、白糖2.5g、味精1.5g，添入汤75g，用文火煨2min，用湿淀粉15g勾芡，淋上明油，盛入盘内即成。壮元阳、补气血、益精髓、强筋骨。主治肾阳虚之阳痿、滑精、腰膝酸冷、虚寒带下、精亏眩晕、耳鸣等。

（5）翡翠鹿茸筋。将鹿筋600g切成5cm长的段，放入开水内烫一下捞出，用凉水过凉，控干水。锅内放入猪油50g，油热后，加入鸡汤250g，放入鹿筋。鹿茸片5g洗净后，放入锅内，加味精、精盐、料酒，用文火煨2min。另用锅加底油，加入鸡汤、油菜心、味精2.5g、精盐15g、料酒15g。开锅后用淀粉勾芡，淋上明油，将油菜心200g取出，根向内摆在圆盘周围。把锅内的鹿筋移至武火上，勾淀粉芡，加葱、姜油、鸡油，盛在油菜中间即成。壮元阳、补气血、益精髓、强筋骨。主治肾阳虚之阳痿、滑精、腰膝酸冷、虚寒带下、精亏眩晕、耳鸣等。

［用法用量］内服：研末冲服，1～3g；或入丸剂；也可浸酒服。

［使用注意］凡阴虚阳亢，血分有热，胃火盛或肺有痰热以及外感热病者均禁服。

蛤蚧

蛤蚧，别名蛤蟹、仙蟾、大壁虎、蚧蛇，为壁虎科壁虎属动物蛤蚧（*Gekko gecko* Linnaeus）除去内脏的全体。主要分布于亚洲北回归线附近的亚热带地区，包括中国、越南、泰国和老挝。

［药物分类］补阳药。

［性味归经］味咸，性平。归肺、肾经。

［食养功效］益肾补肺，定喘止嗽。主治肺肾两虚气喘咳嗽，虚劳咳嗽，咯血；肾虚阳

痿，遗精，消渴，小便频数。

［食疗药膳］

（1）蛤蚧白及蜂蜜饮。蛤蚧1对、白及末100g、蜂蜜适量，将蛤蚧为末，与白及末拌匀。每日早晚取药末15g，冲开水调蜂蜜食之，连服20天。治肺燥咳嗽咯血。

（2）蛤蚧人参酒。蛤蚧1对、人参6g、白酒1000g，共浸泡5～7天，每日摇动数次，即可食用。治肾虚喘证。

（3）蛤蚧酒。蛤蚧1对（去头、足、鳞）、黄酒500g，浸泡7天后，每饮1～2匙，每日2次。治肾虚阳痿尿频。

（4）人参蛤蚧粥。将人参3g、蛤蚧2g研为细末。糯米50g淘净，加水煮为稀粥，待熟时调入药末、食盐，稍煮即成。每日1剂。补益肺肾、纳气定喘。适用于肺肾两虚咳嗽、气喘之患者，以及面浮肿、四肢浮肿、尿少、腹胀及精液不液化症等。

（5）蛤蚧粥。先用酒和蜂蜜将蛤蚧1对涂满，炙熟；党参30g研末，加醋和匀，与蛤蚧搅和成饼。再煮糯米50g成稀粥，入饼搅化，调味即可。补肺益肾、纳气定喘。适用于哮喘属于肺肾两虚不能纳气者。症见久病哮喘，动则喘甚，体倦腰酸等。

［用法用量］内服：煎汤，3～6g；研末，1～1.5g；或入丸、散剂。

［使用注意］外感风寒喘嗽及阴虚火旺者禁服。

第十六章

四时食养

　　一年四季，春温、夏热、秋凉、冬寒。气候的变化，会给人体带来不同程度的影响。人生于天地之间，依赖于自然而生存，也就必须接受自然规律的支配和制约，顺天地之和，应四时之变。因此，人体的营养结构要随着季节的变化予以协调，注意各个季节的气候变化及食补方式，合理安排饮食。

　　顺应自然养生包括顺应四时调摄和昼夜晨昏的调养。昼夜变化，比之于四时，所谓朝则为春，日中为夏，日入为秋，夜半为冬。白昼阳气主事，入夜阴气主事。四时与昼夜的阴阳变化，人也应之。因此，饮食起居，要顺应四时昼夜的变化，动静和宜，饮食调配合理，体现春夏养阳、秋冬养阴的原则。

　　中医提倡四季五补，即春季"升补"，夏季"清补"，秋季"平补"，冬季"滋补"，四季宜"通补"。

　　《黄帝内经》里说："逆春气，则少阳不生，肝气内变；逆夏气，则太阳不长，心气内洞；逆秋气，则太阴不收，肺气焦满；逆冬气，则少阴不藏，肾气独沉。"这段话告诫人们，若破坏了五脏适应四时阴阳变化的正常规律，不可避免地要导致人体内外环境的平衡失调而发生病变，甚至危及生命。

第一节　春季食养

一、春宜甘平

　　春季是万物生发的季节。《律志》说："少阳东也，东者动也，阳气动物，于时为春。故君子当审时令，节宜调摄，以卫其生。"意思是说，春天阳气渐渐升腾（少阳），故能使自然界万物萌动，生机勃勃。外界温暖的气候影响着一切生物，善于养生的人们也应当根据这一时令的特点，进行适宜的调养，以保障生命的正常活动。故《黄帝内经》说："春三月，此为发陈。天地俱生，万物以荣。"此时人体生理功能为了适应这一季节气候的变化，表现在皮肤腠理（汗孔）由冬令的致密而转疏松，在五脏中肝的功能活动也较为旺盛。故《黄帝内经》又有"东方青色，入通于肝"，后人又有"春旺于肝"之说。因此，春季的饮食营养保健，就要适当地注意到这一生理特点。对此，孙思邈在其《备急千金要方》中就有"省酸增甘，以养脾气"之说。其意是要求少吃酸味食物，多吃甜食。这是根据传统的五味对五脏补益的理论，并结合五行相克的规律而提出的，认为春日肝木旺盛，酸味是入肝的，肝得酸味则肝木更旺；肝是克脾的，所以多吃甘味食物（甘味是入脾补脾的），能增强脾的功能活动，从而可以抵御肝的克伐。其余四季都有类似的说法。不过，我们也不能完全机械地生搬硬套，应从客观实际情况出发，故提出春宜甘平，适当地配合具有清肝作用的食物。

二、春季宜食食品

甘味食物能滋补脾胃。补益脾胃的甘味食物当首选山药和大枣。常吃山药和大枣既可以提高免疫力，又可减少患流感等传染病的概率。

山药味甘性温，有健脾、补肺、固肾、益精之功效，可治疗脾虚泄泻、虚劳咳嗽、遗精、带下、小便频数、食欲不振、身体虚弱等症。春天多食山药，一能健脾益气，以防止春天肝气旺伤脾；二能补肾益精，可提升人体阳气，增强人体的抵抗能力。大枣味甘性温，尤其适宜在春天食用，有补脾和胃、益气生津、解药毒等功效，可治疗脾虚食少、久痢久泻、气血津液不足等病。

根据春天人体阳气生发的特点，饮食进补可选择平补和清补饮食。

平补的饮食适合于正常人和病弱之人，如荞麦、米仁等谷物，豆浆、绿豆等豆类，苹果等水果，还有芝麻、核桃等。长期食用，一般无不良影响，即便阴虚、气虚、阳虚、血虚的人也可食用。

清补的饮食是指用食性偏凉的食物熬煮的饮食，如梨、莲藕、荸荠、百合等。阴虚内热者进补这些饮食可以消火，改善怕热的感觉，帮助和改善体质。

下面介绍一些春季宜食之品。

韭菜：又名壮阳草。韭菜富含大量维生素，有润肺、护肤、通便、防治风寒感冒及夜盲症之功。韭菜中还含有挥发性的硫代丙烯，有香辛味，可增进食欲，还有散瘀、活血、解毒等功效。

香椿：中医认为香椿具有清热解毒、健胃理气之功，民间常做凉拌菜或炒鸡蛋用。

枸杞苗：春季野生佳蔬，能补益精气、清肝明目，尤适合高血压病和高脂血症病人食用。另可煮汤代茶饮。

豌豆苗：尤其适用于高血压和糖尿病患者，还可祛湿毒。

荠菜：食之有明目、养胃、利肝、止血的作用。各种出血性疾病、急慢性肾病更加适宜。

茼蒿：富含挥发油、脂肪、蛋白质、维生素及磷、铁、钙等。对贫血、骨折、习惯性便秘、记忆力减退者多有裨益。

甘蔗：有清热、生津、润燥的作用。大补脾阴。

蘑菇：含有蘑菇多糖，可抵抗绿脓杆菌的侵袭。食用菌是春天里的天然保健营养品。

春季还应多食小米、糯米、高粱、豇豆、扁豆、黄豆、魔芋、甘蓝、菠菜、胡萝卜、金针菜、芋头、红薯、马铃薯、南瓜、黑木耳、香菇、桂圆、栗子等甘味食物。宜服西洋参、沙参、决明子、白菊花、首乌粉等中药。

另外，我国北方大部分地区春季多风干燥，很多人常被咽喉疼痛、口臭、便秘等"上火"的症状困扰，适当多吃点养阴润燥的食物，如蜂蜜、梨、香蕉、冰糖、白萝卜等，具有一定的缓解作用。

春三月为阳气生发之时，应尽量少吃油煎火烤、辛辣发热、生冷油腻、肥甘厚味的食物，具体有羊肉、狗肉、兔肉、甲鱼、鹌鹑、肥肉、贝壳类海鲜、海鱼、虾、螃蟹、荞麦、面团、小蒜、洋葱、茴香、红参、肉桂、花椒、白酒、炒花生、瓜子等食物。

由于春季气候有干燥多风的特点，多数人容易"上火"，因此，过量食用羊肉、狗肉、鹌鹑肉、红参、白酒等大热大辛之品，便会出现鼻衄、口疮等症。过量食用未发酵或发酵不彻底的面食等生冷黏滞之品，则易伐伤脾胃，阻滞气机。

春天为万物复苏之际，各种细菌繁殖能力较强且快，海鲜、海鱼、虾、蟹等海产品常容易寄生病菌，多具腥冷成寒之性，食之易聚湿生痰，诱发皮肤病、传染病，甚至宿疾等，有过敏体质者更应慎食。小蒜、茴香、花椒等有芳香窜烈之性，多食会助火升阳，腹胀气壅。此外，在春天应尽量少食黄瓜、冬瓜，以免阻碍春天体内阳气的生发。

三、春季食补

以下几种人适宜于在春天进补：患有各种慢性病而体形屡瘦者；腰酸眩晕、脸色萎黄、精神萎靡者；春天气候变化大，受凉后容易复发感冒者；过去在春天有哮喘发作史，而现在未发作者；到黄梅天容易疰夏，或到夏天有夏季低热者。凡属上述情况者，均可利用春天这个季节，根据个人体质及病情，选择适当的食补方法，以防病治病。

身体虚弱者如有上述情况，可采用平补饮食。具有这种作用的食物有荞麦、薏仁等谷类，豆浆、赤豆等豆类，金橘、苹果等水果以及芝麻、核桃等，可长期服用。如有阴虚、阳虚、气虚、血虚者，也可以选食。

如有阴虚内热者，可选用清补的方法。这类食物有梨、莲藕、荠菜、百合、甲鱼、螺蛳等。此类食物食性偏凉，食后有清热消火作用，有助于改善不良体质。病中或病后恢复期的人如果需要进补，一般应以清凉、素净、味鲜可口、容易消化的食物为主。可选用大米粥、薏米粥、赤豆粥、莲子粥、青菜泥、肉松等。切忌食用太甜、油炸、油腻、生冷及不易消化的食品，以免损伤胃肠功能。

四、食谱示例

春季饮食要顺应春天阳气生发，万物始生的特点，注意保护阳气，着眼于一个"生"

字。要充分利用、珍惜春季大自然"发陈"之时，借阳气上升，万物萌生，人体新陈代谢旺盛之机，通过适当的调摄，使春阳之气得以宣达，代谢机能得以正常运行。

（一）首乌肝片

原料：首乌液20mL，鲜猪肝250g，水发木耳25g，青菜叶少许，料酒、醋、食盐、淀粉、鲜汤、酱油、葱、姜、蒜、油适量。

制法：首乌煎汤浓缩，取20mL药液备用；猪肝剔筋洗净切片；葱、姜、蒜洗净，葱、姜切丝，蒜切片；青菜洗净控干。将猪肝片放入适量首乌液内浸蘸，加少许食盐，放适量淀粉搅拌均匀，另把剩余的首乌液、酱油、料酒、醋、淀粉和鲜汤兑成滋汁。炒锅置大火上烧热入油，待油热放入拌好的猪肝片滑透，用漏勺淋取余油，锅内剩少量油，下入蒜片、姜丝略煸出香味下猪肝、水发木耳，爆炒数分钟，将青菜叶入锅翻炒数次，八成熟时倒入滋汁炒拌均匀，出锅前把葱丝下锅，翻炒几下，起锅即成。

功效：补肝肾、益精血、乌发明目。

（二）虾仁韭菜

原料：虾仁30g，韭菜250g，鸡蛋1个，食盐、淀粉、植物油、香油适量。

制法：虾仁洗净水发涨，约20min后捞出淋干水分待用；韭菜择洗干净，切3cm长段备用；鸡蛋打破盛入碗内，搅拌均匀加入淀粉、香油调成蛋糊，把虾仁倒入拌匀待用；炒锅烧热倒入植物油，待油热后下虾仁翻炒，蛋糊凝住虾仁后放入韭菜同炒，待韭菜炒熟，放食盐、淋香油，搅拌均匀，起锅即可。

功效：补肾阳、固肾气、通乳汁，特别适宜于女性在产后食用。

（三）珍珠三鲜汤

原料：鸡脯肉50g，豌豆50g，番茄1个，鸡蛋1个，牛乳25g，淀粉25g，料酒、食盐、味精、高汤、香油适量。

制法：鸡脯肉剔筋洗净剁成细泥；淀粉5g用牛乳搅拌；鸡蛋打开去黄留清。把这三样放在一个碗内，搅成鸡肉泥待用。番茄洗净开水烫去皮，切成小丁；豌豆洗净备用。炒锅放在大火上倒入高汤，放食盐、料酒烧开后，下豌豆、番茄丁，等再次烧开后改小火，把鸡肉泥用筷子或小勺拨成珍珠大圆形小丸子，下入锅内，再把火开大待汤煮沸，入水淀粉，烧开后将味精、香油入锅即成。

功效：温中益气、补精填髓、清热除烦。

（四）丹参黄豆汤

原料：丹参10g，黄豆50g，蜂蜜适量。

制法：丹参洗净放砂锅中，黄豆洗净用凉水浸泡1h，捞出倒入锅内加水适量煲汤，至黄豆烂，拣出丹参，加蜂蜜调味，即可食用。

功用：补虚养肝、活血祛瘀。适用于慢性肝炎、肝脾肿大者调补。

（五）猪肝枸杞子汤

原料：猪肝100g，枸杞子50g。

制法：猪肝与枸杞子共煮熟，调味即可。

功效：能补肝、养血、明目。

（六）山药烧排骨

原料：肋排500g，山药200g，白糖、精盐、味精、葱、姜、桂皮、丁香、花椒、料酒、淀粉、胡椒粉适量。

制法：将肋排切成小块，用开水焯一下，捞出。山药洗净削皮，切成滚料块，过油。锅中放油加热，下白糖炒成糖色，放入排骨煸炒均匀，加入葱、姜、桂皮、丁香、花椒、料酒、味精、胡椒粉，用小火将排骨烧至八成熟时，下入山药，烧至入味，放盐和味精，勾芡出锅。

功效：益气健胃、养肝补肾。

第二节　夏季食养

一、夏宜清凉

夏季是一年中天气最热的季节，也是万物生长最茂盛的时令，所以《黄帝内经》将这一季节气候对生物影响的特点，概括为："夏三月，此为蕃秀。天地气交，万物华实。"意思是说，夏天三个月中，是万物繁荣秀丽的季节，其时天空热气下降，地气因而上升，在这一气候中的植物大多开花结果。在夏季，对五脏中心的功能活动有一定帮助。故有"南方赤色，入通于心"的说法。关于夏季饮食养生的要求，孙思邈提出："夏宜增辛减却苦"。他认为夏季心火当令，而苦味入心，若多则助心火，而伐克肺金，为了防止肺气受伤，故多吃辛味，以补肺气。但在现实生活中，还是以甘寒清凉为宜，再适当地加些清心火的食物，以防中暑。

二、夏季宜食食品

夏季食物的原则是，以清淡爽口又能刺激食欲的饮食为主。在膳食调配上，要注意食物的色、香、味，以提高食欲。如可适当多吃些凉拌菜、咸鸭蛋、咸鸡蛋、松花蛋、豆制品、芝麻酱、绿豆、新鲜蔬菜、水果等。各种饮料更是夏季不可缺少的。此外，在制作菜肴时，适量加点醋，可增加风味，保存营养及杀菌和增加食欲。通过合理的饮食调配，既可补充人体因大量出汗导致的营养损失，又能有效地避免肠道疾病的发生，同时，还有益于调节体温、消除疲劳。

具有清热去暑功效的食物有苋菜、莼菜、马兰头、茄子、鲜藕、绿豆芽、丝瓜、黄瓜、冬瓜、菜瓜、西瓜等。特别值得一提的是番茄和西瓜，夏季多食既可生津止渴，又有滋养作用。此外，还应选食小米、豆类、瘦猪肉、动物肝脏、蛋黄、红枣、香菇、紫菜、梨等。老人夏季饮食还应注意少吃和不吃油腻食物，多吃清淡、洁净的食品。对于体弱的老人，应避免食用冷饮及生冷瓜果，以免引起消化功能障碍而致病。

许多人对夏季饮食的清补原则存在着片面的理解，甚至认为清补就等于只吃蔬菜果瓜，追求饮食的绝对清、素。其实，清补还是强调补养，只不过饮食在补养的同时应兼具解热消暑的功用，以对抗酷热的气候。

以下几类荤食和补品都具有清补的作用。

鸭子：鸭子性味甘咸、平、微寒，入胃、肾经。鸭肉具有补虚清热、除湿解毒、滋阴养胃、利水消肿之功效，适用于治疗虚劳、脾虚湿热等症。凡体内有湿热、虚火过重的人适合吃鸭肉，特别是有低热虚弱、食欲不振、咽燥口干、便秘少尿、脾虚水肿、自汗虚汗、遗精早泄及女子月经不调等患者更为适宜。

西洋参：西洋参性凉而补，能扶正气、降火、生津液、除烦倦。酷暑盛夏，炎热多汗会损耗正气，损耗人体的阴津，伤阴生虚火，出现疲乏休息、心烦意乱、舌红尿赤等症状，可取西洋参1~2g，泡开水代茶饮。

泥鳅：有补中益气、解渴醒酒的功能。可用于治疗渴饮无度、温病热盛口干、阳痿不举，以及传染性肝炎、痔疮、疔癣等症。此外，泥鳅皮肤上分泌的黏液也是一种药，药名叫"泥鳅滑液"，可用来治疗小便不通、热淋、痈肿等症。

鱼类：鱼肉味道鲜美，营养价值高。不同种类的鱼的性味存在差异，但只要注意选择，同样不失为夏季养生的佳肴。

三、夏季食补

夏天是暑湿当令的季节，脾虚的人应选食有健补脾胃、化除湿邪、性质平和、补而不腻的补益食品。常用的有赤豆、薏米仁等。将其煮烂，加糖服食，是良好的滋补食品。还可常饮冬瓜汤、百合汤、红枣汤、绿豆汤等，以解暑止渴、生津凉血。在夏季，可选用有药用功效的食物，以去暑强身、防病治病。如把荸荠同等量的海蜇洗净后，加冰糖适量，煮成雪羹饮，每日三次分服。如患有高血压、高血脂，常服此方，有治疗作用。

此外，用夏季鲜白扁豆100g，煮粥食，可治疗消化不良、慢性腹泻、中暑发热等症；用白木耳煮粥，常食不仅能解热清暑，还具有抗衰老作用；常饮豆浆可降低胆固醇、促进健康长寿；常食百合粥，可润肺养胃，治疗气管炎、支气管扩张等；将鲜番茄数个，洗净，每天早上空腹食1~2个，可降血压、治眼底出血、提高抵抗力；常饮西瓜汁，可治疗中暑发热、肾炎水肿；夏季牙痛者，可用南瓜煮食，每日两次，每次适量。在夏季虽然宜用清补，饮食宜清凉素洁，但仍需注意不要过食生冷食品，以免损伤脾胃。在食物选择上，还应避免食用燥热之品，如羊肉、狗肉等，而多选食清淡而有滋阴功效的食品，以消暑健身、增进食欲。

值得注意的是，夏季天气炎热，人易疲倦，人体胃肠也易受暑热的刺激，功能相对减弱，食欲欠佳。要想安然度夏，除了注意休息和睡眠外，还要保证胃肠功能正常，以增强人体免疫力。所以食疗养生就显得十分重要了。

四、食谱示例

夏季在五行中属火。人们会感到酷热、烦躁、多汗、津液流失，营养损耗多，加之食欲下降，易造成体亏人乏。这时，应多食清淡质软易于消化的食物，少吃肥腻厚味及辛辣上火之物，称之为清补。因为清淡的食物可起到清热、败火、敛汗、补液的作用，也能增进食欲，补充其营养。

（一）松鼠鳜鱼

原料：活鳜鱼1条（约750g），虾仁18g，熟笋12g，水发香菇12g，青豌豆15粒，熟猪油1000g（实耗250g），香油9g，料酒15g，精盐6g，绵白糖12g，香醋60g，番茄酱60g，蒜末1.5g，香菜段6g，干淀粉36g，猪肉清汤60g。

制法：鳜鱼去鳞、鳃、内脏，洗净后，滤干水，然后将鱼齐胸鳍斜刀切下去，在头下巴处剖开，用刀轻轻拍成稍扁形，再沿鱼身脊骨两侧用刀从头至尾平批，去掉鱼头、脊骨，再切去胸骨，成两片鱼叶子；把鱼叶子的鱼皮向下放在案板上，片去胸刺，再在鱼叶子上均匀地用刀直划，再斜划至鱼皮处，使鱼肉呈菱形小花刀；用料酒9g、精盐0.6g涂在鱼叶子和鱼头上后，再拍上干淀粉，抖去余料，待用。把番茄酱、猪肉清汤、绵白糖、香醋、料酒、精盐、水淀粉放入碗里，调成汁待用。将猪油放入锅里，烧至八成热时，左手提鱼尾，右手用筷子夹住朝外翻卷的鱼叶子，慢慢放入油锅里，随即把鱼头也放油锅里炸，并不断用勺子舀热油向鱼尾上浇，使鱼叶子均匀受热，炸至淡黄色时捞出。然后将油温烧至八成热，将鱼和鱼头炸至金黄色时捞出，再把鱼叶子与鱼头拼在一起，使其成形，然后装盘。在炸鱼的同时，另用炒锅上大火烧热，放熟猪油60g，油热下虾仁，熘熟后，倒入漏勺；原炒锅留少许油，油热放香菜段，略爆后捞出，再下蒜末、笋、水发香菇、青豌豆炒熟，烹入调味汁，加熟猪油（45g）、香油、虾仁炒后出锅，浇在鱼上即成。

功效：健脾益肾、健体强身，适用于平时保健强身。

（二）参芪猴头炖鸡

原料：猴头菌100g，母鸡1只（约750g），黄芪、党参、大枣各10g，姜片、葱结、料酒、清汤各适量。

制法：将猴头菌洗净去蒂，发胀后将其中残水挤压干净，以除苦味，再切成片待用。把母鸡去头、爪，剁成方块，放入炖盅内，加入姜片、葱结、料酒、清汤，上放猴头菌片和浸软洗净的黄芪、党参、大枣，用文火慢慢炖，直至肉熟烂为止，调味即成。

功效：补气健脾养胃。

（三）砂仁黄芪猪肚

原料：砂仁6g，黄芪20g，猪肚1个。

制法：猪肚洗净，将砂仁、黄芪装入猪肚内，加水炖熟，调味食用。

功效：益气健脾、消食开胃，适用于脾胃虚弱之食少便溏、胃脘疼痛，可用于胃下垂及慢性胃炎病人。

（四）四喜虾饼

原料：虾仁300g，荸荠120g，猪肥肉100g，干淀粉300g，鸡蛋4个，葱花、生姜末、精盐、香油、白胡椒粉、香菜各适量。

制法：将虾仁洗净，剁成蓉；将荸荠去皮，切成绿豆大的粒；将猪肥肉洗净，也切成绿豆大的粒。将虾仁蓉、荸荠粒、猪肥肉粒混合在一起，加鸡蛋清、干淀粉、葱花、生姜末和水，搅拌均匀，做成4个圆饼。将锅放在微火上，把香油烧至六成热，将圆饼逐个放入油锅中，浸透捞出；将锅中油烧热，把圆饼再次下入锅中，炸成金黄色时，捞出。将虾仁圆饼切成4块，摆成圆形，排在盘中，用香菜围上四边，撒上白胡椒粉、精盐、葱花，即可上桌食用。

功效：滋阴补肾，益气壮阳。

（五）木瓜草鱼尾汤

原料：番木瓜1个，草鱼尾100g，生姜片少许。

制法：木瓜削皮切块，草鱼尾入油锅煎片刻，加木瓜及生姜片少许，放适量水，共煮1h左右。

功效：滋养、消食，对食积不化、胸腹胀满有辅助疗效。

（六）黄芪内金粥

原料：生黄芪12g，生薏苡米、赤小豆各10g，鸡内金粉7g，糯米80克。

制法：将生黄芪加水煮20min，取汁，加入薏苡米、赤小豆、糯米煮成粥，加入鸡内金粉即可。

功效：消食和胃，用于脾虚、湿滞、食停所致的脘腹胀闷、食欲不振、体困便溏等。

第三节　秋季食养

一、秋宜甘润

秋季三月，炎暑渐消，金风送爽，气候偏于干燥，万物由生长渐趋凋谢。故《黄帝内经》说："秋三月，此为容平。天气以急，地气以明。"意思是说，秋天三个月，万物生长的现象已经停止，自然界的气候转为天高气爽。秋季的气候对五脏中肺的功能有一定的帮助，故又有"西方白色，入通于肺"之说。关于秋季的饮食养生要求，孙思邈有"秋辛可省便加酸"之说。他认为秋令是肺气当旺，而辛味能入肺补肺气，故应少吃辛味，以免肺气过旺而克肝；多吃酸味，以助肝气，可以抵御肺旺的克伐。实际上还要从秋令天气多燥，以及"秋气通肺"的生理特点，宜多食甘润的食物，以生津养肺、润燥护肤。

二、秋季宜食食品

性味甘润，具有生津养肺、润燥护肤作用的食物有：梨、柿子、香蕉、甘蔗、菠萝、百合、银耳、萝卜等。

梨：性味甘酸，微寒，功能养阴生津、润肺止咳。梨子汁液多，脆甜可口，老幼咸宜。可生食，也可蒸熟食之。唯其性偏寒，多食伤脾，脾虚大便稀溏者慎食。

柿子：柿子的种类甚多，有红柿、黄柿、青柿、家种和野生等。性味甘涩寒，但熟透则味甜无涩味。功能润肺生津、消热止渴。可生食，也可制成柿饼，也有与干枣、杂粮混合碾细，制成炒面的，香甜可口，是营养价值很高的食品。柿子生食不宜过多，过多能停滞胃中不易消化，严重的还可形成柿石症。

香蕉：性味甘寒，功能益气生津、润肠通便，对老年性便秘、小儿内热、便秘，或有轻度消化不良者，服之甚宜。若用于治便秘，宜空腹服1~2个，连服1周。凡腐烂变质者勿食。

甘蔗：有青皮、紫皮两种。性味甘寒，又曰甘平。有生津润燥、益气和中的功效。甘蔗能解酒毒，凡酒醉者，饮甘蔗汁1杯有益。甘蔗虽甜，但不能多服久服，久服则能生热生痰。

菠萝：性味甘平，功能生津和胃、解暑益气。菠萝宜生食。据现代营养学家研究，菠萝不仅具有较高的营养价值，而且还含有蛋白酶，能帮助消化，故在饭后食用甚佳。

百合：性味甘微苦，平。功能润肺生津、止咳化痰、清心安神。干品作粉、煮食有滋补作用，鲜品有镇静止咳作用。一般用于滋补时常将百合与红枣同煮，煮时先将百合煮沸，立即滤去水，然后再用清水煮，即不苦。与红枣同煮具有补肺健脾作用。若有失眠者，每晚用百合50~90g，煮熟加蜂蜜1~2匙调入，睡前1~1.5h服，有安眠作用。注意服百合前，晚饭宜少食。因吃饱后使胃部不和，相反会使失眠加重。

银耳：性味甘平，功能补气润肺、生津止咳，含有丰富的营养成分，是天然的营养滋补品。宜熟食。既可做羹汤，也可做菜肴。喜甜食者，可用冰糖煮食。

萝卜：有白皮、红皮、青皮等不同品种。性味辛甘、凉，皮辛微苦。其生食生津润燥。凡秋天天气干燥引起的鼻干咽痛，服之甚佳。煮熟食之，能帮助消化，并有化痰生津作用。萝卜生者不能多食，多食有寒中之弊。

三、秋季食补

秋天气候凉爽，这时五脏属肺，食物的五味中辛味散肺气之郁，应当适时对身体予以平补。

在夏季常常因为苦夏或过食冷饮，多有脾胃功能减弱的现象，此时如果大量进食补品，特别是过于滋腻的养阴之品，会进一步加重脾胃负担，使长期处于虚弱状态的胃肠不能一下子承受，导致消化功能紊乱。因此，初秋进补宜适当食用一些具有健脾、清热、利湿的食物或药物，一方面可以使体内的湿热之邪从小便中排出，以消除夏日酷暑的"后遗症"；另一方面能调理脾胃功能，为中、晚秋乃至冬季进补奠定良好的基础。

初秋进补可以适当多喝点绿豆粥、荷叶粥、红小豆粥、红枣莲子粥、山药粥等食物。脾胃虚弱者可适当多喝点具有健脾利湿作用的薏米粥、扁豆粥，食用一些性质平和且具有滋阴润燥、养肺生津作用的药物或食物，如用白木耳或黑木耳炖冰糖服用；用玉竹、沙参与鸭一起煲汤服用；黑芝麻炒熟、研末，用蜂蜜调服。可适当多吃一些水果，其中以梨、甘蔗为首选，但凡脾虚湿重而泄泻者、肺寒咳嗽而痰黏者，则不宜多吃上述水果。

除了阳虚体质者外，在秋季进补时，不要过多食用温热的食物或药物，如羊肉、狗肉、人参、鹿茸、肉桂等，否则极易加重秋燥。

患有慢性疾病的人可以进行食补食疗，没有病的健康人也可以进行食补，但应该选用气平味淡、作用和缓的食物，从中吸取营养，输布全身，保持旺盛活力，减少疾病，推迟衰老。

秋三月气候干燥，可适当服用白木耳、芝麻、蜂蜜、冰糖、梨等食品，以滋阴润燥。脾胃虚弱者，宜食温热熟软的食物。茭白能降低血脂、解热毒、利二便；南瓜能润肺益气，止痛安胎；莲子益脾养心、固精止泻、开胃安神；桂圆治贫血、神经衰弱、产后血虚；黑芝麻补肺助脾、润肠通便、益肌肤；红枣养脾平胃、安中益气、补血益阴；核桃补肾养血、润肺润肌，防治神经衰弱和腰腿痛。

此外，秋季进补应遵循"少辛增酸"的原则，即少吃一些辛辣的食物，多吃一些酸味食品以及新鲜蔬菜等，还要保持饮食清淡、合理营养，不吃或少吃辛辣烧烤类的食物，包括辣椒、生姜、花椒、葱、桂皮及酒等。

四、食谱示例

秋季是各种植物的成熟收获期，例如芝麻、核桃、红枣、莲心和桂圆等，这些都是适于平补的佳品。

（一）桂圆童子鸡

原料：童子鸡1只（约1000g），桂圆肉30g，葱、姜、料酒、盐各适量。

制法：把鸡掏出内脏洗净，放入沸水中氽一下，捞出，放入钵或汤锅中，再加桂圆肉、料酒、葱、姜、盐和清水，上笼蒸1h左右，取出葱、姜即可。

功效：补气血、安心神，适用于贫血、失眠、心悸、健康人食用，能使精力更加充沛。

（二）川贝酿梨

原料：川贝母12g，雪梨6个，糯米100g，冬瓜条100g，冰糖180g，白矾适量。

制法：将糯米淘洗干净，蒸成米饭；冬瓜切成黄豆大颗粒；川贝母打碎；白矾溶化成水。将6个雪梨去皮后，均由蒂把处切下一块为盖，用小刀挖出梨核，再把它们浸没在白矾水内，以防变色，然后将梨在沸水中烫一下，捞出放入凉水中冲凉，再捞出放入碗内。将糯米饭、冬瓜粒和适量冰糖拌匀后的川贝母分成六等份，分别装入6个雪梨中，盖好蒂把，装入碗内，然后上笼，沸水蒸约50min，至梨烂后即成。将锅内加清水300g，大火烧沸后，放入剩余冰糖，溶化收浓汁，待梨出笼时，逐个浇在雪梨上。服用时，每次食用雪梨一个，早晚各服一次。

功效：润肺消痰、降火除热，适用于肺痨咳嗽、干咳、咯血等症。

（三）芝麻核桃酪

原料：黑芝麻100g，核桃仁200g，糯米50g，冰糖适量。

制法：三料分别用文火炒香，碾压粉碎成末后拌匀。每日两次，各取三四匙，加适量水煮成糊状，冰糖调味。

功效：补肾润燥、健脑和中，能黑须发、悦容颜。

（四）红枣补血饭

原料：大米200g，红枣20枚，黑芝麻25g。

制法：大米淘洗净，拌入洗净拍碎的红枣，加适量水焖煮成饭，开锅时搅入文火炒香并碾碎的黑芝麻。分两次食用。

功效：健脾养胃补血，尤利于气血不足、病后体弱、胃虚引起的消化不良和食欲欠佳者。

（五）莲子百合粥

原料：大米100g，去壳桂圆20只，通心莲25g，鲜百合25g，冰糖适量。

制法：百合掰成片，通心莲用温水浸软。大米淘洗净，加入通心莲、百合、桂圆与适量水熬煮成粥，冰糖调味。

功效：健胃、滋养、收敛、安神，利于脾胃虚弱导致食欲不振者。

（六）补虚正气粥

原料：黄芪30g，人参10g，糯米90g，白糖适量。

制法：将黄芪、人参切片，用冷水浸泡0.5h，入砂锅煎沸。煎出浓汁后将汁取出，再在砂锅中加入冷水，如上法，再煎，再取汁。将两次煎汁合并后再分成两份，每日早、晚各1份，同糯米加水煮粥，煮好后加入白糖。每日早、晚餐空腹食用，5日为1个疗程。

功效：大补元气、健脾胃，适用于劳倦内伤、五脏虚衰、年老体弱、羸瘦、心慌气短、体虚自汗、慢性泄泻、脾虚久痢、食欲不振、气虚水肿等一切气衰血虚之症。

第四节　冬季食养

一、冬宜滋补

冬季三个月，气候由凉爽转为寒冷，自然界万物凋谢、朔风凛冽。有时大雪纷飞，一派银装素裹。有些生物则自行蛰伏（如虫蛇的冬眠）。《黄帝内经》将它概括为："冬三月，此为闭藏。水冰地坼，无扰乎阳。"意思是说，冬季三个月，自然界万物处于闭藏状态，外界气候严寒，水结冰，地冻裂，阴寒特甚，要很好地保护阳气。在冬季的气候里，对五脏中肾的功能活动有一定的帮助，故有"北方黑色，入通于肾"之说。关于冬季的饮食养生要求，孙思邈提出："冬月宜苦不宜咸。"他认为，咸能入肾，冬季肾主蛰藏，咸多伤肾，故不宜咸，苦能坚阴，故以苦味补之。实际上冬季气候严寒，易伤人体的阳气，故饮食宜选滋补（或曰温补）的食物，以助人体的阳气，尤其是要补助肾阳。故王冰说："秋冬阴盛，故宜食温热，以抑其盛阴。"

二、冬季宜食食品

寒冬宜食食品的特点，一是要有丰富、足够的营养，热量要充足；二是食物应该是温热性的，有助保护人体的阴气。例如：肉类中的羊肉、牛肉、狗肉、火腿、鸡肉，蔬菜中的辣椒、胡椒、大蒜、生姜、蘑菇、香葱、韭菜，果品中的胡桃、龙眼、栗子、大枣、杏脯、荔枝、橘子、柚子、松子等，既补充足够营养，又保护人体阳气，吃了使身体觉得暖和。

黑色食品也是寒冬宜食食品。所谓黑色食品，是指黑米、黑豆、黑芝麻、黑木耳、黑枣、黑菇、黑桑葚、魔芋、乌骨鸡、乌贼鱼、甲鱼、海带、紫菜等。这些食品之所以适宜在冬天食用，是由天、地、人之间的关系所决定的。在与人体五脏配属中，内合于肾。在与自然界五色配属中，则归于黑。肾与冬相应，黑色入肾。传统医学认为，肾主藏精。肾中精气为生命之源，是人体各种功能活动的物质基础。人体生长发育、衰老以及免疫力、抗病力的强弱，都与肾中精气盛衰密切相关。

食品的颜色与营养的关系极为密切。黑色独入肾经，食用黑色食品，能够益肾强肾，增强人体的免疫功能，延缓衰老，可谓是冬天进补的佳肴和良药。

与羊肉、狗肉等一类温肾壮阳食品不同的是，黑米、黑豆、黑芝麻等黑色食品不仅营养丰富，为诸多食品之冠，而且大多性味平和，补而不腻、食而不燥，对肾气渐衰、体弱多病的老人以及处在成长发育阶段、肾气不足的少儿尤其有益。

冬季气温下降，外界阴气占主导地位，人体受外界影响，阴气也相对增加。顺应冬季的气候特点，注重养阴，可以收到事半功倍的效果。此外，严寒的天气也使人们的代谢加快，皮肤血管收缩散热也较少。因此在冬季饮食调配上，可以多增加一些膏粱厚味，如炖肉、熬鱼、火锅等。

三、冬季食补

根据冬季寒冷干燥的季节特点，为与冬季气候相适应，在饮食调理上应以"保阴潜阳"为基本原则。所谓"保阴潜阳"是指顺乎自然，饮食要有敛阳护阴的作用。中医提出冬季饮食应保温、御寒、防燥，附加进补。保温就是通过饮食以保持体温，即增加热量的供给。御寒是通过饮食以抵御寒冷。

冬季是肾主令之时，肾主咸味，心主苦味，咸能胜苦。"冬日肾水味成，恐水克火，故宜养心。"饮食之味宜减咸增苦以养心气，以保心肾相交，食辛热之品，使肺气直达，固实肾气。冬季虽宜食辛热之食，但燥热之物不可过食，勿多食葱，以免使内伏的阳气郁而化热。冬季切忌吃较硬和生冷的食物，此类食物多属阴，易伤脾胃之阳，如肾阳虚者，常易造成中气下陷、形寒肢冷、下痢清谷等病症。

冬季饮食调养宜多食粥类。《饮膳正要》中认为冬季宜服羊肉粥，以温补阳气。如若在粳米粥中加点红枣、赤豆可使人感觉周身温暖，精力倍增。民间素有冬至吃赤豆粥，腊月初八吃腊八粥，腊月二十五吃八宝粥的习惯，值得提倡。从冬季的饮食原则来看，冬日人们宜食养心除烦的麦片粥、消食化痰的萝卜粥、补肺益胃的山药粥、养阴固精的核桃粥、健脾养胃的茯苓粥、益气养阴的大枣粥、调中开胃的玉米粥、滋补肝肾的红薯粥等。

在冬季，偏于阳虚者食补以羊肉、鸡肉等温热品为宜。偏于阴虚者食补以鸭肉、鹅肉为好。

四、食谱示例

冬季气温骤降、寒气袭人、阳气收藏、气血趋向于里，故冬季食谱应以保持体内阴阳平衡，藏精御寒为主。

（一）葱爆羊肉

原料：后腿羊肉150g，大葱150g，植物油25g，香油5g，酱油15g，大蒜15g，料酒10g，醋5g，姜汁5g。

制法：将羊肉去筋切成4.5cm长的薄片；大葱去葱叶留葱白，洗净切滚刀段；大蒜去皮洗净剁成蒜米。锅中放油烧热，下入肉片煸炒至变色，加入料酒、姜汁、酱油煸至入味，最后放入葱白、蒜米、醋，淋入香油即成。

功效：羊肉补气养血、温中养胃，适于体弱者食用。

（二）萝卜炖牛肉

原料：白萝卜450g，瘦牛肉100g，大葱15g，姜15g，料酒10g，酱油10g，味精2g，八角茴香3g，花生油40g，鲜汤、精盐适量。

制法：将白萝卜、瘦牛肉分别洗净，均切成2cm见方的块，分别入沸水中略焯，捞出；锅内加油烧热，放大葱段、姜块、八角茴香，炸香，加入鲜汤、料酒、牛肉块，炖至熟烂；再放入萝卜块，烧开，撇去浮沫；萝卜块熟烂后，加入精盐、酱油、味精，拣出葱、姜、八角茴香不要，再撇去浮沫，出锅盛入汤碗内即成。本品需鲜汤约750g，使炖品口感更好。

功效：抵御风邪，增加人体热量。

（三）冬笋炒肉丁

原料：嫩冬笋250g，里脊肉250g，淀粉10g，花生油50g，盐3g，酱油5g，味精2g。

制法：将冬笋切成片状，用水煮熟后捞出，备用；将里脊肉切成片状，加酱油、味精、盐、淀粉拌匀，备用。将锅内油烧至八分热时，下肉片爆炒至肉片卷曲后下笋片（带汁倒入），加入调料，翻炒几下即可出锅食用。

功效：可温补肾脏、清热化痰。

（四）醋椒白鲢鱼

原料：活白鲢鱼1条（约1000g），香菜段10g，料酒25g，鸡清汤1000g，精盐4g，米醋20g，味精2g，白胡椒粉1.5g，葱段10g，姜片10g，熟猪油25g。

制法：鱼去鳞、鳃、喉骨、内脏，洗净，在鱼身两侧打十字花刀，下入开水锅中汆烫一下，捞出备用。锅烧热下猪油，下入白胡椒粉、葱段、姜片炒香，烹料酒，冲入鸡清汤，下鱼，开锅加盖约煮10min，加入精盐稍煮，把鱼捞入汤盆中，原汤过箩后加入米醋、味精调好味，浇入汤盆中，撒上香菜段即成。

功效：此款菜鱼嫩味鲜、酸辣适口，具有温中益气、健脾、利水、通乳、化湿功效，对身体虚弱者有较强的滋补作用。

（五）番茄羊肉汤

原料：羊肉500g，马铃薯250g，番茄100g，胡萝卜50g，白菜150g，洋葱50g，香菜10g，番茄酱50g，胡椒粉1g，盐8g，花生油50g。

制法：羊肉洗净，整块放入锅内，加水煮至五成熟捞出，切成小方块待用；马铃薯去皮，番茄去籽，洋葱、大白菜、胡萝卜均切成小方块。番茄酱加入少量的洋葱末，用油稍炒，再加一勺羊肉汤，即成番茄酱汁。取羊肉汤1500g烧开，将切好的羊肉和全部蔬菜一起投入汤汁中，并加盐、番茄酱汁，待汤煮熟，放入胡椒粉，撒上香菜末即成。

功效：补益身体、促进排便、开胃除烦。

（六）黄芪炖乌鸡

原料：黄芪50g，乌骨鸡1000g，葱10g，姜10g，鸡清汤、料酒、盐适量。

制法：将黄芪洗净，放入沸水锅中焯一下，捞出洗净，放入乌骨鸡腹中，放入砂锅，注入鸡清汤，放入料酒、盐、葱段、姜片，用小火炖至乌鸡肉烂入味即成。

功效：补脾益气、养阴益血。

附录 1

卫生部关于进一步规范保健食品原料管理的通知
（卫法监发［2002］51号）

各省、自治区、直辖市卫生厅局、卫生部卫生监督中心：

为进一步规范保健食品原料管理，根据《中华人民共和国食品卫生法》，现印发《既是食品又是药品的物品名单》、《可用于保健食品的物品名单》和《保健食品禁用物品名单》（见附件），并规定如下：

一、申报保健食品中涉及的物品（或原料）是我国新研制、新发现、新引进的无食用习惯或仅在个别地区有食用习惯的，按照《新资源食品卫生管理办法》的有关规定执行。

二、申报保健食品中涉及食品添加剂的，按照《食品添加剂卫生管理办法》的有关规定执行。

三、申报保健食品中涉及真菌、益生菌等物品（或原料）的，按照我部印发的《卫生部关于印发真菌类和益生菌类保健食品评审规定的通知》（卫法监发［2001］84号）执行。

四、申报保健食品中涉及国家保护动植物等物品（或原料）的，按照我部印发的《卫生部关于限制以野生动植物及其产品为原料生产保健食品的通知》（卫法监发［2001］160号）、《卫生部关于限制以甘草、麻黄草、苁蓉和雪莲及其产品为原料生产保健食品的通知》（卫法监发［2001］188号）、《卫生部关于不再审批以熊胆粉和肌酸为原料生产的保健食品的通告》（卫法监发［2001］267号）等文件执行。

五、申报保健食品中含有动植物物品（或原料）的，动植物物品（或原料）总个数不得超过14个。如使用附件1之外的动植物物品（或原料），个数不得超过4个；使用附件1和附件2之外的动植物物品（或原料），个数不得超过1个，且该物品（或原料）应参照《食品安全性毒理学评价程序》（GB 15193.1—1994）中对食品新资源和新资源食品的有关要求进行安全性毒理学评价。

以普通食品作为原料生产保健食品的，不受本条规定的限制。

六、以往公布的与本通知规定不一致的，以本通知为准。

> 附件：1. 既是食品又是药品的物品名单
> 　　　2. 可用于保健食品的物品名单
> 　　　3. 保健食品禁用物品名单

二〇〇二年二月二十八日

附件1 既是食品又是药品的物品名单

（按笔画顺序排列）

丁香、八角茴香、刀豆、小茴香、小蓟、山药、山楂、马齿苋、乌梢蛇、乌梅、木瓜、火麻仁、代代花、玉竹、甘草、白芷、白果、白扁豆、白扁豆花、龙眼肉（桂圆）、决明子、百合、肉豆蔻、肉桂、余甘子、佛手、杏仁（甜、苦）、沙棘、牡蛎、芡实、花椒、赤小豆、阿胶、鸡内金、麦芽、昆布、枣（大枣、酸枣、黑枣）、罗汉果、郁李仁、金银花、青果、鱼腥草、姜（生姜、干姜）、枳椇子、枸杞子、栀子、砂仁、胖大海、茯苓、香橼、香薷、桃仁、桑叶、桑椹、橘红、桔梗、益智仁、荷叶、莱菔子、莲子、高良姜、淡竹叶、淡豆豉、菊花、菊苣、黄芥子、黄精、紫苏、紫苏籽、葛根、黑芝麻、黑胡椒、槐米、槐花、蒲公英、蜂蜜、榧子、酸枣仁、鲜白茅根、鲜芦根、蝮蛇、橘皮、薄荷、薏苡仁、薤白、覆盆子、藿香。

附件2 可用于保健食品的物品名单

（按笔画顺序排列）

人参、人参叶、人参果、三七、土茯苓、大蓟、女贞子、山茱萸、川牛膝、川贝母、川芎、马鹿胎、马鹿茸、马鹿骨、丹参、五加皮、五味子、升麻、天门冬、天麻、太子参、巴戟天、木香、木贼、牛蒡子、牛蒡根、车前子、车前草、北沙参、平贝母、玄参、生地黄、生何首乌、白及、白术、白芍、白豆蔻、石决明、石斛（需提供可使用证明）、地骨皮、当归、竹茹、红花、红景天、西洋参、吴茱萸、怀牛膝、杜仲、杜仲叶、沙苑子、牡丹皮、芦荟、苍术、补骨脂、诃子、赤芍、远志、麦门冬、龟甲、佩兰、侧柏叶、制大黄、制何首乌、刺五加、刺玫果、泽兰、泽泻、玫瑰花、玫瑰茄、知母、罗布麻、苦丁茶、金荞麦、金樱子、青皮、厚朴、厚朴花、姜黄、枳壳、枳实、柏子仁、珍珠、绞股蓝、葫芦巴、茜草、荜茇、韭菜子、首乌藤、香附、骨碎补、党参、桑白皮、桑枝、浙贝母、益母草、积雪草、淫羊藿、菟丝子、野菊花、银杏叶、黄芪、湖北贝母、番泻叶、蛤蚧、越橘、槐实、蒲黄、蒺藜、蜂胶、酸角、墨旱莲、熟大黄、熟地黄、鳖甲。

附件3 保健食品禁用物品名单

（按笔画顺序排列）

八角莲、八里麻、千金子、土青木香、山莨菪、川乌、广防己、马桑叶、马钱子、六角莲、天仙子、巴豆、水银、长春花、甘遂、生天南星、生半夏、生白附子、生狼毒、白降丹、石蒜、关木通、农吉痢、夹竹桃、朱砂、米壳（罂粟壳）、红升丹、红豆杉、红茴香、红粉、羊角拗、羊踯躅、丽江山慈姑、京大戟、昆明山海棠、河豚、闹羊花、青娘虫、鱼藤、洋地黄、洋金花、牵牛子、砒石（白砒、红砒、砒霜）、草乌、香加皮（杠柳皮）、骆驼蓬、鬼臼、莽草、铁棒槌、铃兰、雪上一枝蒿、黄花夹竹桃、斑蝥、硫黄、雄黄、雷公藤、颠茄、藜芦、蟾酥。

附录 2

关于当归等6种新增按照传统既是食品又是中药材的物质公告
（2019年第8号）

根据《食品安全法》规定，经安全性评估并广泛征求意见，现将当归、山柰、西红花、草果、姜黄、荜茇等6种物质纳入按照传统既是食品又是中药材的物质目录管理，仅作为香辛料和调味品使用。按照传统既是食品又是中药材的物质作为食品生产经营时，其标签、说明书、广告、宣传信息等不得含有虚假宣传内容，不得涉及疾病预防、治疗功能。

特此公告。

> 附件：当归等6种新增按照传统既是
> 食品又是中药材的物质目录

国家卫生健康委 国家市场监管总局

2019年11月25日

附件 当归等6种新增按照传统既是食品又是中药材的物质目录

序号	名称	植物名/动物名	拉丁学名	所属科名	部位	备注
1	当归	当归	*Angelica sinensis* (Oliv.) Diels	伞形科	根	仅作为香辛料和调味品
2	山柰	山柰	*Kaempferia galanga* L.	姜科	根茎	仅作为香辛料和调味品
3	西红花	番红花	*Crocus sativus* L.	鸢尾科	柱头	仅作为香辛料和调味品，在香辛料和调味品中又称"藏红花"
4	草果	草果	*Amomum tsao-ko* Crevost et Lemaire	姜科	果实	仅作为香辛料和调味品
5	姜黄	姜黄	*Curcuma longa* L.	姜科	根茎	仅作为香辛料和调味品
6	荜茇	荜茇	*Piper longum* L.	胡椒科	果穗	仅作为香辛料和调味品

备注：列入按照传统既是食品又是中药材的物质目录的物质，作为食品生产经营，应当符合《食品安全法》的规定。

附录 3

关于对党参等9种物质开展按照传统既是食品又是中药材的物质管理试点工作的通知

（国卫食品函〔2019〕311号）

各省、自治区、直辖市及新疆生产建设兵团卫生健康委、市场监管局（厅、委）：

根据《食品安全法》规定，经安全性评估并广泛公开征求意见，将对党参、肉苁蓉、铁皮石斛、西洋参、黄芪、灵芝、山茱萸、天麻、杜仲叶等9种物质开展按照传统既是食品又是中药材的物质（以下简称食药物质）生产经营试点工作。各省级卫生健康委会同市场监管局（厅、委）根据辖区实际，提出具体的试点方案，试点方案应当包括拟开展试点的食药物质种类、风险监测计划和配套监管措施等，报请省级人民政府同意后，报国家卫生健康委与国家市场监管总局核定。

根据各地试点实施情况，国家卫生健康委将会同国家市场监管总局，研究论证将上述物质纳入食药物质目录管理的可行性。

附件：党参等9种试点按照传统既是
食品又是中药材的物质名单

国家卫生健康委　国家市场监管总局
2019年11月25日

附件　党参等9种试点按照传统既是食品又是中药材的物质名单

序号	名称	植物名/动物名	拉丁学名	所属科名	部位
1	党参	党参	*Codonopsis pilosula* (Franch.) Nannf.	桔梗科	根
		素花党参	*Codonopsis pilosula* Nannf. var. *modesta* (Nannf.) *L. T. Shen*		
		川党参	*Codonopsis tangshen* Oliv.		
2	肉苁蓉（荒漠）	肉苁蓉	*Cistanche deserticola* Y. C. Ma	列当科	肉质茎
3	铁皮石斛	铁皮石斛	*Dendrobium officinale* Kimura et Migo	兰科	茎
4	西洋参	西洋参	*Panax quinquefolium* L.	五加科	根
5	黄芪	蒙古黄芪	*Astragalusm embranaceus*. (Fisch.) Bge. var. *mongholicus* (Bge.) Hsiao	豆科	根
		膜荚黄芪	*Astragalus membranaceus* (Fisch.) Bge.		
6	灵芝	赤芝	*Ganoderma lucidum* (Leyss. ex Fr.) Karst.	多孔菌科	子实体
		紫芝	*Ganoderma sinense* Zhao, Xu et Zhang		
7	山茱萸	山茱萸	*Cornus officinalis* Sieb. et Zucc.	山茱萸科	果肉
8	天麻	天麻	*Gastrodia elata* B1.	兰科	块茎
9	杜仲叶	杜仲	*Eucommia ulmoides* Oliv.	杜仲科	叶

备注：省级卫生健康委会同市场监管局（厅、委）提出试点的食药物质种类、风险监测计划和配套监管措施等，报请省级人民政府同意后，报国家卫生健康委与国家市场监管总局核定。

附录 4

关于印发《按照传统既是食品又是中药材的物质目录管理规定》的通知

（国卫食品发〔2021〕36号）

各省、自治区、直辖市及新疆生产建设兵团卫生健康委，中国疾病预防控制中心、国家食品安全风险评估中心：

根据《中华人民共和国食品安全法》及其实施条例的规定，经商市场监管总局同意，我委制定了《按照传统既是食品又是中药材的物质目录管理规定》。现印发给你们，请遵照执行。

国家卫生健康委

2021年11月10日

按照传统既是食品又是中药材的物质目录管理规定

第一条　根据《中华人民共和国食品安全法》及其实施条例，为规范按照传统既是食品又是中药材的物质（以下简称食药物质）目录管理，制定本规定。

第二条　以保障食品安全和维护公众健康为宗旨，遵循依法、科学、公开的原则制定食药物质目录并适时更新。

第三条　食药物质是指传统作为食品，且列入《中华人民共和国药典》（以下简称《中国药典》）的物质。

第四条　国家卫生健康委会同市场监管总局制定、公布食药物质目录，对目录实施动态管理。

第五条　纳入食药物质目录的物质应当符合下列要求：

（一）有传统上作为食品食用的习惯；

（二）已经列入《中国药典》；

（三）安全性评估未发现食品安全问题；

（四）符合中药材资源保护、野生动植物保护、生态保护等相关法律法规规定。

第六条　省级卫生健康行政部门结合本辖区情况，向国家卫生健康委提出修订或增补食药物质目录的建议，同时提供下列材料：

（一）物质的基本信息（中文名、拉丁学名、所属科名、食用部位等）；

（二）传统作为食品的证明材料（证明已有30年以上作为食品食用的历史）；

（三）加工和食用方法等资料；

（四）安全性评估资料；

（五）执行的质量规格和食品安全指标。

第七条　安全性评估资料应符合以下要求：

（一）成分分析报告：包括主要成分和可能的有害成分监测结果及检测方法；

（二）卫生学检验报告：3批有代表性样品的污染物和微生物的检测结果及方法；

（三）毒理学评价报告：至少包括急性经口毒性试验、3项遗传毒性试验、90天经口毒性试验和致畸试验；其中，在古代医籍中有两部以上食疗本草记载无毒性、无服用禁忌（包括不宜久食）的品种，可以只提供本条第（一）、（二）项试验资料；

（四）药理作用的特殊针对性指标的试验资料，包括对主要药理成分的风险评估报告。

第八条　国家卫生健康委委托技术机构负责食药物质目录修订的技术审查等工作。委托的技术机构负责组织相关领域的专家，开展食药物质食品安全风险评估、社会稳定风险评估等工作，形成综合评估意见。市场监管部门根据工作需要，可指派专家参与开展食药物质食品安全风险评估、社会稳定风险评估工作。

根据工作需要，委托的技术机构可以组织专家现场调研、核查，也可以采取招标、委托等方式选择具有技术能力的单位承担相关研究论证工作。

第九条　国家卫生健康委对技术机构报送的综合评估意见进行审核，将符合本规定要求的物质纳入食药物质目录，会同市场监管总局予以公布。

公布的食药物质目录应当包括中文名、拉丁学名、所属科名、可食用部位等信息。

第十条　有下列情形之一的，应当研究修订目录：

（一）食品安全风险监测和监督管理中有新的科学证据表明存在食品安全问题；

（二）需要对食药物质的基本信息等进行调整；

（三）其他需要修订的情形。

委托的技术机构根据最新研究进展，可以向国家卫生健康委提出修订食药物质目录的建议和风险监测方案。

第十一条　对新纳入食药物质目录的物质，提出建议的省级卫生健康行政部门应当将其列入食品安全风险监测方案。根据风险监测和风险评估结果，适时提出制定或指定适用食品安全国家标准的建议。

第十二条　食品生产经营者使用食药物质应当符合国家法律、法规、食品安全标准和食药物质目录的相关规定，产品标签标识和经营中不得声称具有保健功能、不得涉及疾病预防治疗功能。

第十三条　本规定自发布之日起实施。

参考文献

[1]（唐）王冰注. 黄帝内经［M］. 北京：中医古籍出版社，2003.

[2]尚志钧. 神农本草经［M］. 北京：学苑出版社，2008.

[3]（唐）孟诜，张鼎. 食疗本草［M］. 北京：人民卫生出版社，1984.

[4]（唐）咎殷. 食医心鉴［M］. 排印本. 北京：东方学会，1924.

[5]（元）忽思慧. 饮膳正要［M］. 台北：台湾商务印书馆，1993.

[6]（宋）陈直原著，（元）邹铉增续. 寿亲养老新书［M］. 北京：人民卫生出版社，2007.

[7]（明）朱橚. 救荒本草校注［M］. 北京：中国农业出版社，2008.

[8]（明）鲍山. 野菜博录［M］. 济南：山东画报出版社，2007.

[9]（明）宁源. 食鉴本草［M］. 北京：中国书店，1987.

[10]（明）李时珍. 本草纲目［M］. 上海：上海科学技术出版社，1987.

[11]（明）姚可成. 食物本草［M］. 北京：人民卫生出版社，1998.

[12]（清）王士雄. 随息居饮食谱［M］. 北京：人民卫生出版社，1987.

[13]（清）章穆. 调疾饮食辩［M］. 北京：中医古籍出版社，1999.

[14]（清）曹庭栋. 老老恒言［M］. 北京：人民卫生出版社，2006.

[15]（清）费伯雄. 费氏食养三种［M］. 上海：龙吟书局，1944.

[16]裘吉生. 珍本医书集成（第二册）本草类［M］. 上海：上海科学技术出版社，1985.

[17]费伯雄. 历代中医珍本集成19［M］. 上海：三联书店，1990.

[18]刘大器. 中国营养学典籍［M］. 西安：陕西科技出版社，1990.

[19]张锡纯. 医学衷中参西录［M］. 石家庄：河北科学技术出版社，2002.

[20]涂九衡. 素食问题［M］. 北平：中央刻经院，1919.

[21]杨章父. 素食养生论［M］. 上海：中华书局，1921.

[22]东方杂志社. 食物与卫生［M］. 上海：商务印书馆，1924.

[23]丁福宝. 食物新本草［M］. 上海：医学书局，1926.

[24]秦伯未. 饮食指南［M］. 上海：中医书局，1930.

[25]张若霞. 食物治病新书［M］. 上海：万有书局，1932.

[26]程国树. 疾病饮食指南［M］. 上海：中国医学研究社，1938.

[27]杨志一. 补品研究［M］. 上海：同春堂国药号，1939.

[28]丁惠康校勘. 食物疗病法［M］. 上海：医学书局，1939.

[29]朱仁康. 家庭食物疗病法［M］. 上海：中央书店，1946.

[30]北京中医学院. 中医学基础［M］. 上海：上海科学技术出版社，1978.

[31]陈华. 医学人类学导论［M］. 广州：中山大学出版社，1998.

［32］陈醒泰，张鹏. 鱼的药用与烹饪［M］. 广州：科学普及出版社广州分社，1984.

［33］崔桂友. 烹饪原料学［M］. 北京：中国轻工业出版社，2001.

［34］党毅. 中医营养食疗学［M］. 北京：科学出版社，1995.

［35］冯玉珠，陈金标. 烹饪原料［M］. 北京：中国轻工业出版社，2009.

［36］郭瑞华. 中医饮食调护［M］. 北京：人民卫生出版社，2006.

［37］郭永洁. 中医食养食疗学［M］. 上海：上海科学技术出版社，2001.

［38］姜超. 实用中医营养学［M］. 北京：解放军出版社，1985.

［39］李德新. 中医基础理论［M］. 北京：中国中医药出版社，2000.

［40］李蔓荻，靳婷. 食物是最好的药［M］. 北京：金城出版社，2010.

［41］李任先. 中医饮食调补学［M］. 广州：广东科技出版社，2002.

［42］李向中. 中医学基础［M］. 北京：人民卫生出版社，1978.

［43］林笃江. 食物疗法［M］. 福州：福建科学技术出版社，1981.

［44］刘继林. 中医食疗学［M］. 济南：山东科学技术出版社，1988.

［45］路新国，鞠兴荣. 中医［M］. 上海：上海科学技术出版社，1992.

［46］路新国，刘煜. 中国饮食保健学［M］. 北京：中国轻工业出版社，2001.

［47］路新国. 中医饮食保健学［M］. 北京：中国纺织出版社，2008.

［48］马文飞. 食物疗法［M］. 郑州：河南科学技术出版社，1979.

［49］孟景春，姜惟，鞠兴荣. 饮食养生［M］. 南京：江苏科学技术出版社，1992.

［50］倪世美. 中医食疗学［M］. 杭州：浙江科学技术出版社，2006.

［51］聂凤乔. 中国烹饪原料大典（上卷）［M］. 青岛：青岛出版社，1998.

［52］聂凤乔. 中国烹饪原料大典（下卷）［M］. 青岛：青岛出版社，2004.

［53］乔明琦，张惠云. 中医情志学［M］. 北京：人民卫生出版社，2009.

［54］曲黎敏. 中医与传统文化［M］. 2版. 北京：人民卫生出版社，2009.

［55］申却骄，姚鸣春. 中国食疗学——中医营养学［M］. 北京：中医古籍出版社，1990.

［56］生活品味编辑部. 中药材食疗事典［M］. 北京：中国纺织出版社，2007.

［57］施奠邦. 中医食疗营养学［M］. 北京：人民卫生出版社，1988.

［58］孙溥泉，邱忠堂，孙济发. 常见药用食物［M］. 西安：陕西人民出版社，1979.

［59］谭兴贵. 中医药膳学［M］. 北京：中国中医药出版社，2003.

［60］唐辰龙. 中医专家谈营养［M］. 上海：上海医科大学出版社，1995.

［61］王琦. 中医体质学［M］. 北京：人民卫生出版社，2008.

［62］王琦，田原. 揭秘中国人的九种体质［M］. 北京：中国中医药出版社，2009.

［63］王焕华. 中药趣话［M］. 天津：百花文艺出版社，2006.

［64］王辉武. 实用中医禁忌学［M］. 北京：人民卫生出版社，2009.

［65］王正芳，王艳. 人参［M］. 天津：天津科学技术出版社，2009.

［66］韦大文. 公共营养师考试指导（中医分册）［M］. 北京：人民卫生出版社，2007.

［67］翁维健. 中医饮食营养学［M］. 上海：上海科学技术出版社，1992.

［68］新居裕久. 医食同源［M］. 长春：吉林人民出版社，1992.

［69］徐敬武，白赝. 四时八节饮食保健［M］. 北京：中国食品出版社，1988.

［70］阎志伟. 名花良药美食［M］. 石家庄：河北科学技术出版社，1988.

［71］杨永良，张正浩. 中医食疗学［M］. 北京：中国医药科技出版社，1999.

［72］叶桔泉. 食物中药与便方［M］. 南京：江苏科学技术出版社，1980.

［73］岳帆. 中华四季养生大全［M］. 北京：新世界出版社，2008.

［74］赵廉. 烹饪原料学［M］. 北京：中国纺织出版社，2008.

［75］甄志亚. 中国医学史［M］. 上海：上海科学技术出版社，1997.

［76］周俭. 中医营养学基础（2006版）［M］. 北京：北京大学医学出版社，2006.